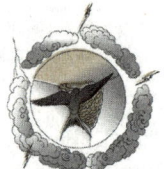

黄帝内经
四季养生全书

四季养生法·二十四节气养生法·十二时辰养生法一本全

常学辉 ◯ 编著

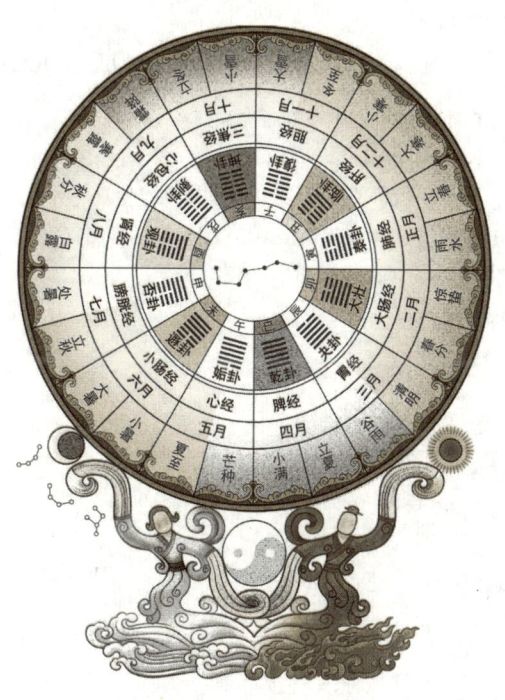

天津出版传媒集团

天津科学技术出版社

图书在版编目（CIP）数据

《黄帝内经》四季养生全书：四季养生法·二十四节气养生法·十二时辰养生法一本全 / 常学辉编著 . —天津：天津科学技术出版社，2013.11（2021.4 重印）

ISBN 978-7-5308-8436-2

Ⅰ.①黄… Ⅱ.①常… Ⅲ.①《内经》–养生（中医）Ⅳ.① R221

中国版本图书馆 CIP 数据核字 (2013) 第 250341 号

《黄帝内经》四季养生全书：四季养生法·二十四节气养生法·十二时辰养生法一本全
HUANGDINEIJING SIJI YANGSHENG QUANSHU SIJI YANGSHENGFA ERSHISIJIEQI YANG SHENGFA SHIERSHICHEN YANGSHENGFA YIBENQUAN

策划编辑：	刘丽燕　张　萍
责任编辑：	孟祥刚
责任印制：	兰　毅

出　　版：	天津出版传媒集团 天津科学技术出版社
地　　址：	天津市西康路 35 号
邮　　编：	300051
电　　话：	（022）23332490
网　　址：	www.tjkjcbs.com.cn
发　　行：	新华书店经销
印　　刷：	三河市万龙印装有限公司

开本 720×1020　1/16　印张 16　字数 220 000
2021 年 4 月第 1 版第 2 次印刷
定价：45.00 元

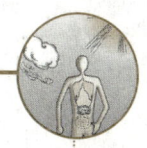

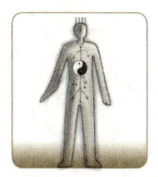

前言

现代人终日忙忙碌碌、疲于追求更美好的生活,殊不知忽略了自我身体的保健。"人与天地相参,与日月相应",早在两千多年前的《黄帝内经》中就提出了天与人相处的法则。也就是说人的生活规律应该与自然界天地日月的变化相同步。

遵循四季时令以养生保健,是中华民族的养生精髓,是极富东方特色的养生瑰宝。其重要意义在于"顺时养生",即顺应四时阴阳变化,调节人体五脏和阴阳平衡。《黄帝内经》中曰:"逆春气,则少阳不生,肝气内变;逆夏气,则太阳不长,心气内洞;逆秋气,则太阴不收,肺气焦满;逆冬气,则少阴不藏,肾气独沉。"意思就是说,一旦破坏了五脏适应四时阴阳变化的正常规律,人体就易发生病变,甚至发生意外。可见,随着节气的变更,人体的正常机能在无形中也会受到影响。因此,进行养生与保健切不可忽视二十四节气的变化。只有顺应时节,才能达到天人合一的养生境界,获得良好的养生效果。

中医哲学主张人的生活习惯应该符合自然规律,因此,将十二地支作为每日节律,用来说明人体一昼夜中阴阳消长、盛衰的情况,即每日的十二个时辰,对应人体十二条经脉,环环相扣,十分有序,顺应它的规律,就能养好身体。如果偏离了它,身体就会生病。掌握了人体自身的秘密,运用人体经络循行的规律,选对养生治病的最佳时间,也就掌握了健康和长寿的秘密。

本书以《黄帝内经》为基础,依据传统中医养生理论,结合现代医学的研究成果,全方位打造了一份适合现代人生活特点的四季养生方案。并采用一对一的图解方式,将具象与抽象结合起来,用艺术的图解形式、生动的画面,阐释顺应四时变化进行养生的原则,解读《黄帝内经》里蕴含的四季养生智慧。为读者奉上全天候身体健康调理方法,以使应时养生、择时养生的中医养生思想和智慧真正走进日常生活中。

因时间和其他一些因素,本书中难免有所纰漏,恳请广大专家、读者批评指正,以使本书能够不断完善。

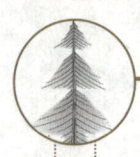

目录

总述

藏在时间里的养生智慧 / 8
四季：养生跟着季节走 / 10

第一章　四季养生

001 春季养生应养阳防风邪（2月~4月）/ 14
002 春季睡眠有讲究 / 16
003 舒展筋骨，抖擞精神 / 18
004 饮食保健要跟上 / 20
005 夏季养生从心开始（5月~7月）/ 22
006 夏季作息起居要讲究 / 24
007 夏季健身益处多多 / 26
008 夏天不可或缺维生素 / 28
009 秋季养生贵在养阴防燥（8月~10月）/ 30
010 顺应秋季养生之道 / 32
011 秋季要注重精神调养 / 34
012 科学饮食宜解忧 / 36
013 冬季养生养肾防寒（11月~1月）/ 38
014 平衡饮食避免发胖 / 40

第二章　节气养生

015 立春物语（2月3日~5月）/ 44
016 立春冬虽尽，要防倒春寒 / 46
017 立春养生的药膳食疗方 / 48
018 立春时令食物排行榜 / 49
019 雨水物语（2月18日~20日）/ 50
020 雨水来临时，脾胃养护正当时 / 52
021 惊蛰物语（3月5日~7日）/ 54
022 惊蛰时节重在护养肝气 / 56
023 惊蛰时节的食疗养生 / 58
024 惊蛰时令食物排行榜 / 59
025 春分物语（3月20日~22日）/ 60
026 春分寒暑定，养阳补阴重平衡 / 62
027 健身防三毒，饮食要清淡 / 64
028 春分时令食物排行榜 / 65
029 清明物语（4月5日~6日）/ 66

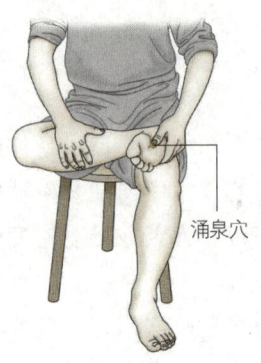

揉搓涌泉睡眠好

《黄帝内经》中说："肾出于涌泉，涌泉者足心也。" 意思是说：肾经之气犹如源泉之水，来源于足下，涌出灌溉周身四肢各处。所以，涌泉穴在人体养生、防病、治病、保健等各个方面均显示出它的重要作用。

涌泉穴

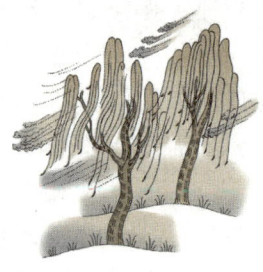

立春东风解冻

立春标志着春天的到来，万物开始复苏，一派生机勃勃的景象。

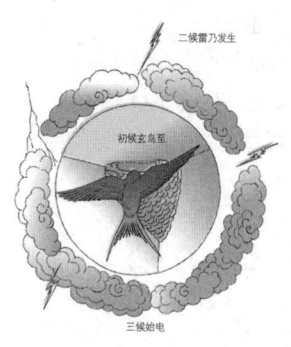

春分季节特征

初候玄鸟至，二候雷乃发生，三候始电。

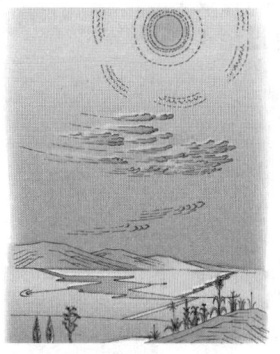

秋分雷始收声

就秋分来说，就是进入秋天的开始，这之后冷暖空气的交汇减少，也就没有了雷声和闪电。

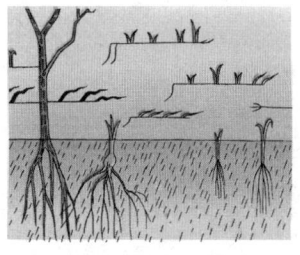

霜降草木落

霜降草木黄落，也就是到了这个时候绿色植物纷纷枯黄掉落。

030 清明雨水多，补肝勿过度 / 68
031 谷雨物语（4月19日～21日）/ 70
032 立夏物语（5月5日～7日）/ 72
033 立夏养生要护心 / 74
034 立夏纳微凉，充足睡眠和合理运动 / 76
035 小满物语（5月20日～22日）/ 78
036 小满阳升储阳气 / 80
037 皮肤要护理，肠道须养护 / 82
038 小满时令食物排行榜 / 83
039 芒种物语（6月5日～7日）/ 84
040 芒种梅雨多，小心湿病生 / 86
041 夏至物语（6月21日～22日）/ 88
042 夏至也需慎避虚邪 / 90
043 面对"高温炽烤"下的饮食养生 / 92
044 夏至时令食物排行榜 / 93
045 小暑物语（7月6日～8日）/ 94
046 小暑时节"温"转"平" / 96
047 大暑物语（7月22日～24日）/ 98
048 大暑防中暑，冬病夏来治 / 100
049 "伏天"不要贪冷饮 / 102
050 大暑时令食物排行榜 / 103
051 立秋物语（8月7日～9日）/ 104
052 立秋养生养收之道 / 106
053 处暑物语（8月22日～24日）/ 108
054 处暑秋乏至，健康睡中来 / 110
055 处暑饮食，三餐有别 / 112
056 处暑时令食物排行榜 / 113
057 白露物语（9月7日～9日）/ 114
058 润肺养阴，正气内存 / 116
059 白露时令食物排行榜 / 117
060 秋分物语（9月22日～24日）/ 118
061 秋冻时节的养生法则 / 120
062 寒露物语（10月8日～9日）/ 122
063 防秋燥，养生饮品学问大 / 124
064 寒露时令食物排行榜 / 125
065 霜降物语（10月23日～24日）/ 126
066 霜降养生勤坐功 / 128
067 立冬物语（11月7日～8日）/ 130

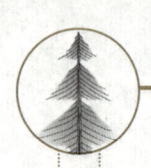

黄帝内经四季养生全书

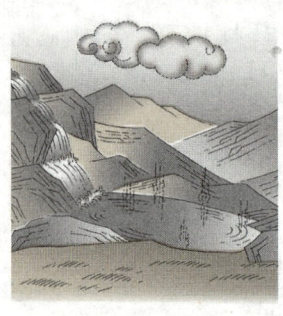

冬至季节特征

冬至日这天，白天最短，夜晚最长；自此之后，昼夜长短开始变化，夜消昼长，直到九九八十一天，转入春天。

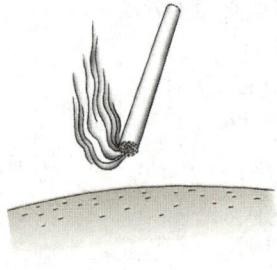

艾灸疗法

用艾绒卷成直径1.5～2厘米的艾条，一端点燃后熏灸患处，但不碰到皮肤。一般可灸10～15分钟。

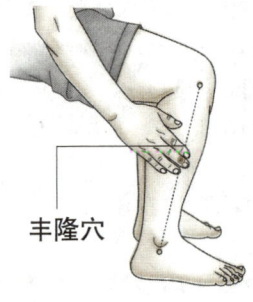

止咳化痰丰隆穴

正坐、屈膝、垂足，按取外膝眼到外踝尖连线中点，用示指、中指、环指的指腹按压（中指着力）穴位，有酸痛感。每天早晚各按揉一次，每次1～3分钟。

068 立冬时节进补注意事项 / 132
069 立冬时令食物排行榜 / 133
070 小雪物语（11月22日～23日）/ 134
071 养肾旺气在小雪，御寒强体有门道 / 136
072 大雪物语（12月6日～8日）/ 138
073 "大雪"纷飞养精蓄锐 / 140
074 冬至物语（12月21日～23日）/ 142
075 冬至一阳生，温补自古传 / 144
076 "数九寒天"，药补有道 / 146
077 冬至时令食物排行榜 / 147
078 小寒物语（1月5日～7日）/ 148
079 小寒胜大寒，"三九"进补须注意 / 150
080 大寒物语（1月20日～21日）/ 152
081 养生莫大意，移风易俗好过年 / 154

第三章 时辰养生

082 卯时养生（5时～7时）/ 158
083 大肠是传导糟粕的通道 / 159
084 带你走近手阳明大肠经 / 160
085 起床后一定要做的小按摩 / 162
086 大肠经上最火的明星——合谷穴 / 164
087 辰时养生（7时～9时）/ 166
088 胃是人体的"仓禀之官" / 167
089 胃经的循行与疾病治疗 / 168
090 胃经上的长寿穴——足三里穴 / 170
091 足阳明胃经特效穴按摩 / 172
092 巳时养生（9时～11时）/ 174
093 脾统血，主运化 / 175
094 脾经的循行与疾病治疗 / 176
095 互为表里的脾经与胃经 / 178
096 口唇是脾经健康的晴雨表 / 180
097 按摩脾经特效穴，小病不求医 / 182
098 午时养生（11时～13时）/ 184
099 心是气血运行的发动机 / 185
100 舌为心之窍 / 186
101 心经的循行与疾病治疗 / 188
102 熟记心经特效关键穴 / 190
103 未时养生（13时～15时）/ 192

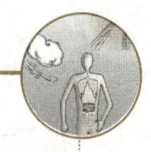

104 小肠是人体的"受盛之官" / 193
105 小肠经的循行、病变与治疗 / 194
106 按摩小肠经穴位可治大病 / 196
107 申时养生（15时~17时）/ 198
108 膀胱是人体的"津液之府" / 199
109 膀胱经的循行、病变与治疗 / 200
110 养护膀胱经的好办法 / 202
111 膀胱经上对付疾病的特效穴 / 204
112 酉时养生（17时~19时）/ 206
113 肾是藏经、主水和纳气的宝库 / 207
114 足少阴肾经的循行、病变与治疗 / 208
115 肾经上的三大特效穴 / 210
116 戌时养生（19时~21时）/ 212
117 保护心脏的心包 / 213
118 代心行事与受邪的心包 / 214
119 心包经的循行、病变和治疗 / 216
120 常敲心包经快乐自常在 / 218
121 亥时养生（21时~23时）/ 220
122 运行元气、水谷和水液的三焦 / 221
123 三焦经的循行、病变和治疗 / 222
124 睡前"足浴"睡眠好 / 224
125 手少阳三焦经特效穴按摩 / 226
126 子时养生（23时~1时）/ 228
127 胆是六腑之首 / 229
128 睡眠质量取决于营卫气血的循行 / 230
129 足少阳胆经的循行、病变和治疗 / 232
130 足少阳胆经常见特效穴按摩 / 234
131 丑时养生（1时~3时）/ 236
132 肝是调节和贮藏血液的仓库 / 237
133 梦与身体健康的关系密切 / 238
134 目为肝之窍 / 240
135 足厥阴肝经的循行、病变和治疗 / 242
136 足厥阴肝经特效穴按摩 / 244
137 寅时养生（3时~5时）/ 246
138 肺是体内气血交换的门户 / 247
139 鼻为肺之窍 / 248
140 手太阴肺经的循行、病变和治疗 / 250
141 手太阴肺经特效穴按摩 / 252

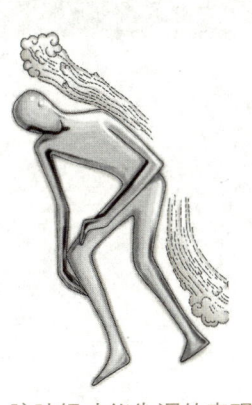

膀胱经功能失调的表现

如果膀胱排泄尿液功能失调，就会出现小便不尽，甚至小便癃闭不通等问题；如果膀胱储藏尿液功能出现问题，就会出现遗尿、尿频、尿失禁等问题。

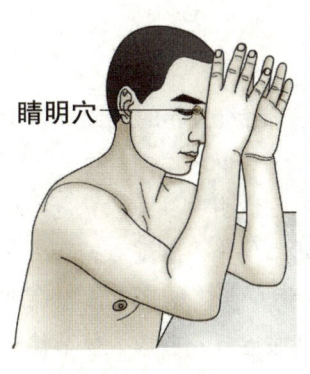

睛明穴

眼部疾病找睛明

正坐，轻闭双眼，两只手的手肘撑在桌面上，双手的手指交叉，除大拇指外，其余八指的指尖朝上，大拇指的指甲尖轻轻掐按鼻梁旁边与内眼角的中点。每天左右两穴位分别掐按一次，每次1~3分钟，也可以两侧穴位同时掐按。

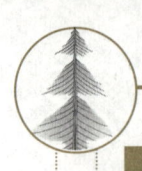

藏在时间里的养生智慧

时令养生，是《黄帝内经》中养生的一条极其重要的原则。如果将本书比作一棵时令健康树，那么《黄帝内经》就是它最肥沃的土壤，四季养生就像支撑健康树的树干，节气养生就像是健康树的树枝，而时辰养生就像健康树的树叶。时令中的健康秘密就隐藏在健康树中，让我们一一把它挖掘出来。

● 养生智慧藏在四季中

《黄帝内经》中就有"春夏养阳，秋冬养阴"的养生原则。春应肝而养生，夏应心而养长，长夏应脾而变化，秋应肺而养收，冬应肾而养藏。人体五脏生理活动必须适应四时阴阳变化，才能与外界环境保持协调平衡。"春夏养阳"有其独特内涵：春天是顺时养生的开始。春阳初始，养生最贵。夏三月此为蕃秀，天地气交，万物华实，夜卧早起，无厌于日，使志无怒，使华英成秀。"秋冬养阴"就是在秋季和冬季要保护人的阴气。

● 养生智慧藏在节气中

二十四节气是把一年内太阳在黄道上的位置变化和引起的地面气候的演变次序分为二十四段，每段约隔半个月，分别在十二个月里面。这二十四个节气的名称和顺序是：立春、雨水、惊蛰、春分、清明、谷雨、立夏、小满、芒种、夏至、小暑、大暑、立秋、处暑、白露、秋分、寒露、霜降、立冬、小雪、大雪、冬至、小寒、大寒。节气的变化，直接影响人体生命节律的调节，如果节气反常，必将影响人体正常的气血运行，造成人体节律紊乱、阴阳失调，致使疾病缠身。不同的节气采取不同的养生措施，要因时而异，要根据不同的特点来进行身体的保养。

● 养生智慧藏在时辰中

人体的生物钟十分准确。它会在适当的时候告诉我们该做什么，如果每天都按十二时辰的规律生活，就会身体健康、精神十足，自然工作也会如鱼得水。反之，如果我们生活没有任何规律，就会生物钟紊乱，进而身体出现各种各样的不适或疾病。

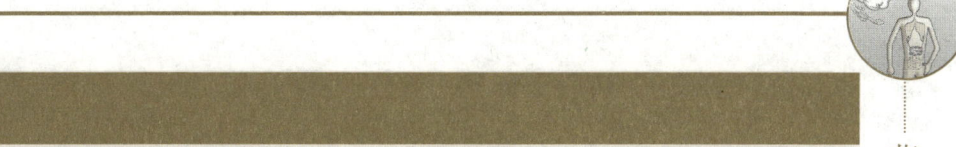

藏在时间里的养生智慧

时令健康之树常青

如果将本书比作一棵时令健康树，那么《黄帝内经》就是它最肥沃的土壤；四季养生就像支撑健康树的树干，节气养生就像是健康树的树枝，而时辰养生就像健康树的树叶。通过我们的努力将隐藏在时令中的健康秘密一一发掘出来。

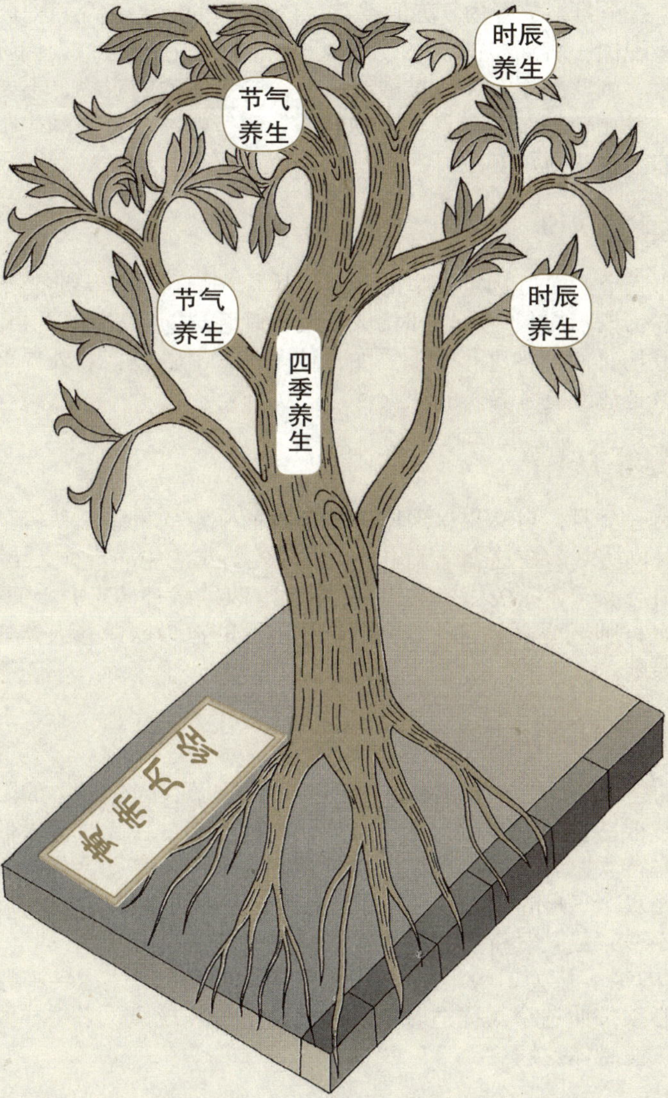

节气养生

时辰养生

节气养生

时辰养生

四季养生

黄帝内经

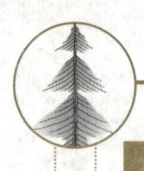

黄帝内经四季养生全书

四季：养生跟着季节走

时令养生法的精髓在于按照一年四季阴阳的变化规律和特点，调节人体各部分的机能，从而达到健康长寿的目的。比如顺应春夏生长之阳气盛而养阳，顺应秋冬收藏之阴气盛的特点而养阴，也就是我们通常所说的"春夏养阳，秋冬养阴"，这是在时令养生的基础上形成的重要养生原则。

● 春季养生法则

春季的三个月，是万物复苏的季节，自然界生机勃发，故称其为发陈。在自然界呈现出一种新生的状态，万物欣欣向荣。在此时，人们应该晚睡早起，起床后到庭院里散步，披散开头发，穿着宽敞的衣物，不要使身体受到拘束，以便使精神随着春天万物的生发而舒畅活泼，充满生机，这是适应春季的养生法则及方法。

● 夏季养生法则

夏季的三个月，万物生长华丽茂盛，故称其为蕃秀。天地阴阳之气相互交通，植物开花结果。当此之时，人们应当晚睡早起，切莫厌恶白天过长，保持心情舒畅，使精神之花更加秀丽，使阳气宣泄通畅，对外界事物有浓厚兴趣，这是适应夏季养长的法则及方法。

● 秋季养生法则

秋季的三个月，自然界呈现出一派丰收而平定的景象。秋风劲疾，秋高气爽，景物清明。在这个季节里，人们可效仿鸡的生活规律，早睡早起，促使精神情志安宁，以缓和秋季初凉的伤伐，收敛精神情志而不使其外散，使秋气平定，肺气清肃。这就是与秋季相适应的，可以保养人体"收"气的方法与原则。

● 冬季养生法则

冬季的三个月，是生机潜伏、万物蛰藏的季节，自然界中的阳气深藏而阴寒之气很盛。风寒凛冽，水结成冰，大地冻裂，在此时，人们应当早睡晚起，必待太阳升起时起床，使精神情志安宁而不妄动，如同潜伏起来一样，离开寒冷气候的刺激，尽量保持温暖，不要过多地出汗，损伤正气，这是适应冬季"藏"气特点的养生方法和原则。

《黄帝内经》认为，天地是按照四季阴阳消长的规律运转不息的，我们养生也必须按照这个规律适时调节。违反了这一规律，必将导致体内的阴阳失调，使身体致病。

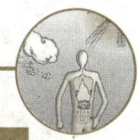

四季：养生跟着季节走

养生跟着季节走

养生就是按照一年四季阴阳的变化规律和特点，调节人体各部分的机能，从而达到健康长寿的目的。比如顺应春夏生长之阳气盛而养阳，顺应秋冬收藏之阴气盛的特点而养阴，也就是我们通常所说的"春夏养阳，秋冬养阴"。

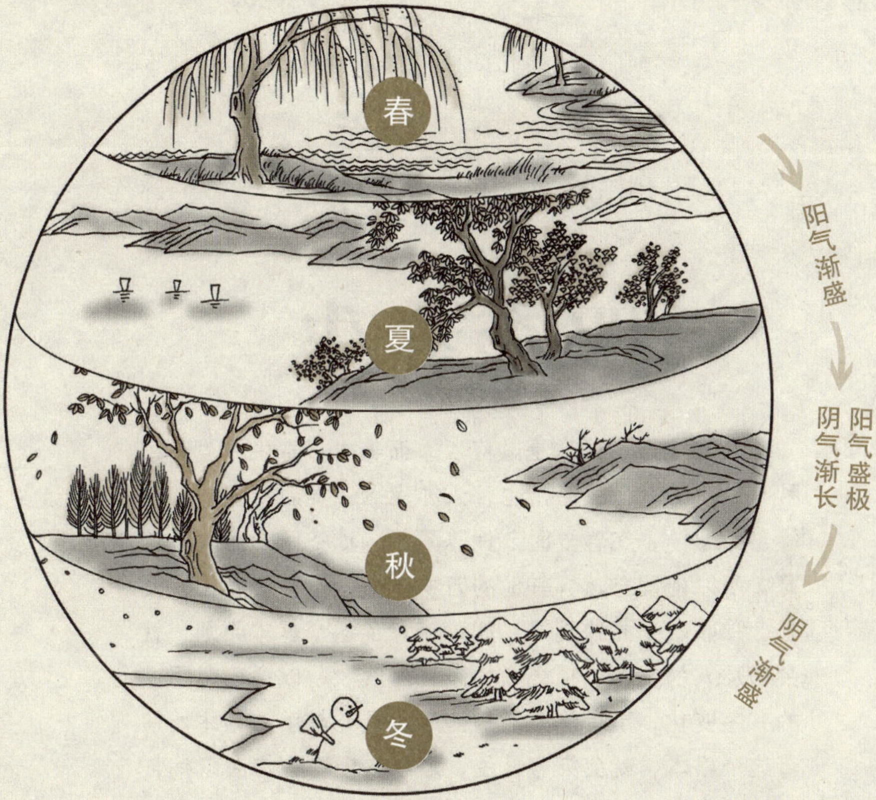

春
夏
秋
冬

阳气渐盛
阳气盛极
阴气渐长
阴气渐盛

春　万物发陈，人气在肝。养生要晚睡早起，起床后要散步，呼吸新鲜空气，穿着要宽松。

夏　万物生机勃勃的季节，人气在心。养生要晚睡早起，保持心情舒畅。

秋　阳气渐收，人气在肺。养生要早睡早起，收敛精神而不使其外散，并且还要适时进补，以免遭到阴气的伤伐。

冬　万物潜藏，人气在肾。养生要早睡晚起，远离寒冷的刺激，注意保暖。

11

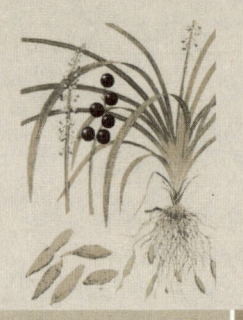

DIYIZHANG

第一章

四季养生

本章主要讲述的是顺应四季而养生：春生、夏长、秋收、冬藏，是气之常也，人亦应之"春温、夏热、秋燥、冬寒"，在春夏时节保养阳气，秋冬两季养收、养藏，所以能同自然界其他的万物一样，维持着春生、夏长、秋收、冬藏的规律。如果违背了这个基本原则，就会伤及人的根本，损坏人的天真之气。所以说四时阴阳的有序变化，是世间万物的终始，是死与生的根本。违背这个根本，就会灾害丛生，顺从它便不会产生疾病，也就是掌握了养生之道。对于养生之道，圣人遵循它，愚昧的人则违背它。

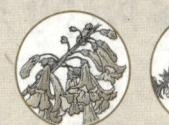 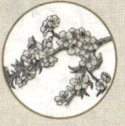 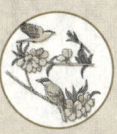 

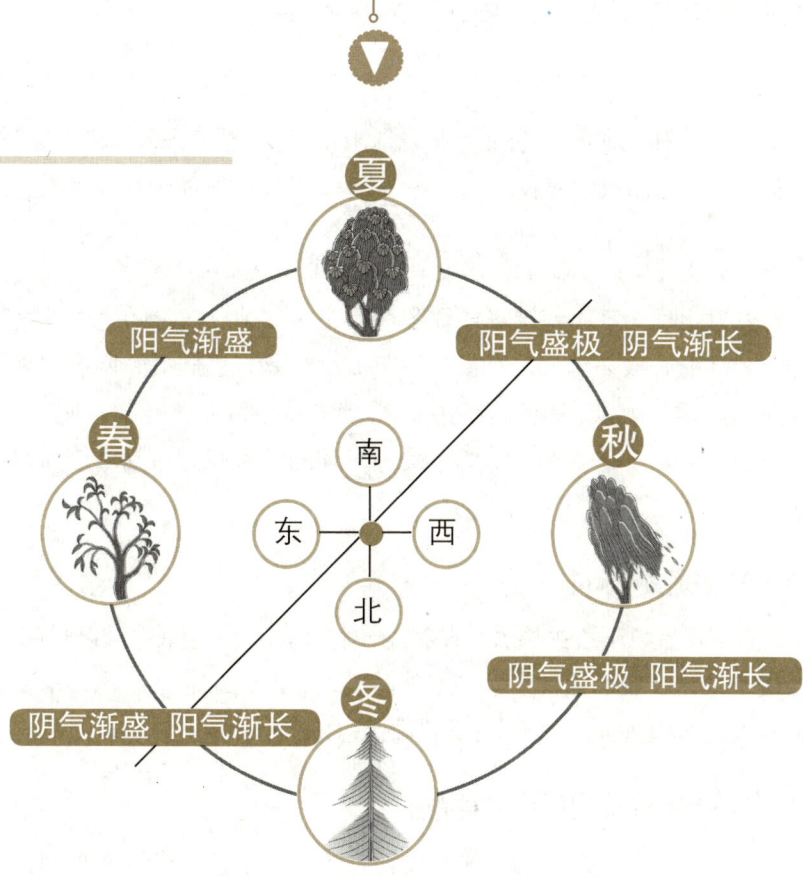

001 春季养生应养阳防风邪（2月~4月）

春季，是指我国农历的立春到立夏这一段时间，即农历1月、2月、3月，包括了立春、雨水、惊蛰、春分、清明、谷雨6个节气。春归大地，冰雪消融，万物复苏，柳丝吐绿，大自然一片欣欣向荣。同时自然界阳气也开始生发。面对如此美丽的春天，我们应怎样"顺时养生"？春季养生应遵循养阳防风的原则。春季，人体阳气顺应自然，向上向外疏发，因此要注意保卫体内的阳气，凡有损阳气的情况都应避免。

春季养阳不是补阳气，而是平息风阳。调畅、顺应、保养、储备是"养"的根本，也就是要保证阳气顺应春温、夏热、秋凉、冬寒的时序规律进行生、长、收、藏。

● 春季养阳要务是做好防病保健

因为此时天气由寒转暖导致各种致病的细菌、病毒随之生长繁殖。温热毒邪开始活跃，极易诱发流行性感冒、流行性脑脊髓膜炎、麻疹、猩红热、肺炎等疾病。建议大家在预防措施中，要消灭传染源，常开窗，使室内空气流通，保持空气清新；还要加强锻炼，提高机体的防御能力，同时加强口鼻保健，阻断温邪犯肺之路。

● 保暖就是养阳

春季不宜急于脱去棉服，衣着宜"下厚上薄"。起居应夜卧早起，免冠披发，松缓衣带，舒展形体，多参加室外活动，克服倦懒思眠状态，使自己的精神情志与大自然相适应，力求身心和谐，精力充沛。

● 多吃能温补阳气的食物

葱、蒜、韭菜是养阳的佳蔬良药，特别是韭菜，以春天食用为最好。一方面春天气候冷暖不一，要保养阳气，而韭菜性温，最宜人体阳气；另一方面，应少食酸、多食甜，宜甜少酸。大枣是滋养血脉、强健脾胃的佳品，山药具有健脾养肝、滋肺益气、补肾固精等功效；除此以外，建议大家多吃蔬菜和野菜，如香菜、春笋、莴笋、黄豆芽、绿豆芽、菠菜、芹菜、油菜、香椿、荠菜、蒲公英、柳芽等。

护卫肌表的阳气

人体藏蓄阴精，阴精不断地起来与阳气相应；阳气则固密于外，起着护卫肌表的作用。如果阳盛阴虚，于是经脉中的气血流动快速，甚至出现神志狂乱；如果阴盛阳虚，就会使五脏气机不和，九窍功能产生障碍。

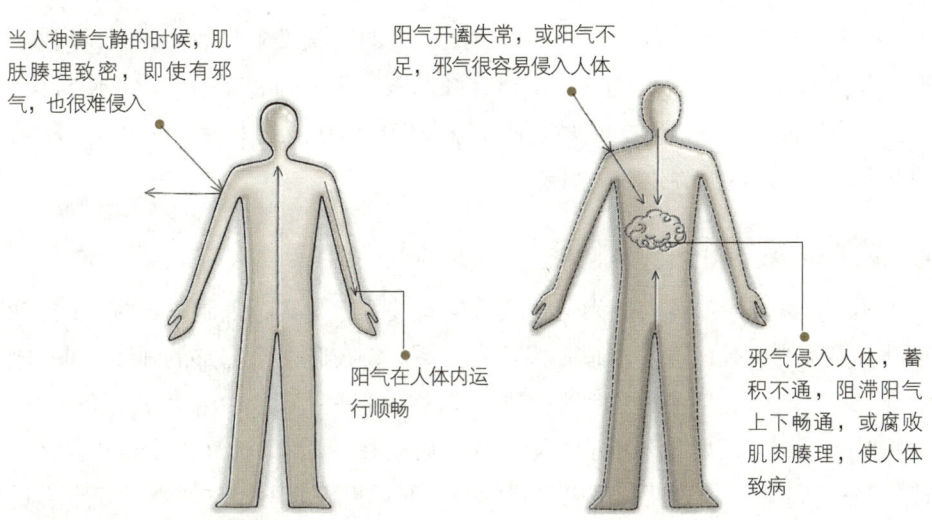

当人神清气静的时候，肌肤腠理致密，即使有邪气，也很难侵入

阳气在人体内运行顺畅

阳气开阖失常，或阳气不足，邪气很容易侵入人体

邪气侵入人体，蓄积不通，阻滞阳气上下畅通，或腐败肌肉腠理，使人体致病

疾病的隐和显

人体感受了外邪，有时候并不会马上表现出来，而是经过一段潜伏期之后才显现出来。人体在四季感受外邪和发病的规律如下图所示：

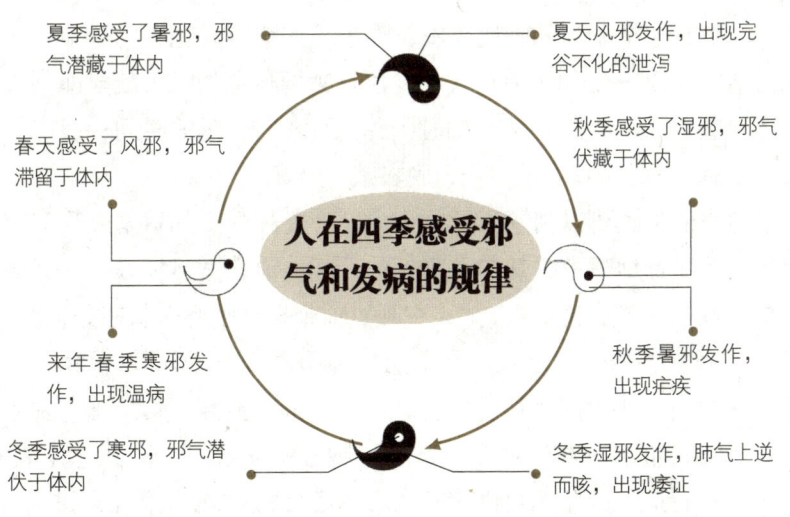

夏季感受了暑邪，邪气潜藏于体内

夏天风邪发作，出现完谷不化的泄泻

春天感受了风邪，邪气滞留于体内

秋季感受了湿邪，邪气伏藏于体内

人在四季感受邪气和发病的规律

来年春季寒邪发作，出现温病

秋季暑邪发作，出现疟疾

冬季感受了寒邪，邪气潜伏于体内

冬季湿邪发作，肺气上逆而咳，出现痿证

002 春季睡眠有讲究

度过了整个冬季，人们似乎已经习惯了早睡晚起的日子，但是寒冷的冬天已经过去，人们的这种作息时间也要跟着季节的变化而改变。

春季，随着气温升高，气候逐渐变暖，人的皮肤松弛，毛孔放大，皮肤末梢血管的供血量增加，这些导致中枢神经系统发生镇静、催眠作用，使身体困乏。民间称为"春困"的情况，就是由于季节变化所引发的一种生理现象。此时，调整好睡眠，对春季养生极为重要。

● 要保证足够的有梦睡眠

睡眠质量好坏，有人认为与睡眠时间有关系，其实睡眠质量与时间的长短并没有很大的关系，而是与睡眠周期有关系。每夜睡一个完整的睡眠周期对健康十分重要。什么叫完整的睡眠周期？若你的睡眠周期为2小时，则以睡完4个周期(8小时)最好；若不能，则睡3个周期(6小时)，比睡3个半周期(7小时)为好。因为3个周期，可以自然醒来，而如果周期不完整则会对健康不利，还有人将它称为"慢性自杀"。再者睡眠是要有保证足够的有梦睡眠，因为无梦睡眠主要是恢复体力；有梦睡眠则是恢复脑力，并且有梦睡眠的质量与长寿有着很密切的关系。

● 要适时睡眠

适当的睡眠包括午睡和晚间睡眠。春季是一个容易犯困的季节，人们往往会哈欠连天，可是繁忙的生活使人们无法在需要休息的时候就能即刻进入睡眠状态，于是我们可以在中午适当的时间休息片刻。午睡的时间一般在午饭后半小时或一小时，此时午睡效果最佳，脱衣躺下最好。

除了适当的午睡可以消除春困的现象，夜晚睡眠更加重要。我们在夜晚休息的时候总是随意地睡去，其实在真正的入睡之前，适当地做一些保健也是十分必要的。我们也许会感觉到，如果在睡觉前精神处于亢奋状态是很难入眠的，所以我们在睡前要静心，这就是所谓的精神调摄，"先睡心，后睡眼"就是这个意思。在睡前半小时应使情志平稳，心思宁静，摒弃一切杂念；要稍事活动身体；睡前要洗面、洗脚，按摩面部和搓脚心的涌泉穴。千里之行始于足下，所以在睡前进行适当的足疗可以消除一天的疲劳，这样很快便可以进入睡眠。

春季要睡好，谨防春困扰

春季，随着气温升高，气候逐渐变暖，人的皮肤松弛，毛孔放大，皮肤末梢血管的供血量增加，这些导致中枢神经系统发生镇静、催眠作用，使身体困乏。民间称为"春困"的情况，就是由于季节变化所引发的一种生理现象。此时，调整好睡眠，对春季养生极为重要。

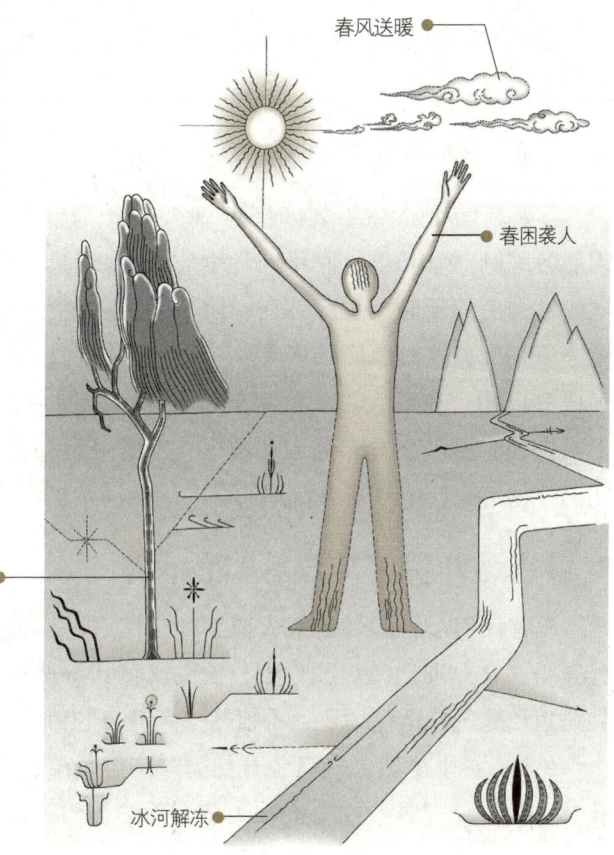

春风送暖

春困袭人

草木重生

冰河解冻

第一章 四季养生

揉搓涌泉睡眠好

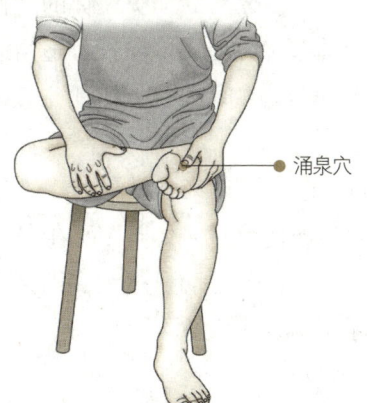

涌泉穴

《黄帝内经》中说："肾出于涌泉，涌泉者足心也。"意思是说：肾经之气犹如源泉之水，来源于足下，涌出灌溉周身四肢各处。所以，涌泉穴在人体养生、防病、治病、保健等各个方面均显示出它的重要作用。

003 舒展筋骨，抖擞精神

春天进行运动锻炼可以使人采纳其气以化精血流养脏腑令人精神振奋，生机勃勃。

● 春季是健身运动锻炼的最佳时节

春天是运动锻炼的最佳时节。寒冷的冬季里人们的活动主要是在室内进行，因而各脏腑器官功能都有不同程度的下降。到了春季，气候转暖，人体内的阳气经过一冬的闭藏，也应该在春阳生发之际随春生之势而动，向外生发以与天地之气相应，这时就应该多参加一些户外锻炼，舒展肢体、活动筋骨。同时医学研究证明，在春天这个疾病的多发季节坚持体育锻炼，可增强人体免疫力，不易得病。所以在春季适当地进行一些健身运动是十分必要的。这样可以让封闭的身体，充分地享受大自然的活力，充满生机。

● 春季运动保健应该注意的问题

没有任何一种运动是人人皆宜的，在选择一种运动方式的时候要先确定自己是否适合这项运动。要根据自己的身体状况选择适合自己的运动项目。如果只是盲目地选择运动项目，不仅达不到健身的目的，相反还会对身体不利。

另外，春季虽然天气已经开始转暖，但气温还是很低，所以锻炼时要注意，肢体不要过于裸露，以免造成关节方面的损伤。并且运动过后，如果衣服潮湿的话，要及时更换衣服，以防着凉感冒。

在此提醒各位爱好运动的朋友，锻炼最好的时间是在下午和晚间。因为上午人体多数节律都处于上升阶段，或者已达高峰，运动会加快节律的运行，造成"高上加高"，导致节律的不稳定。下午人体节律处于下降阶段，适当运动可加速运转，并且，下午和晚间花木绿茵处聚积了大量的氧气，此时的空气比较干净，所以选择在下午或晚间锻炼会更好。

春季锻炼时强度不宜太大。春练的目的是通过运动来强健体魄，不需要进行高强度的剧烈运动，以避免由于过度活动和损耗而对人体养阳和生长产生不利影响。春季健身时以做到不出汗或微出汗为佳。若运动量过大，则会使津液消耗过多，损伤阳气，还会因出汗过多，毛孔开泄，易受风邪。

风邪对人体的伤害

　　春季健身时以做到不出汗或微出汗为佳。若运动量过大，则会使津液消耗过多，损伤阳气；还会因出汗过多，毛孔开泄，易受风邪；风邪侵入人体，会阻塞毛孔，在身体上下窜行，导致人体经脉不通，使人发冷或发热。

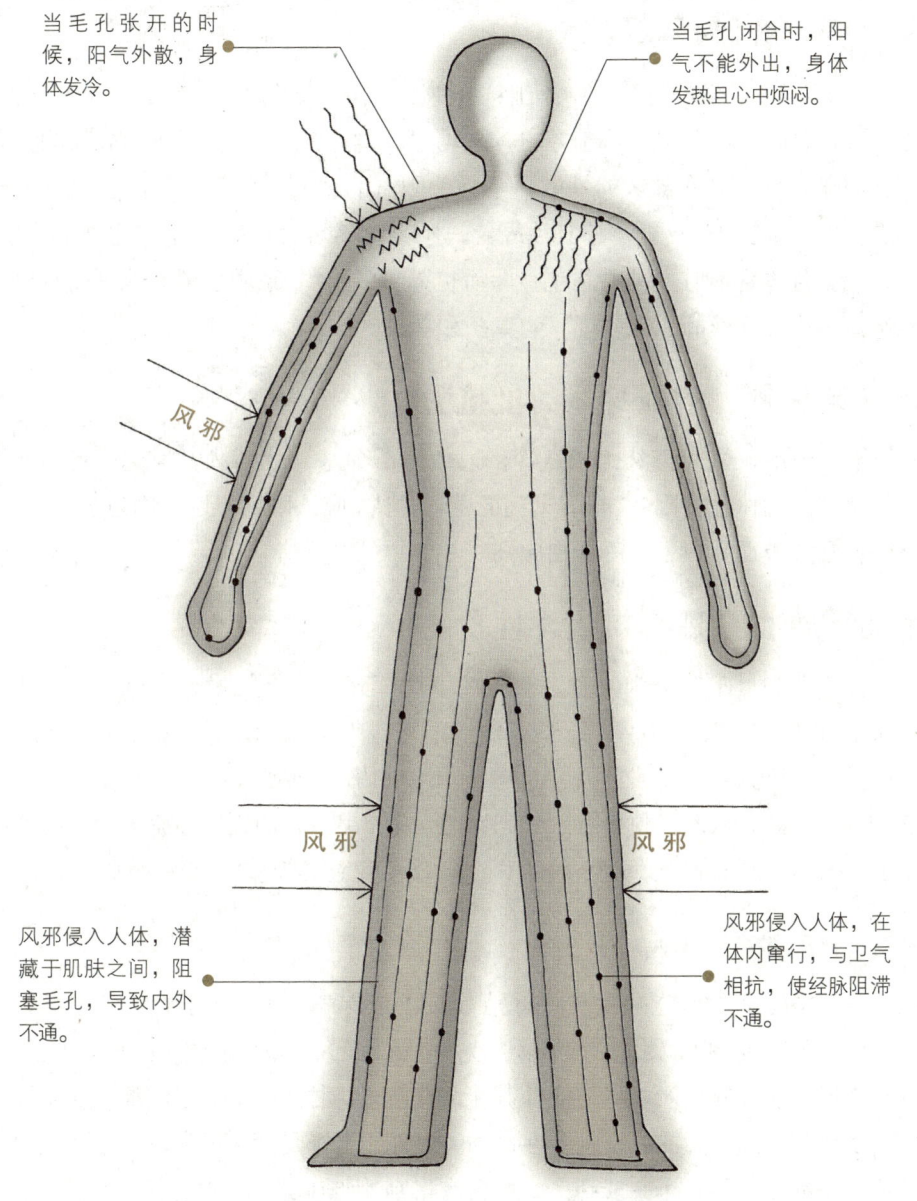

当毛孔张开的时候，阳气外散，身体发冷。

当毛孔闭合时，阳气不能外出，身体发热且心中烦闷。

风邪

风邪

风邪

风邪侵入人体，潜藏于肌肤之间，阻塞毛孔，导致内外不通。

风邪侵入人体，在体内窜行，与卫气相抗，使经脉阻滞不通。

第一章　四季养生

004 饮食保健要跟上

春季养生要顺应春天阳气生发、万物始生的特点，要注意保护阳气，主要着眼于一个"生"字。按照自然界的属性，春属木，同肝相应，因此在饮食调养上要考虑春季阳气初生，应当注意养肝护肝。

● 养肝护肝保护阳气

在《素问·藏气法时论》中指出："肝主春，……肝苦急，急食甘以缓之，……肝欲散，急食辛以散之，用辛补之，酸泻之。"意思是说，在五脏与五味的关系中，酸味入肝，具有收敛的性能，不利于阳气的生发和肝气的疏泄，饮食调养一定要投其脏腑所好，即"违其性故苦，遂其性故欲。欲者，是本脏之神所好也，即补也。苦者是本脏之神所恶也，即泻也"。将这种关系明确了，就可以有目的地选择一些护肝养肝、疏肝理气的草药和食品。

● 补充热量，增强身体的抵抗力

早春时节，气候仍然比较寒冷，人体为了御寒，就必然要消耗一定的能量以维持基础的体温。因此，早春期间的营养构成，应该以高热量食物为主。所以，春季饮食宜遵循高热量、高蛋白原则。

● 春季饮食要选择抗病毒性食物

在春季的日常饮食中，一方面应注意摄取充足的维生素和无机盐。比如小白菜、油菜、辣椒、菠菜、红枣等食物都富含维生素C，具有抗病毒的功效；而胡萝卜、南瓜则富含维生素A，具有保护和增强上呼吸道绒毛及呼吸器官上皮细胞的功能，从而抵抗各种致病因素的侵袭；另一方面则应注意多食富含维生素E的食物，以提高人体的免疫力，比如蛋黄和豆类等。

● 春季的食物选择

春季多吃甜食少吃酸食对脾胃具有很好的调养功效，由于春季肝气旺，肝气旺，则会影响到脾，因此，春季易出现脾胃虚弱的症状；倘若酸味的食物吃多了，则会使肝功能偏亢，所以春季饮食调养，宜选辛、甘温之品，忌酸涩。饮食要讲究清淡，忌油腻、生冷以及刺激性食物。另外，春季是蔬菜的淡季，但野菜和山菜的生长期却往往早于一般蔬菜，并含有丰富的维生素，可多食用。

五味与五脏疾病的治疗

中医认为，五脏与五味有一一对应的关系，当某一脏腑发生病变时，就是根据五脏所喜之味采取或补或泻的方法。

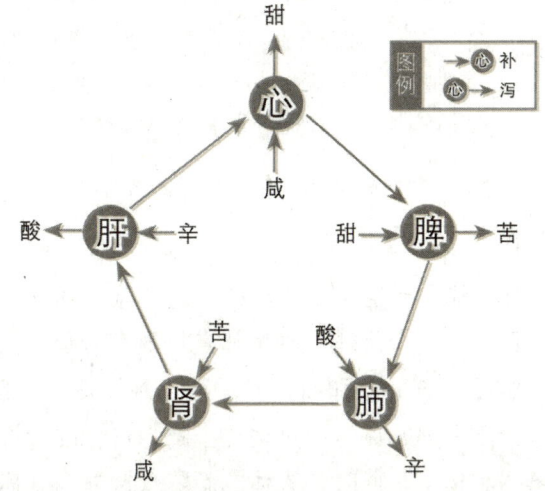

中医认为	
肝气喜散	应服用辛味药物促其散，用辛味药补，用酸味药泻。
心适宜软	应服咸味药使其软，用咸味药补，用甜味药泻。
脾喜弛缓	应服甜味药使其缓，用甜味药补，用苦味药泻。
肺喜收敛	要服酸味药使其收。用酸味药补，用辛味药泻。
肾喜坚实	应立刻服苦味药使其坚实，用苦味药补，用咸味药泻。

五脏与五味、经脉的对应关系

五　脏	肝	心	脾	肺	肾
对应季节	春	夏	长夏	秋	冬
对应经脉	足厥阴、足少阳经	手少阴、手太阳经	足太阳、足阳明经	手太阴、手阳明经	足少阴、足太阳经
对应五味	酸	苦	甘	辛	咸
适宜食物	粳米、牛肉、大枣	赤小豆、狗肉、李子	大豆、猪肉、栗子	小米、鸡肉、桃子	鸡肉、桃、黄黍

005 夏季养生从心开始（5月～7月）

《内经》说："夏三月，此为蕃秀。天地气交，万物华实，夜卧早起，无厌于日，使志无怒，使华英成秀，使气得泄，若所爱在外，此夏气之应，养长之道也。逆之则伤心，秋为痎疟，奉收者少，冬至重病"。这对我们整个夏季的养生很有指导意义。

● 潜伏在夏季的心病

天地万物都有春生、夏长、秋收、冬藏的运动和变化的规律。人们想健康长寿就应该遵循这个规律。春生和夏长既有区别，又紧密关联。春天，人体内的生命细胞因天气的温和而开始活跃。到了夏天，自然界的阳气已十分强盛。一方面是天阳下逼，一方面是地热上腾，这样的天地之气相交合，大大促进了万物的蕃秀和华实。此时，人体的新陈代谢非常旺盛，人体的阳气虽足，却容易外泄，人们在夏天也容易因贪凉而染病。

夏季染病，大都当即发作，但有一种病有所潜伏——心病，即《内经》所说的"此夏气之应，养长之道也。逆之则伤心，秋为痎疟，冬至重病"。按中医的五行说，夏季是火旺（夏主心，夏天心火很旺）、土相（脾胃处于盛的地位）、木休（肝处于相对的休养状态）、水囚（肾易亏）、金死（肺易虚）。心火一旺，火克金，所以容易造成肺（金）虚；本是肾水克心火，而心火很旺时，就容易出现心火对肾水的反侮现象，故肾水易亏。对于一般人来说，在夏天，防止肺虚肾亏很容易接受，而对于正处于很旺地位的心是否要重点保养，往往就掉以轻心了！

● 夏季养心法则

那么应怎样进行自我调节呢？《内经》说得好,应夜卧早起（稍晚一点睡觉，是为了顺应自然阴气的不足；早些起床，是为了顺应阳气的充盛），无厌于日，使志无怒（切勿因厌恶长日而心情烦躁，滥发脾气），使华英成秀，使气得泄（要精神饱满，并充分宣泄），若所爱在外（就像你面对所爱的对象，情志应充分外露而不需内藏），此夏气之应，养长之道也。夏季养生的关键是使人无怒，气可充分地、正常地宣泄，但不能乱。心情烦躁就是乱，就是逆，就会使神志受伤，如秋天生疟疾即由此而来。

五脏与五行的对应

中医的五行说，夏季是火旺、土相（脾胃处于盛的地位）、木休（肝处于相对的休养状态）、水囚（肾易亏）、金死（肺易虚）。心火一旺，火克金，所以容易造成肺（金）虚；本是肾水克心火，而心火很旺时，就容易出现心火对肾水的反侮现象。在夏天，防止肺虚肾亏很容易接受，但是对于很旺的心更要重点保养，不能掉以轻心。

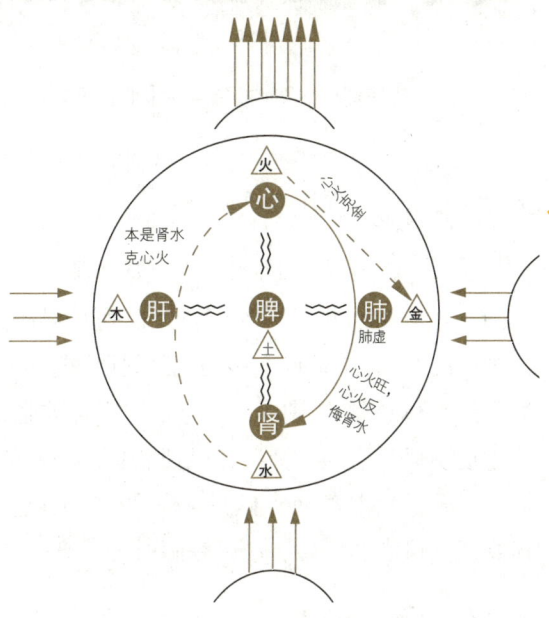

夏长不忘防病邪

夏天，自然界的阳气已十分强盛。一方面是天阳下逼，一方面是地热上腾，这样的天地之气相交合，大大促进了万物的蕃秀和华实。此时，人体的新陈代谢非常旺盛，人体的阳气虽足，却容易外泄，人们在夏天也容易因贪凉而染病。

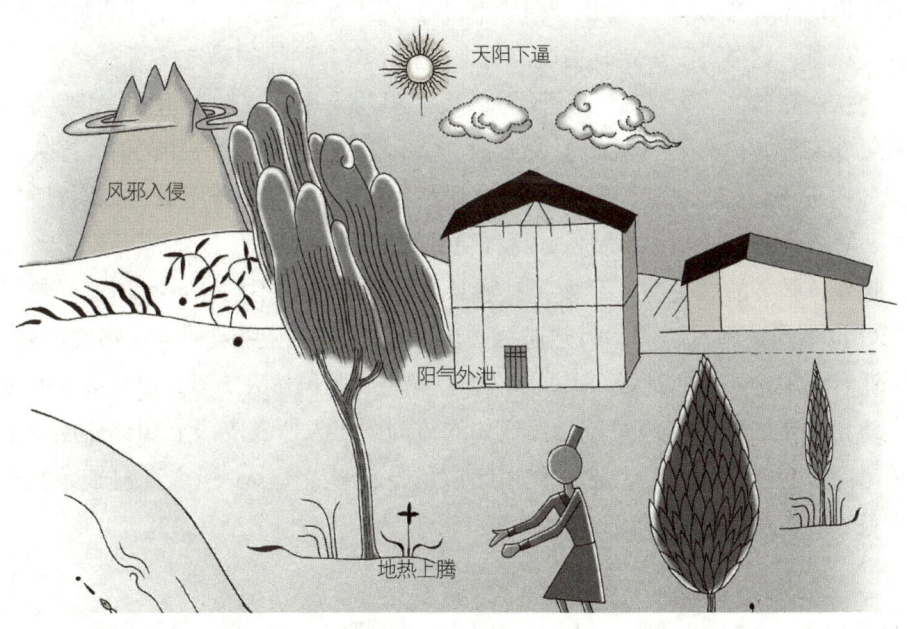

006 夏季作息起居要讲究

夏季的气候炎热，其时节养生一定要结合自己的实际情况安排好作息，保证充足的睡眠。

● 夏季作息要规律

夏季的特点是日照时间长，天亮得早，黑得晚。因此，人们的起居和作息时间应随之做一些相应的调整，以晚睡早起为宜。定时起、睡眠好，可保护生物钟不受磨损，才是夏季最佳的作息时间。夏季睡眠除了要遵循晚睡早起的习惯，适当的午休也是必需的，因为夏季夜晚的睡眠通常是不够的，所以要用午休来补充夜晚睡眠不足的情况，以便有更加充沛的精力工作和学习。

夏季虽然很炎热，但是阴气很强，并且人们在睡觉时机体的抵抗力较弱，极易遭受风寒的侵袭，所以睡眠时要注意避凉风，夜间更应该加倍注意。

● 夏季穿衣指南

科学穿衣着装，顺应夏季的特点是夏季养生对衣着的要求。

科学证明在夏季温度相当高，人体比较易出汗的情况下，内衣穿纯棉的比较容易吸收皮肤表面的汗液，外衣适合穿化纤衣物，因为棉背心和短裤与化纤衣服之间有一定空隙，衣内水蒸气含量不会处于饱和状态，汗腺可照常排泄，并散发热量，这样湿度一定，温度降低，人就不会有闷热的感觉。

另外，夏装的大小、肥瘦、覆盖体表面积的大小，与散热也有一定关系。据有关专家测定，外界气温低于35℃时，人体散热主要靠对流和辐射。当人体在裸体情况下，辐射散热时要比穿着衣服高10倍。所以夏季服装应以短袖衫、短裙、短裤为好，并应尽量宽松，这样更有利于通风散热。

此外，服装的颜色也很重要。一般认为，衣服颜色不同，吸收和反射热量的强度也不同，颜色越深，吸热越强，颜色越浅，反射性越强，吸热性越差。但是还有一项例外，就是经专家研究发现，黑色衣服虽然吸热多，但是吸收的热量在宽松的黑衣服下形成对流，而气体的流动则将人体表皮汗液和部分热量带走消散。黑色衣服所产生的这种作用比白色服装明显得多。所以在夏季穿宽松的黑色衣服也是可以的。

汗液的形成

汗液由体内的营卫之气转化而来，腠理开泄时，营卫之气就以汗液的形式排出体外。夏季是人体出汗最多的时节，了解汗液的生成有利于帮助我们排热解闷。

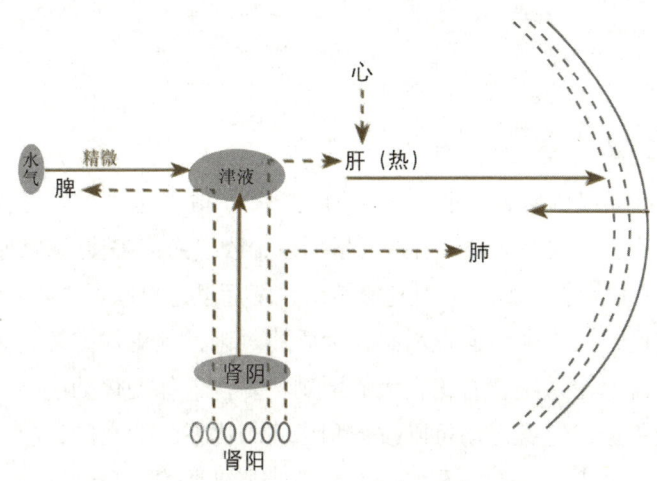

人体在没有汗液生成时，整个机体处于固摄状态

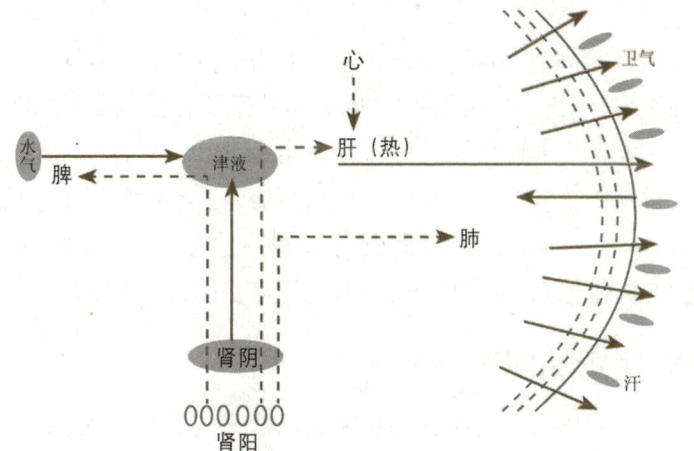

卫气性质剽悍，行走迅疾，遇到毛孔就会向外流泄。

食物在体内的运化或人体的运动会使人体产生大量的热量，平时紧闭的腠理就会开泄，毛孔张开，于是汗液蒸腾而出。

人体发汗时，机体处于宣散状态

由于外界气温升高或体表感受风邪，也会使体表腠理开泄，卫气就不再按照原来路线循行，从开泄的毛孔处流泻出来，称为"漏泄"。

007 夏季健身益处多多

夏季气温高、闷热，人体消耗特别大，各器官的老化比其他季节更为明显，而坚持夏季健身运动益处多多。

● 夏季健身益处多

夏季健身运动以健脾、养心、生津为主。夏季健身运动可以增强心血管系统的功能，可使心肌收缩有力，心排血量增加，改善血液黏度，加快血液循环、使心率变慢，心脏负担减轻，心肌耗氧量减少；而且还可以促进呼吸系统功能，使气体充分交换，血液中氧含量增高，物质的氧化过程更加完善，保证身体各项新陈代谢；对消化系统也有比较大的影响：夏季人体消化功能低下，胃酸分泌减少，食欲不振，健身运动可以改善和增强消化系统的功能，有效的协调神经的兴奋度，增进人们的食欲及保持大便通畅；夏季的健身运动还可以改善人体的物质代谢，使血脂下降，可有效地防治动脉硬化，坚持运动还能改善骨骼肌与关节韧带的弹性和韧性，保持人体动作的灵活和谐。

● 夏季健身运动项目

在这个时节游泳是很好的健身运动。游泳是夏季最为适宜的健身运动，我国最早的诗歌集《诗经》中，就有"泳之游之"的词句。盛夏炎热，酷暑难消，如能在碧水清波的天然水域或游泳池中漂浮畅游，既可消暑取凉，又能从中得到乐趣和锻炼。游泳时，人体各部分的器官都参与活动，从而加大了体内能量的消耗，促进了新陈代谢，增强了神经、血液循环、呼吸和消化等系统的功能。经常在冷水中锻炼，体温调节机能得到改善，从而增强了人体对温度变化的适应能力。

● 夏季健身运动应注意的问题

做好运动前的准备工作。锻炼健身时应该选择宽松舒适的衣服，颜色趋于浅色，这样容易反射阳光。尤其是夏季锻炼要选择在阴凉、空气流通的地方，一方面可以避开烈日的照射，以防被晒伤；另一方面，比较凉爽，更适宜锻炼。夏季天气炎热，健身需要消耗大量的水分和盐，体内蛋白质的分解也较快，此时血中的碱储备下降，易引发血液的酸碱平衡失调，所以夏季要适当多吃些水果和蔬菜，以补充机体所需要的维生素。

夏季健身注重健脾、养心、生津

夏季气温高闷热，人体消耗特别大，各器官的老化比其他季节更为明显，坚持夏季健身运动益处多，夏季健身运动以健脾、养心、生津为主。

❶ 改善和增强消化系统的功能，有效地协调神经的兴奋度，增进人们的食欲及保持大便通畅。

❷ 促进呼吸系统功能，使气体交换充分，血液中氧含量增高，物质的氧化过程更加完善，保证身体各项新陈代谢。

❸ 增强心血管系统的功能，可使心肌收缩有力，心排血量增加，改善血液黏度，加快血液循环、使心率变慢，心脏负担减轻，心肌耗氧量减少。

❹ 改善骨骼肌与关节韧带的弹性和韧性，保持人体动作的灵活和谐。

❺ 避开烈日的直接照射。

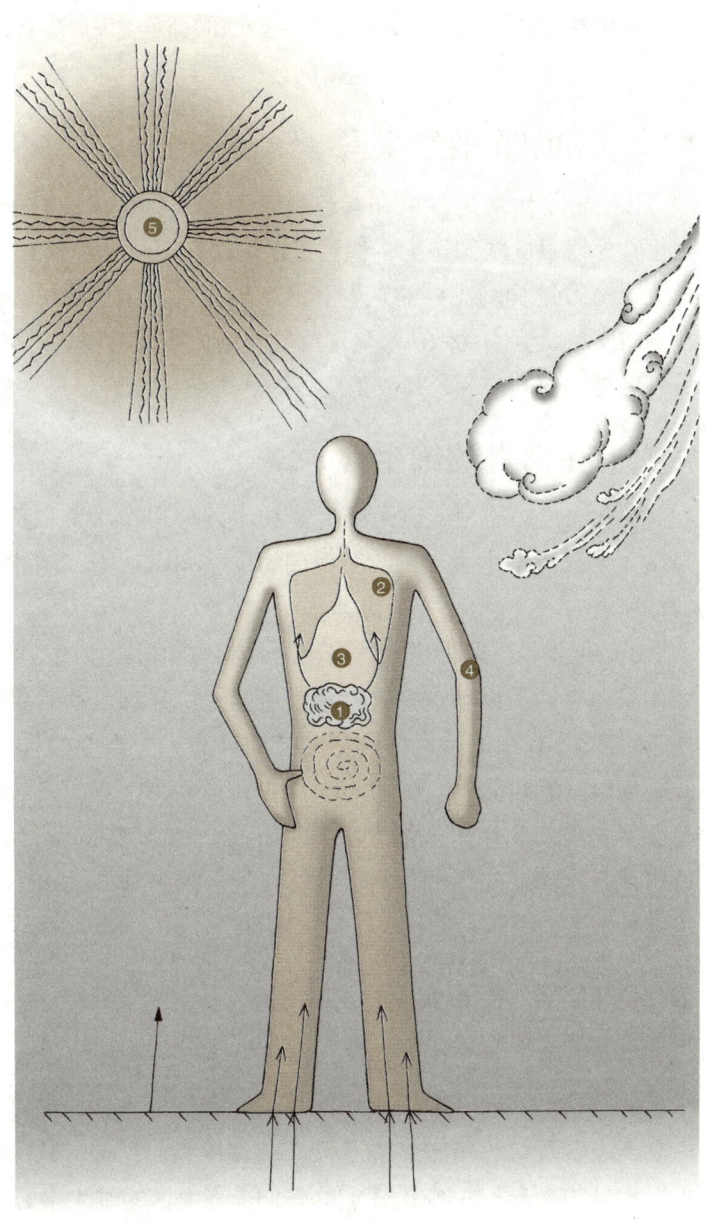

第一章 四季养生

008 夏天不可或缺维生素

> 炎热的夏季，皮肤排汗量增加，会分泌排泄出大量的皮脂，汗孔或汗腺导管容易阻塞。在这样的情况下该如何保养我们的身体和皮肤呢？

从营养保健的角度讲，夏季养生护肤的新理念为：饮食宜维生素化。接下来，我们要从以下三个方面来谈这个问题。

● 皮肤和阳光的维生素

β-胡萝卜素是水果和有色蔬菜中的一种色素，它能够加深人体的肤色，防止紫外线对皮肤的伤害，倘若在夏季饮食中同维生素 E、维生素 C 一起摄入，则会很有效地抑制皮肤的衰老和皱纹的出现。维生素 E，具有保持皮肤的弹性和预防皮肤衰老的功效。当夏季皮肤受到太阳光的侵害时，适量地摄入维生素 E，可以促进损伤的愈合，并改善皮肤的活力。

● 具有生命力的维生素

从食物营养的角度讲，维生素 C 主要分布在水果和蔬菜当中。在夏季饮食中摄入足量的维生素 C，会令我们的皮肤充满活力，还能促进铁的吸收，提高人体免疫力。

B 族维生素可以促进人体对糖分、脂肪和蛋白质的吸收。运动的时候，B 族维生素还有利于调动这些营养素制造能量，并对运动后肌肉的修复起重要的作用。维生素 B_1 在保持身体的活力方面具有十分重要的作用；维生素 B_2 参与脂肪酸与氨基酸的反应，赋予人体力量；维生素 B_3 在把食物转变为能量的过程中起着至关重要的作用；维生素 B_5 有利于产生某些抗压力激素；维生素 B_6 对维持机体基本功能的运行起到很好的作用。维生素 B_9 和维生素 B_{12} 参与红细胞的生成和增殖，所以它们具有抗贫血的性能。

● 富含维生素的食物

在食物中，胡萝卜、甜菜、杏和甜瓜等含有维生素 A 原和维生素 C，这些水果和蔬菜是获取维生素 A 原的首选，它们为人体提供每日所需的全部维生素 A 原。维生素 C 含量较多的蔬菜有红辣椒和西红柿，其次是猕猴桃、草莓、西瓜等水果。除此之外，它们还能给我们带来大量的维生素 E 和 B 族维生素。另外，调味油、杏仁、鲜榛子和麦芽也可以给人体提供足够的维生素 E。

夏天不可或缺维生素

炎热的夏季,皮肤排汗量增加,会分泌排泄出大量的皮脂,汗孔或汗腺导管容易阻塞,要想皮肤好,饮食宜维生素化,这样就能有效地抑制皮肤的衰老和皱纹的出现。

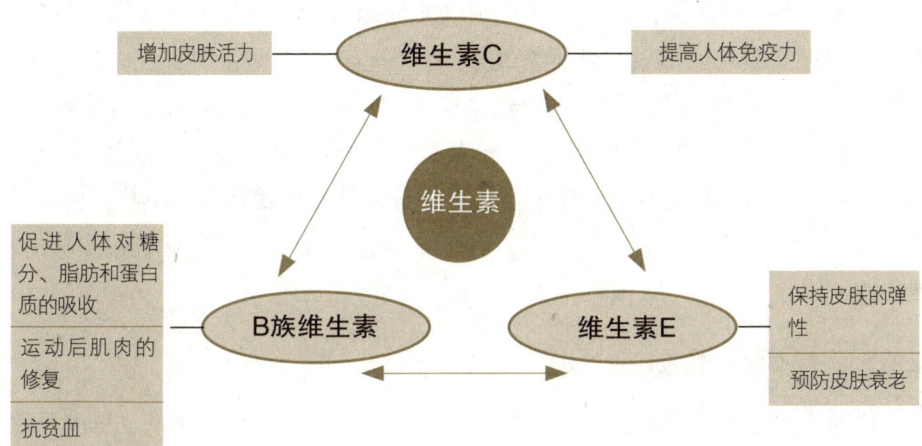

盛夏宜食食品

盛夏酷暑高温,饮食也要随之进行相应的改变。根据季节的变化,对饮食进行科学的调理,有利于促进身体的健康。营养专家精心为您列出的盛夏宜常吃的保健食品。

功效	性味	功效
绿豆	味甘性寒	清热解毒、消暑利尿
菊花	味苦性凉	明目、清热解毒
莲子	味甘涩性平	健脾固肠
黑豆	味甘性平	解毒净血、防过敏
绿茶	味甘性凉	预防恶性肿瘤、养颜美肤
红豆	味甘酸性平	强心、消除疲劳
芝麻	味甘性平	防止骨质疏松、增强发质光泽
白果	味辛甘性温	防止白浊、白带、小便过频
糙米	味甘性平	整肠利便
陈皮	味甘酸性凉	消心中瘀血,亦可理气

009 秋季养生贵在养阴防燥（8月~10月）

秋季，指我国农历7、8、9月，包括立秋、处暑、白露、秋分、寒露、霜降6个节气。

秋季，暑夏的高温已降低，人们烦躁的情绪也随之平静。许多因素往往在不经意间影响着您的健康，且夏季过多的耗损也应在此时及时补充，秋季也应特别重视养生保健。《管子》中记载："秋者阴气始下，故万物收。"《素问·四气调神大论》指出："夫四时阴阳者，万物之根本也，所以圣人春夏养阳，秋冬养阴，以从其根，故与万物沉浮于生长之门，逆其根则伐其本，坏其真矣。"这是古人对四时调摄之宗旨：顺应四时养生要知道春生、夏长、秋收、冬藏的自然规律。

● 秋季养生要养肺

秋季，气温逐渐降低，雨量也慢慢地减少，空气湿度相对降低，气候干燥。秋季应肺，而秋季干燥的气候极易伤损肺阴，从而容易出现皮肤干燥、干咳少痰、便秘等病症，所以秋季养生要防燥。秋气内应肺。肺是人体重要的呼吸器官，是人体真气之源，肺气的盛衰关系到寿命的长短。秋季气候干燥，很容易伤及肺阴，使人患鼻干、喉痛、咳嗽、胸痛等呼吸疾病，所以饮食应注意养肺。要多吃些滋阴润燥的食物，如银耳、甘蔗、梨、芝麻、藕、菠菜、猪肺、豆浆、鸭蛋、蜂蜜、橄榄等。此外还可适当食用一些药膳，如参麦团鱼、蜂蜜蒸百合、橄榄酸梅汤等。

秋季，肺的功能偏旺，而辛味食品吃得过多，会使肺气更加旺盛，进而还会伤及肝气，所以秋天饮食要少食辛味食物，如韭菜、辣椒、葱、姜、蒜等。在此基础上多吃些酸味食物，以补肝气，如苹果、葡萄、芒果、柚子、柠檬、山楂、荸荠等。

● 不可小视秋凉

秋季，在燥气中还暗含秋凉。人们经夏季过多的发泄之后，机体各组织系统均处于水分相对贫乏的状态，如果这时再受风着凉，极易引发头痛、鼻塞、胃痛、关节痛等一系列症状，甚至使旧病复发或诱发新病。老年人和体质较弱者对这种变化适应性和耐受力较差，更应注意防凉。

春夏养阳，秋冬养阴

《素问·四气调神大论》指出："夫四时阴阳者，万物之根本也，所以圣人春夏养阳，秋冬养阴，以从其根，故与万物沉浮于生长之门，逆其根则伐其本，坏其真矣。"这是古人对四时调摄之宗旨：顺应四时养生要知道春生夏长秋收冬藏的自然规律。

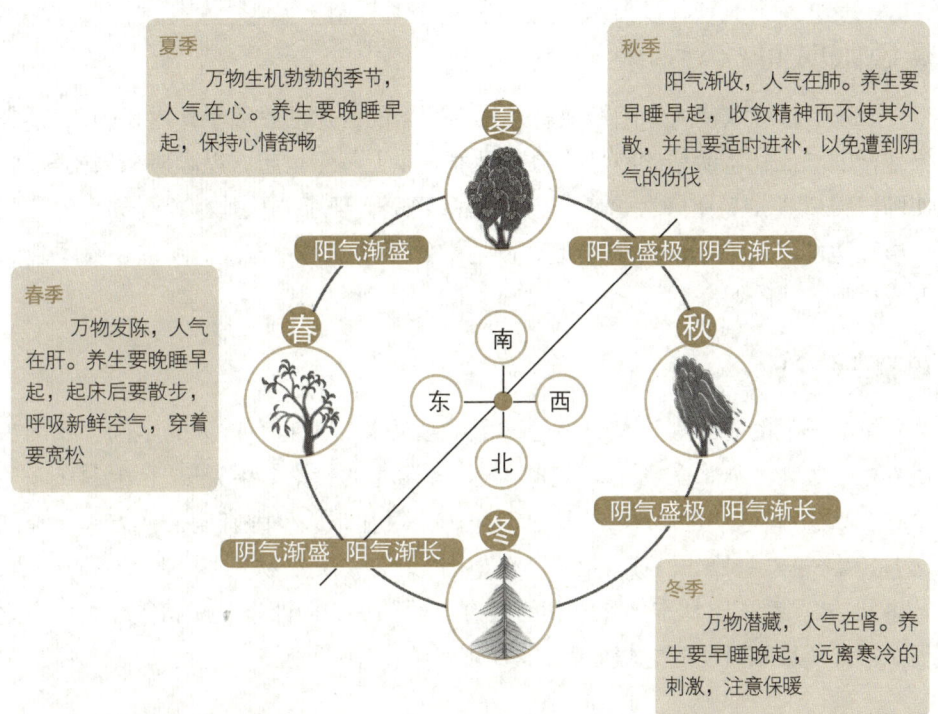

肺对脏腑的影响

肺在人体中具有重要作用，全身气血都由它来分配，所以，如果肺感受邪气，不仅自身会发生病变，其所主的皮毛发生病变，还会将这种邪气传到身体其他脏腑。

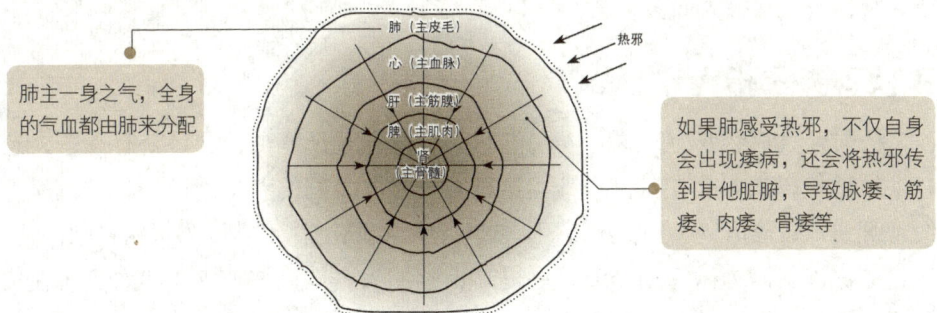

010 顺应秋季养生之道

秋季天气转凉，人体的阴精也与自然界一样"万物沉浮于生长之门"，敛藏内养五脏，因此这个时节要注意合理地安排睡眠，以顺应自然之气。在《素问·四气调神大论》中说："秋三月……早卧早起，与鸡俱兴。"指出秋季应早睡早起，这是适应秋季养收之道的起居方式。

● 睡眠时间

早睡早起可以使人体阴精随着自然界阴阳的变化而收敛于体内，阳气舒展。早卧，以顺应秋季阴精的收藏之象，以养"收"气；早起，以顺应阳气的舒展，使肺气得以宣发、肃降。这种作息时间很好地实现了"秋季养收"的目的。另外早睡也能补充夏季的睡眠不足，也是增强体质的一种方法。所以在秋季应该养成早睡早起的习惯。

● 睡眠方向

除了睡眠的时间有讲究，就连睡眠的姿势和方向也有很大的学问。我国古代养生学家对于睡眠方位有一定的论述。《四时调摄论》中说："秋七月……生气在末，坐卧宜向正南……仲秋之月……生气在末，坐卧宜向西南方……季秋之月，生气在申，坐卧宜向西南。"《黄帝内经》中说："秋三月卧时，头应向西，做事利益。"都指出秋季坐卧宜朝西南方。而秋季头向西也是应秋气旺于西方之理。因此，应秋时所旺之气而卧，以顺应自然，协调阴阳。

● 睡眠姿势

在秋季睡觉的姿势都是有要求的。对于大多数人来说右侧弓形卧对人体健康比较有益。中医认为侧卧可以使全身得到放松，自然弓形可以使四肢自由变动，并且使精气不散，所以说秋季以右侧弓形卧为最好。也有少数人不适宜这种姿势睡眠，所以要因人而异。

● 秋季穿衣指南

秋季天气骤然变凉，这时候人们的第一感觉就是寒冷，于是就有一些人急急忙忙地将厚衣服穿在身上，其实这种方式并不是好的养生之道。我们大家都经常听到一些谚语"春捂秋冻"。秋季穿衣也要顺应阴精内蓄、阳气内收的需要，适当的冻冻。因为微寒的刺激，可提高大脑的兴奋性，增加皮肤的血流量使皮肤代谢加快，机体耐寒能力增强。

秋季睡眠有讲究

秋季应早睡早起，讲究坐卧方向和睡卧方式，这是适应秋季养收之道的起居方式。早睡早起可以使人体阴精随着自然界阴阳的变化而收敛于体内，阳气舒展；又有应秋气旺于西方之理，所以秋季坐卧宜朝西南方，以顺应自然，协调阴阳；再有中医认为右侧卧可以使全身得到放松，自然弓形可以使四肢自由变动，并且使精气不散，所以说秋季以右侧弓形卧为最好。

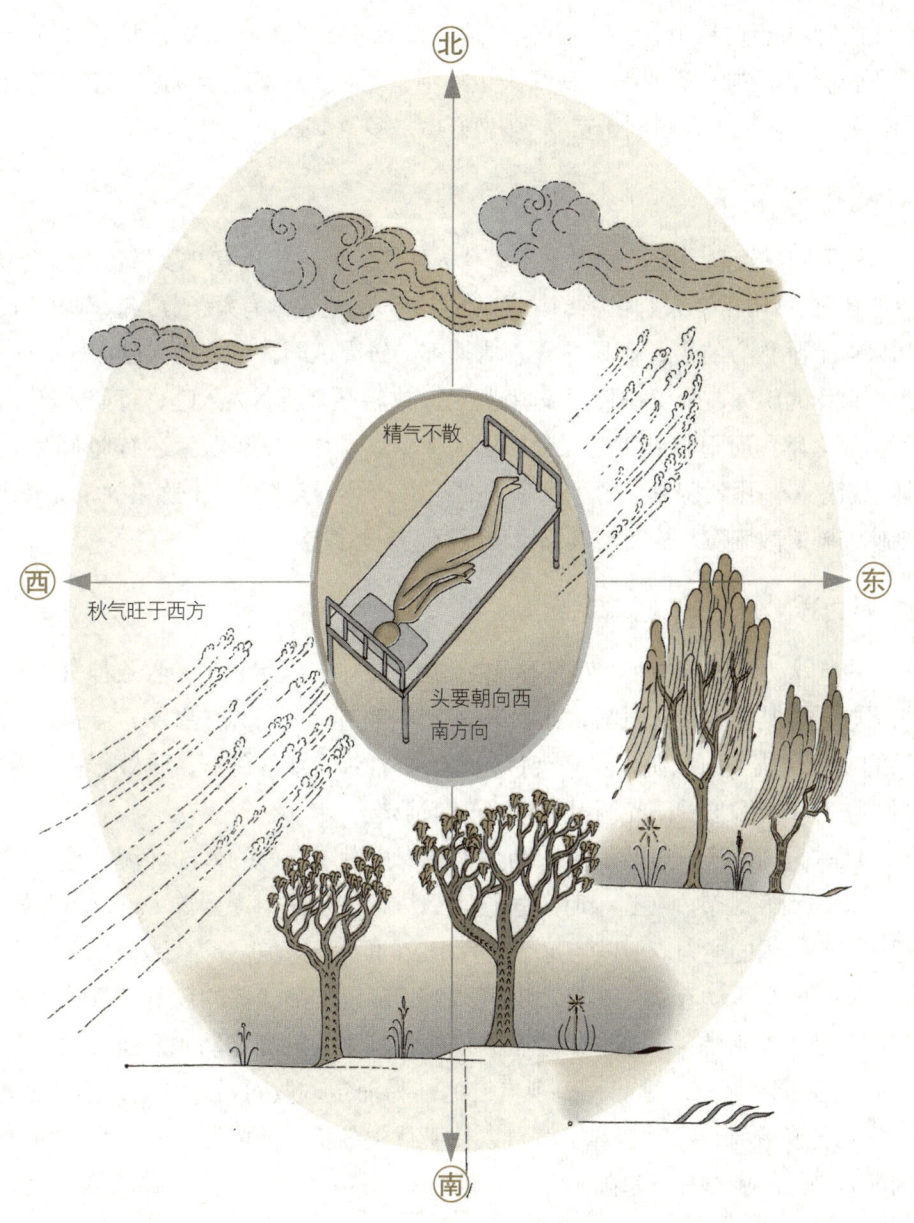

011 秋季要注重精神调养

秋季，在精神调养上也应顺应季节特点，以"收"为要，做到"心境宁静"，这样才会减轻肃杀之气对人体的影响，才能适应秋天的特征。

如何才能保持心境清静呢？简单地说，就是要"清心寡欲"。私心太重、嗜欲不止会破坏神气的清静。在现实生活中，则要求人们把精力多用在工作上，而不要"争名在朝，争利于市"，多做好事，多做奉献。

● 秋愁愁煞人

秋天固然天高云淡，硕果累累，令人愉悦，但难免也有"凄风苦雨"。自然界的秋风、秋雨常令人心生秋愁。尤其是老年人，他们常有萧条、凄凉、垂暮之感，如果遇上不称心的事，极易导致心情抑郁。研究证明，在人的大脑中，有个称作松果体的腺体，分泌一种"褪黑激素"。这种激素能诱人入睡，可使人产生消沉抑郁之感，而阳光可使褪黑激素分泌减少。同时，褪黑激素还有抑制人体内其他激素（如甲状腺素、肾上腺素）的作用，甲状腺素和肾上腺素的相对减少，会使细胞懒散瘫痪，从而使人们情绪低沉，多愁善感。

● 秋季精神重在调养

古人认为秋季的精神养生应做到："使志安宁，以缓秋刑，收敛神气，使秋气平，无外其志，使肺气清，此秋气之应。"也就是说，以一颗平常心看待自然界的变化，或外出秋游，登高观赏，令心旷神怡；或静练气，收敛心神，保持内心宁静；或多接受阳光照射，转移低落情绪。

秋季天高云淡，气候清爽，为户外健身提供了良好的外部环境，是进行健身运动的大好时节。在这个时节里进行锻炼，特别是耐寒锻炼，可以增强机体适应多变气候的能力。所以与这个节气相应的健身运动也分为好多种。

秋季健身运动宜选择在清晨空气清新、环境安静优美的场所进行，尤其以晨间林荫道旁锻炼最为适宜。晚上，以静养打坐为健身运动的最佳形式。静坐最好是在就寝之前，时间长短视自己的能力而定，做到循序渐进，逐步增加。适当的健身锻炼，呼吸新鲜空气可以使身体中各机体的能力得到提高，同时也为即将来临的冬季打下基础。

心静则明，无欲则刚

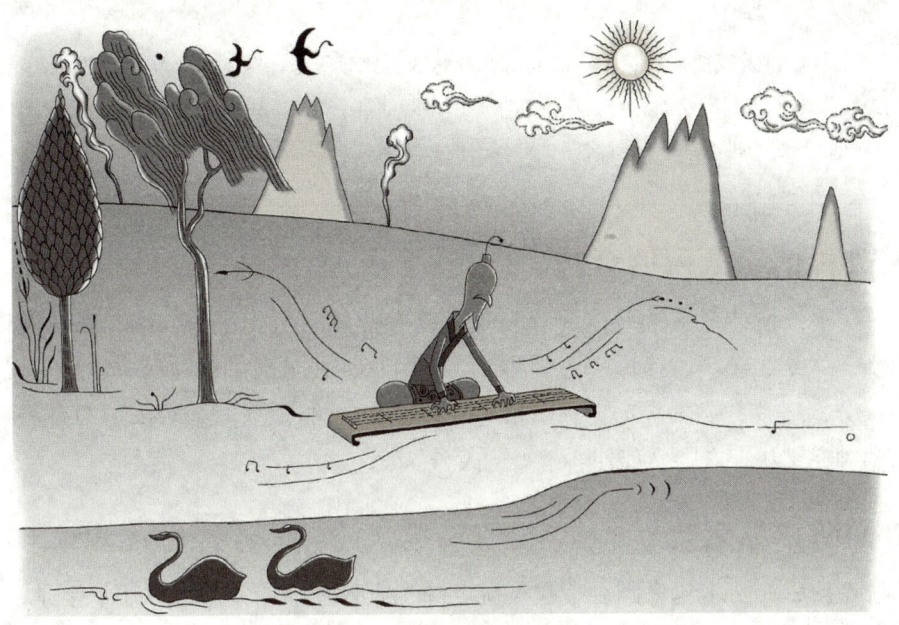

远古时期，人们恬淡寡欲，十分重视养生之道，人们精力充沛，身体康泰，很少得病，即使有汤药也很少用到。随着时间的推移，人们越来越被各种名利所诱惑，整天汲汲于名利场中，养生越来越被人们所忽视。人们的身体也越来越衰弱，受到各种邪气侵袭而生病。医药的作用对他们疾病的效果越来越弱。

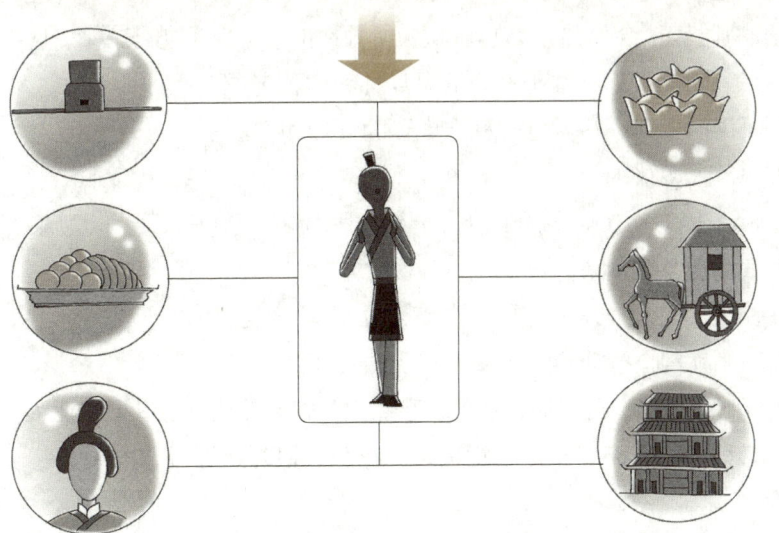

012 科学饮食宜解忧

立秋后,天气变得凉爽怡人的同时也开始变得比较干燥,再加上不稳定的气温,给人的身心带来了一定影响。另外,由于这个季节落叶纷飞,花木凋谢,一些人,特别是中老年人往往会产生一种凄凉、苦闷之感,这样的消极情绪,可以通过合理的饮食来进行调理。

● 改善情绪低落的食物

秋季,情绪低落的时候应该多吃一些有健脑活血作用的食物,如核桃仁、鱼类、牛奶、鸡蛋、瘦肉、豆制品等。中医认为,羊肉可以益精气,珍珠米含有糖分,绿茶、咖啡、巧克力等富含苯乙氨和咖啡因,这些食品,都可以使人体的神经系统兴奋,从而使心境得到改善。

● 谨防"秋老虎"

入秋后,雨水越来越少,空气湿度降至人们生活所需限度以下。于是,天气更加干燥;草木也逐渐枯萎。秋燥伤津,伤津而见燥症。燥是秋季的主气,属阳邪,其引起的疾病有温燥(初秋)和凉燥(深秋)。初秋时节,夏季的高温尚未退去,再加上天晴少雨,气候干燥,因此这个时候感染的燥邪为温燥,主要伤阴,也就是对人体的津液有损害,产生的症状是皮肤干燥、眼睛干裂、舌红少津、毛发干枯、小便赤黄、大便干结、口鼻咽干、胸痛干咳、少痰、痰中带血丝,有时甚至会发热至高热。秋燥所导致的咳嗽时间持续较长,且不好治愈,令人生畏。因此人们往往把秋季的温燥称为"秋老虎"。

下面我们介绍一些对付"秋老虎"的食物和方法:

第一,宜多饮水。

每天至少饮水 1000 毫升以上;要经常喝稀饭、淡茶、菜汤、豆浆、果汁等。

第二,宜多吃水果。

每天吃 1~2 个梨(雪梨或沙梨)、西瓜、蕉类、山竹等凉性水果。

第三,宜常吃些清热、生津、养阴的食物。

如萝卜、马蹄、西红柿、豆腐、莲藕、蜂蜜及新鲜时令水果和蔬菜、精瘦肉、木耳、老鸭汤、鳖肉、青鱼、鲳鱼、黄花鱼、银耳、百合、紫菜、莲子、核桃、芝麻等。

秋季养生要注意

秋季天气干燥，草木也逐渐枯萎。秋燥伤津，伤津而见燥症。燥是秋季的主气，属阳邪，其引起的疾病有温燥（初秋）和凉燥（深秋）。初秋时节，夏季的高温尚未退去，再加上天晴少雨，气候干燥，因此这个时候感染的燥邪为温燥，主要伤阴，也就是对人体的津液有损害。

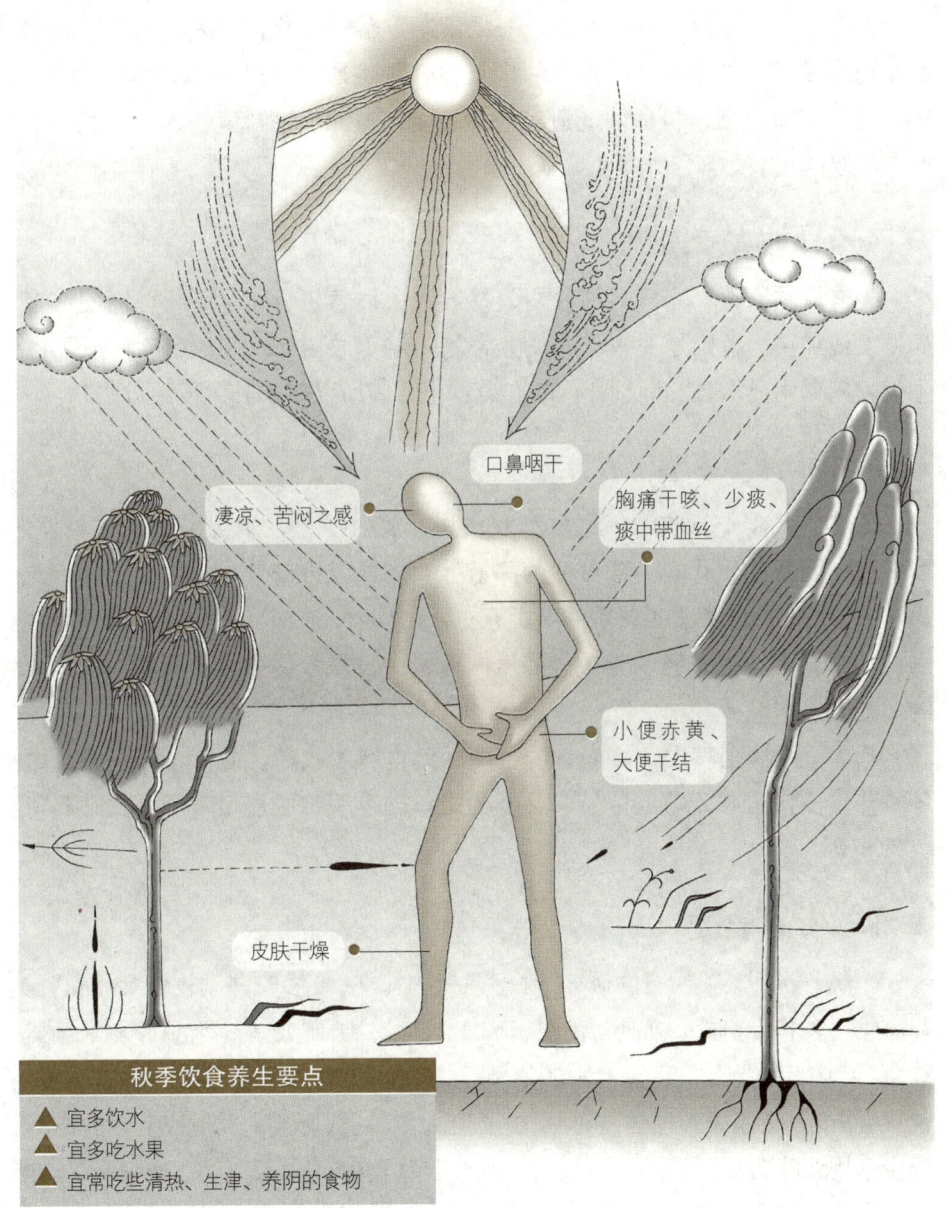

秋季饮食养生要点
▲ 宜多饮水
▲ 宜多吃水果
▲ 宜常吃些清热、生津、养阴的食物

013 冬季养生养肾防寒（11月~1月）

冬季，是指我国农历10月、11月、12月，包括立冬、小雪、大雪、冬至、小寒、大寒等6个节气。

冬季，天寒地冷，万物凋零，一派萧条零落的景象，对此，人们首先想到的是防寒保暖。冬季养生的重要原则是"养肾防寒"。肾是人体生命的原动力，肾气旺，生命力强，机体才能适应严冬的变化，而保证肾气旺的关键就是防止严寒气候的侵袭。

● 防寒保暖是关键

冬季气候寒冷，寒气凝滞收引，易导致人体气机、血运不畅，而使许多旧病复发或加重。特别是那些严重威胁生命的疾病，如中风、脑出血、心肌梗死等，不仅发病率明显增高，而且死亡率亦急剧上升。所以冬季养生要注意防寒。

● 冬季养肾至关重要

冬季，人体阳气收藏，气血趋向于里，皮肤致密，水湿不易从体表外泄，而经肾、膀胱的气化，少部分变为津液散布周身，大部分化为水，下注膀胱成为尿液，无形中就加重了肾脏的负担，易导致肾炎、遗尿、尿失禁、水肿等疾病。因此冬季养生要注意肾的养护。寒气内应肾。肾是人体生命的原动力，是人体的"先天之本"。

冬季，人体阳气内敛，人体的生理活动也有所收敛。此时，肾既要为维持冬季热量支出准备足够的能量，又要为来年储存一定的能量，所以此时养肾至关重要。

● 冬季养肾食物

饮食上要时刻关注肾的调养，注意热量的补充，要多吃些动物性食品和豆类，补充维生素和无机盐。羊肉、鸭肉、狗肉、鹅肉、栗子、芝麻、大豆、核桃、木耳、红薯、萝卜等均是冬季适宜食物。冬天肾的功能偏旺，如果再多吃一些咸味食品，肾气会更旺，从而极大地伤害心脏，使心脏力量减弱，影响人体健康。因此，冬天，要少食用咸味食品，以防肾水过旺；多吃些苦味食物，以补益心脏，增强肾脏功能，常用食物如橘子、羊肝、大头菜、槟榔、猪肝、莴苣、醋、茶等。

冬季养肾为首要

冬季，人体阳气收藏，气血趋向于里，皮肤致密，水湿不易从体表外泄，而经肾、膀胱的气化，少部分变为津液散布周身，大部分化为水，下注膀胱成为尿液，无形中就加重了肾脏的负担，易导致肾炎、遗尿、尿失禁、水肿等疾病。因此冬季养生要注意肾的养护。

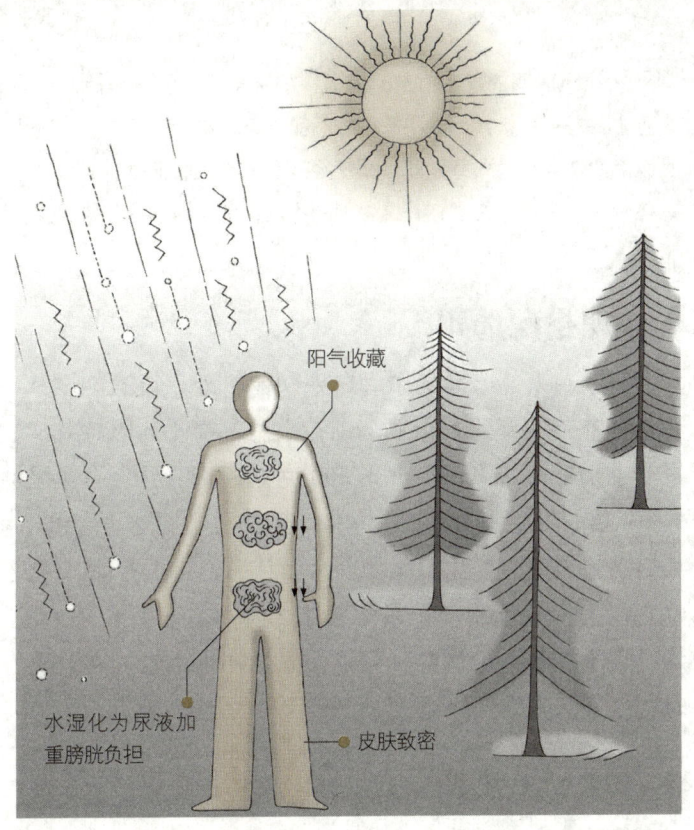

肾的功能

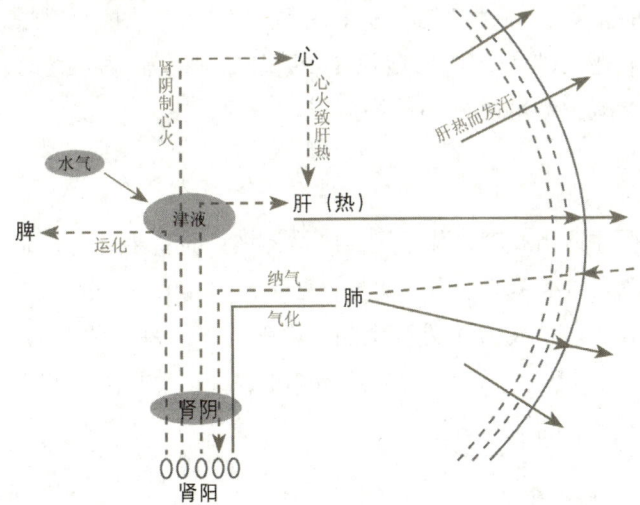

肾藏精纳气，主管人体内的津液，以其阴制约心火，并通过气化作用将体内多余的水分排出体表，肾阴肾阳在体内相互制约，相互依存，共同维持人体的生理平衡。如果这一平衡状态被打破，人体就会发生疾病，如当人的肾精大虚时，就会出现气喘，不能平卧的现象。

014 平衡饮食避免发胖

在寒风凛冽的隆冬时节,人体需要更多的热能来维持自身的体温。人体维生素的重要来源主要是蔬菜,然而,冬季往往蔬菜缺乏,绿叶菜更少,只有大白菜和萝卜常见于家庭的餐桌上。然而,大白菜和萝卜都是经过了长时间的储存,其维生素含量有所降低,很难满足人体的生理需求。为了弥补维生素的不足,合理地食用冬季蔬菜,这是非常重要的。

● 合理搭配选用

冬季,除了选择食用大白菜和萝卜外,还有胡萝卜、芹菜和青菜等。在此我们要特别提到的是土豆。别看土豆本身不起眼,其实它的维生素和无机盐含量非常丰富,如果每天食用300克土豆,则可为人体提供一天所需维生素C和3~4倍的维生素B_1量的10倍以上。豆类原本不含维生素C,但经发芽成豆芽菜后,就会发生变化。比如黄豆发芽后,其维生素C的含量每100克可高达30毫克以上,并且胡萝卜素可增加2倍多,维生素B_2也会增加2~4倍。冬季,绿叶菜不充足,可用各种豆芽菜来弥补维生素C的不足,这个方法最方便,同时也很经济实惠。

● 合理加工烹调

冬季,为了减少蔬菜中维生素的流失,蔬菜要先洗后切,并且切后即炒。如果是急炒白菜,则维生素C的损失率只有0.7%,而倘若连炒带煮,则维生素C的损失率就高达76%。因此,烹调蔬菜的时候要用急火快炒。同时为了尽量减少维生素C同空气接触后遭到破坏的概率,应该在炒菜时加盖锅盖。做菜汤时,水沸后再放菜,过早放菜会减少维生素C的损失。

● 科学储存

冬季,保存蔬菜要把握住适当温度,蔬菜受冷会被冻坏,而受热又会萎缩,这样的情况都会影响到蔬菜内维生素的含量。比如,菠菜在室温16~25℃的时候,3天的时间,其所含维生素C及B族维生素的损失就会高达85%以上;而胡萝卜素也会损失25%左右,但是它在0~3℃的条件下,则损失甚微。因此,蔬菜应该在阴凉通风、温度较低的地方储存。

冬季护肤宜选食物

项 目	典型代表	功 效
富含维生素A的食物	韭菜、油菜、菠菜、甘薯、萝卜、虾、蛋黄等	防止干涩、粗糙和出现皱纹
富含B族维生素的食物	花生、糙米、麦麸、豆类	平展皱纹，防止脂溢性皮炎
富含尼克酸较多的食物	瘦肉、鸡蛋、豆类、花生、绿叶	预防癞皮病
富含维生素C的食物	枣、山楂、橘子、橙子等	防止皮肤发生出血性紫癜

菌类食品宜冬季养生

名称	性味	主 治	功 效
蘑菇	性平味甘	白细胞减少症和传染性肝炎、降低血糖	补脾益气、润燥化痰、健胃平
香菇	性平味甘	抗癌	补气健脾、和胃益肾
黑木耳	性平味甘	痔疮出血、血痢、便血、崩中漏	清肺益气、活血、益胃、润燥、滋补强身
银耳	性平味甘	神经衰弱、失眠、心悸、身体虚弱、高血压和动脉硬化	润肺化痰、养阴生津

冬季食粥攻略

名称	材 料	功 效
二乳粥	250克鲜牛奶+120克鲜羊奶+90克粳米+适量白糖	补虚损、润五脏
鸡汁粥	1只母鸡+100克粳米+少许精盐	滋补气血、安养五脏
核桃粥	30克核桃仁+适量大米	补益身体
栗子粥	250克粳米+50克栗子	养胃补肾、壮腰膝、强筋骨

DIERZHANG

第二章

节气养生

本章主要讲述的是顺应二十四节气而养生：我们将二十四节气的特点和该阶段的易发病与临床相结合，为读者提炼出了不同时期的养生重点；不仅如此，我们还介绍了二十四节气的传统民俗，让读者在各个节气不仅可以进行身体养生，还可以进行精神调养。

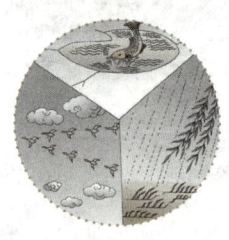

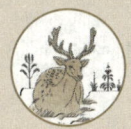

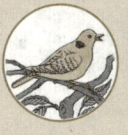

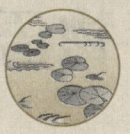

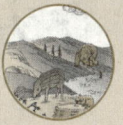

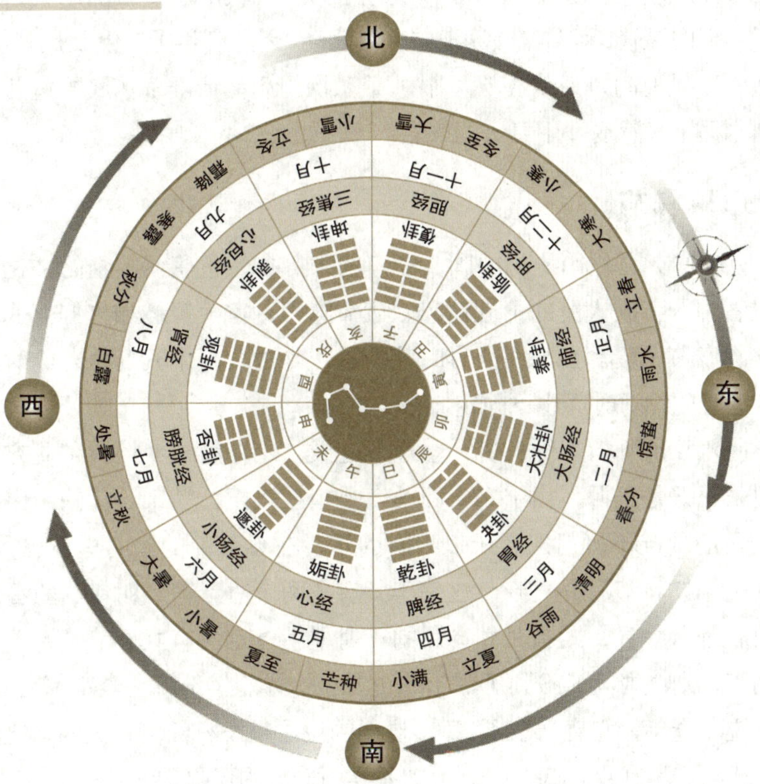
北
东
南
西
大雪
冬至
小寒
大寒
立春
雨水
惊蛰
春分
清明
谷雨
立夏
小满
芒种
夏至
小暑
大暑
立秋
处暑
白露
秋分
寒露
霜降
立冬
小雪
十一月
十二月
正月
二月
三月
四月
五月
六月
七月
八月
九月
十月
胆经
肝经
肺经
大肠经
胃经
脾经
心经
小肠经
膀胱经
肾经
心包经
三焦经
复卦
临卦
泰卦
大壮卦
夬卦
乾卦
姤卦
遁卦
否卦
观卦
剥卦
坤卦
子
丑
寅
卯
辰
巳
午
未
申
酉
戌
亥

015 立春物语（2月3日~5日）

立春节气的十五天分为三候，"初候东风解冻，二候蛰虫始振，三候鱼陟负冰"。由这三候的名称我们就可以非常很清楚地看到立春的季节变化特征—刚刚告别了寒冷的冬天。

● 立春的气候特征

关于初候，许多文人在其诗词中都有提及，唐朝大诗人李白"春风吹破琉璃瓦"的诗句，更精彩、更夸张地形容了春风的力度，"二月春风似剪刀"也将春风的作用表现得淋漓尽致。春风吹绿了万物，吹醒了冬眠的动物，它们因感受到了春天的温暖，而蠢蠢欲动地向外界活动，因此产生了二候便是"蛰虫始振"的说法。三候说的是潜伏在深水中过冬动物的活动情况：水底的鱼儿迫不及待地要到水面上来感受一下春天的气息。

● 立春与春节

在有着悠久文化历史的中国，新年的来历自然也蕴涵丰富的文化底蕴，它是凝聚着中国各族人民的伦理情感、生命意识、审美情趣和信仰等的一些特殊的文化。春节一般都会赶在立春时节，这正是数九天中五九六九的时候，所以春节和立春的相对时间也不固定。

依据北斗星所指方位来讲，立春节这天，北斗星的斗柄指东北方，这时对应的月份正好是正月。由于二十四节气是根据太阳公转来计算的，因此与农历闰月闰日的情况不好对应，所以，有的年份在春节前的腊月里就已经立春了，然后加上年初春节后的立春，这一年就有了两个立春节，叫作"两春夹一冬"。在腊月就进入立春，则腊月立春后的正月里就肯定没有立春节了，倘若赶上闰月或闰年，则立春就又推到了明年的正月。这样的年份就会全年都无立春节气。民间传说"全年无立春光景不好"，这样的说法是没有任何根据的，这只是公历计算方式与农历计算方式在排列上的差异而造成的现象。

围绕一个春字引出了诸多的文化内涵，这是勤劳智慧的人们对美好生活的企盼和装点，于是，人们在平静的生活中增添了更多乐趣，同时也增加了文化色彩，使生活更加有滋有味。

立春

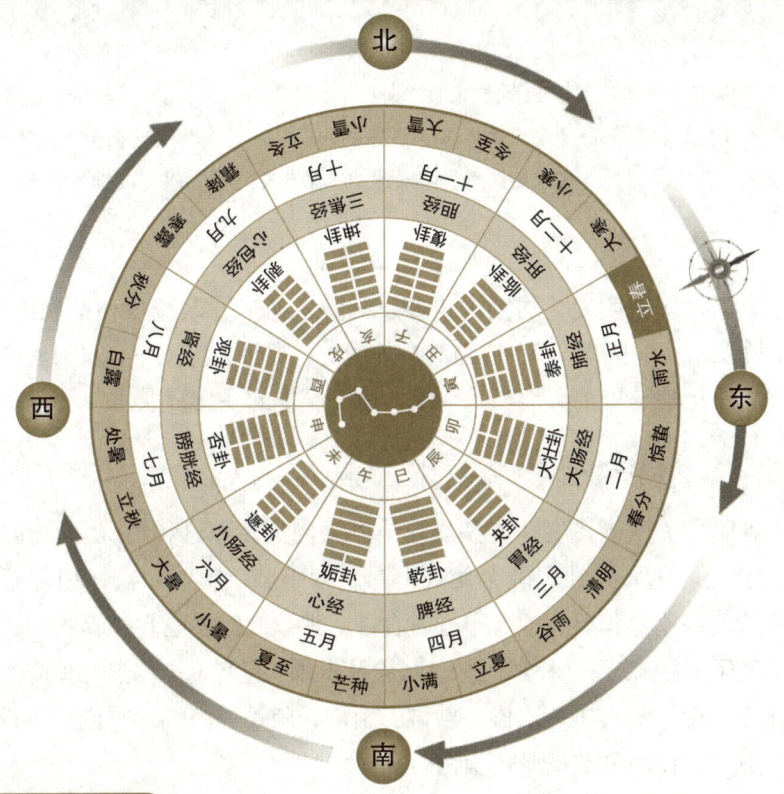

立春季节特征

　　立春节气的十五天分为三候，"初候东风解冻，二候蛰虫始振，三候鱼陟负冰"。由这三候的名称我们就可以非常清楚地看到立春的季节变化特征——刚刚告别了寒冷的冬天。

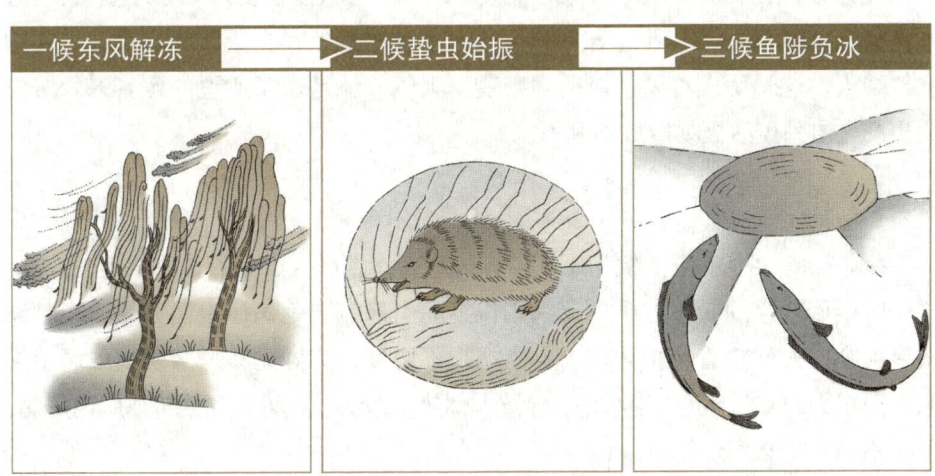

016 立春冬虽尽，要防倒春寒

立春时节，最容易遇上倒春寒，此时养生应以防风御寒为要务，"阴冷莫过倒春寒，预防疾病放在先"说的就是比冬天的冷风还厉害的倒春寒。首先我们要在穿衣上捂得严实点，俗话说的"春捂秋冻"就是这个意思。如果逞能抖派头，就可能是"英雄"三五天，难受半个月。

立春后，阳气生发，居室内也要及时除尘通风，以减少和抑制病菌存活和繁殖，降低流行病的发病率；适当的户外锻炼，呼吸新鲜空气，可改善心肺功能，促进身体更迅速、更准确地调节体温，适应春季的多变气候。

● 立春多食平性食物

立春时节的气候多变，易使人形成肝火内郁。在这种情况下，养生的重点可在饮食上。比如温补可能会使人内热上行心肺，脸红口渴，引起感冒发热。因为食物有寒、热、温、凉、平五种食性。建议此时多吃平性食物，比如萝卜、白菜、莲藕、银耳、百合和其他绿色蔬菜及水果，有利于清内热。慎吃温性食物，比如木瓜、南瓜、大枣、鸡肉、辣椒、山楂、茴香、海虾、羊肉、牛骨、海参、鹿肉、鲢鱼、白酒等都是温热食物。

● 谨防"倒春寒"

倒春寒是指初春（一般指3月）气温回升较快，而在春季后期（一般指4月或5月）气温较正常年份偏低的天气现象。初春气候多变，如果冷空气较强，可使气温猛降至10℃以下，甚至雨雪天气。此时经常是白天阳光和煦，早晚却寒气袭人，这种使人难以适应的"善变"天气，就是通常所说的倒春寒。对农业生产和居民生活极易造成不利影响。

● 春装指南

春季着装，务必谨记"春捂秋冻"。春天风大，温度偏低，人的体温很容易散失，这个时候倘若穿的衣服过于单薄，则很容易引起感冒等病症；而如果这个时候气温偏高，人们穿着又相对较少，则切记不要到阴凉处尤其是背阴地或洞中乘凉，以防因皮肤的毛孔快速收缩，导致人体热量散失，从而造成关节或肌肉疼痛，引起不必要的麻烦。

四时痹病的发生

痹病是由于外邪入侵所致,它们在不同季节侵入人体的皮毛、血脉、肉、筋、骨等不同部位,引起不同部位发生痹病。立春时节遇到"倒春寒",而没有采取保暖措施,是最容易遇到风邪、寒邪和湿邪的侵害,所以我们务必要谨记"春捂秋冻"的养生原则。

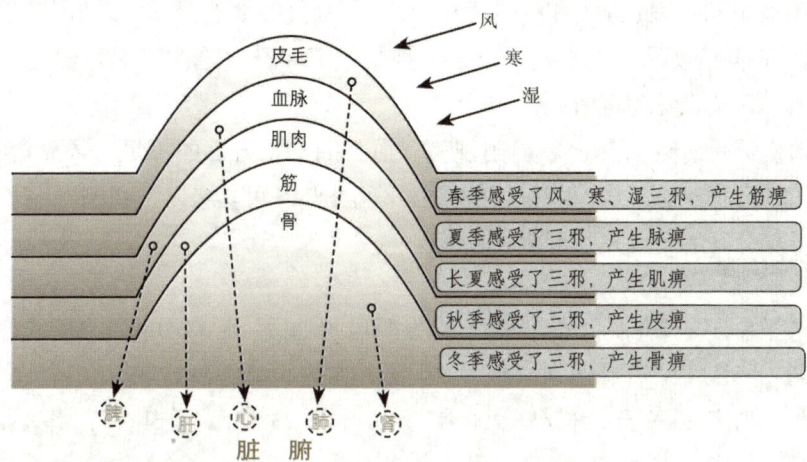

倒春寒易患病人群

当遇上"倒春寒",三类人应特别注意。首先是患有高血压、心脏病的人,倒春寒可使高血压病人发生脑卒中(即中风),诱发心绞痛或心肌梗死。第二类人是儿童,此时儿童极易感染百日咳、猩红热、感冒等疾病。第三类人是体质虚弱和免疫力低下者,在冬去春来时,不要急于脱掉冬装,建议多捂一段时间来缓慢调整身体的阴阳平衡,适应新的气候条件。

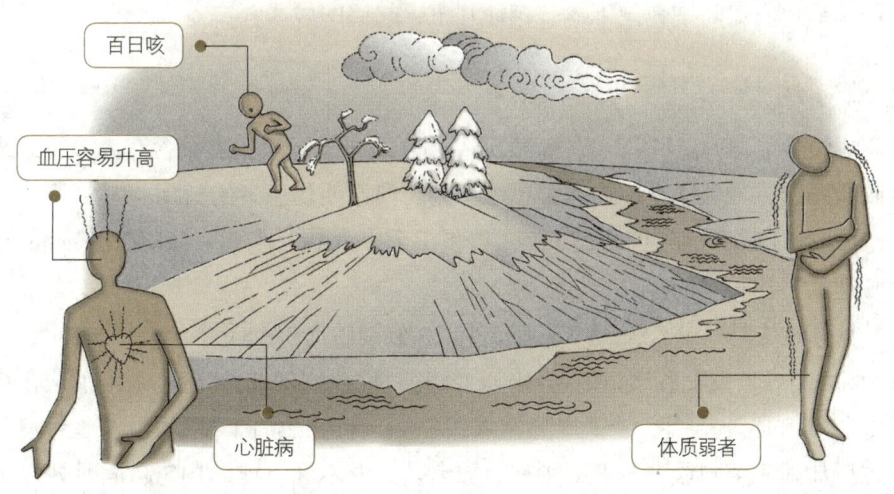

017 立春养生的药膳食疗方

饮食调理作为节气养生的重要途径,对身体的健康至关重要。

立春时节的饮食宜甜少酸。因为酸味入肝,具收敛之性,对阳气的生发和肝气的疏泄不利。在调养上投其脏腑所好,可有目的地选择一些疏肝理气、柔肝养肝的草药和食品,如枸杞、丹参、延胡索等草药,选配辛温发散的大枣、豆豉、葱、香菜、花生等食品。

药膳食疗是针对人体已明显出现气、血、阴、阳方面的不足,依靠食补已不能纠正其亏损时,在中医指导下施以甘平的补药。可参考以下两例。

● 食疗药膳一

首乌肝片,具有补肝肾、益精血、乌发明目的功效。配料中的首乌既能保肝,又可降脂、降压;木耳有通利血脉之效,无病常吃也能健身益寿。

可取首乌液20毫升,鲜猪肝250克,水发木耳25克,青菜叶少许,绍酒、醋、盐、淀粉、鲜汤、酱油、葱、姜、蒜、油各适量。

具体做法是,首乌煎汤浓缩,取20毫升药液备用,猪肝剔筋洗净切片,葱、姜、蒜洗净,葱姜切丝,蒜切片,青菜洗净控干。将猪肝片放入首乌汁内浸蘸(取一半首乌汁),加少许食盐,放适量淀粉搅拌均匀,另把剩余的首乌汁、酱油、绍酒、醋、湿淀粉和鲜汤兑成汤汁。炒锅置大火上烧热入油,待油热放入拌好的猪肝片滑透,用漏勺沥去余油,锅内剩少量油,下入蒜片、姜丝略煸出香味下猪肝、水发木耳,爆炒数分钟,将青菜叶入锅翻炒数次,八成熟时倒入汤汁炒拌均匀,出锅前把葱丝下锅,翻炒几下,起锅即成。

● 食疗药膳二

虾仁韭菜,具有补肾阳、固肾气、通乳汁的功效。配料中韭菜含有大量粗纤维,能刺激肠壁,增强蠕动,这道菜也可作为习惯性便秘患者的膳食。

可取虾仁30克,韭菜250克,鸡蛋1个,食盐、酱油、淀粉、植物油、麻油各适量。

具体做法是,虾仁洗净水发胀,约20分钟后捞出沥干水分待用;韭菜择洗干净,切3厘米长段备用;鸡蛋打破盛入碗内,搅拌均匀加入淀粉、麻油调成蛋糊,把虾仁倒入拌匀待用。炒锅烧热倒入植物油,待油热后下虾仁翻炒,蛋糊凝住虾仁后放入韭菜同炒,待韭菜炒熟,放食盐、淋麻油,搅拌均匀起锅即可。

立春时令食物排行榜

立春时令食物排行榜

食物排行榜	①	②	③	④	⑤
食物名称	韭菜	萝卜	黄豆芽	菠菜	蒜
食物的五色	绿色	白色	黄色	绿色	白色
食物的五味	味甘	味辛、甘	味甘	味甘辛	味辛辣
食物的性质	性温	性平	性微寒	性凉	性温
食物的功效	补肾温阳、益肝健胃	消积滞、化痰清热、下气宽中、解毒	清热利湿、消肿除痹	通血脉，开胸膈，下气调中，止渴润燥	解滞气、暖脾胃、解毒杀虫、痢疾、百日咳
营养食谱	韭菜炒鸡蛋	白萝卜煲羊腩汤	素炒黄豆芽	肉茸菠菜	蒜蓉娃娃菜
搭配禁忌	忌与白酒同食	忌与胡萝卜、橘子同食	不宜与猪肝同食	不宜与豆腐同食	忌与鸡肉同食
不适合人群	扁桃体炎和中耳炎者	脾胃虚寒者、慢性胃炎、胃溃疡患者	腹泻、脾胃虚寒者	脾虚便溏者	眼睛患有疾病者

019 雨水物语（2月18日~20日）

雨水节是立春后的第二个节气。公历每年2月18至20日，即正月的下旬为雨水节气，雨水，"斗指寅为雨水，东风解冻，冰雪皆散而为水，化而为雨，故名雨水"。

古时候人们将一年分为二十四节气是按照圭表测日影的方法计算出来的。这一天太阳的运行位置在黄经330度，影长为古尺九尺一寸六分，相当于今天的2.05米。夜晚观测，北斗星的斗柄指向东北方向，也就是寅的方位，农历叫正月、寅月、元月。十二消息卦为泰卦，卦象为上三阴下三阳，表示自冬至一阳生开始，现在已进入阴阳数量相等的时候了。

● 雨水季节特征

雨水节正是数九天"七九河开，八九雁来"的阶段，这时的冰河由南向北逐渐开化，我国大部分地区的气温回升到了0℃以上，河水解冻，河里的鱼浮出水面活动，于是相应产生了"初候獭祭鱼"的说法；冬天寒冷的北方没有适合大雁生长的温度，到了这个时候气温回升，"二候候雁北"，大雁因气候的变暖而成群结队飞回北方的栖息地了；"三候草木萌动"，春雨滋润大地，各种草木开始萌发新芽了，形成生机勃勃之势。这三候的说法将雨水节的各方面形象地表现了出来。雨水节期间地区不同各地的温度也就不一样，在北方有时还有降雪出现。同时伴随着雨水二十四番花信风中，菜花、杏花和望春花也相继开放，使春天更加美丽。

● 雨水时节春雨贵

我国是农业大国，尤其是在古代农耕文明的时代，人们的种植劳作只能靠天吃饭，"春雨贵如油""肥不过春雨"的形容是再恰当不过了。此时是庄稼开始生长的时期，需要充足的雨水来滋润庄稼，于是春雨就显得尤为可贵。在我国流传下来的绘画艺术中就有这些活动的详细记载，真实地再现了那个时代人们祈求神灵庇佑或降雨的全过程。这些记载是我们了解先人活动的最具意义的历史资料。现在科技进步了，人们不再只是信仰神灵，而是更多地付诸于实际行动，比如用开渠引水、修筑水库等一些方法来克服自然带来的灾难，使庄稼更好地生长。

雨水

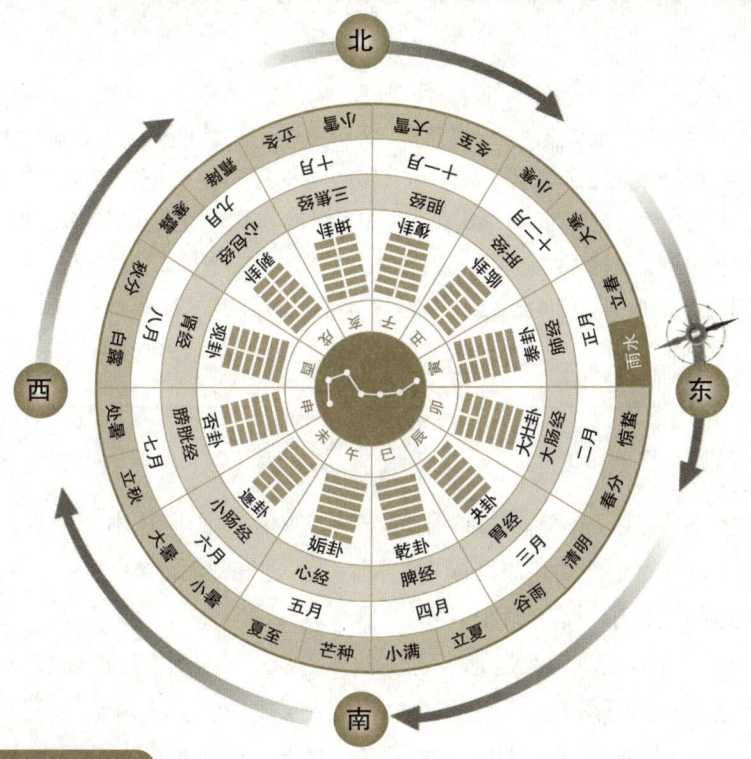

雨水季节特征

雨水节正是数九天"七九河开，八九雁来"的阶段，这时的冰河由南向北逐渐开化，我国大部分地区的气温回升到了0℃以上，河水解冻，河里的鱼浮出水面活动，于是相应产生了"初候獭祭鱼"的说法；"二候候雁北"，大雁因气候的变暖而成群结队飞回北方的栖息地了；"三候草木萌动"，春雨滋润大地，各种草木开始萌发新芽了，形成生机勃勃之势。这三候的说法将雨水节的各方面形象地表现了出来。

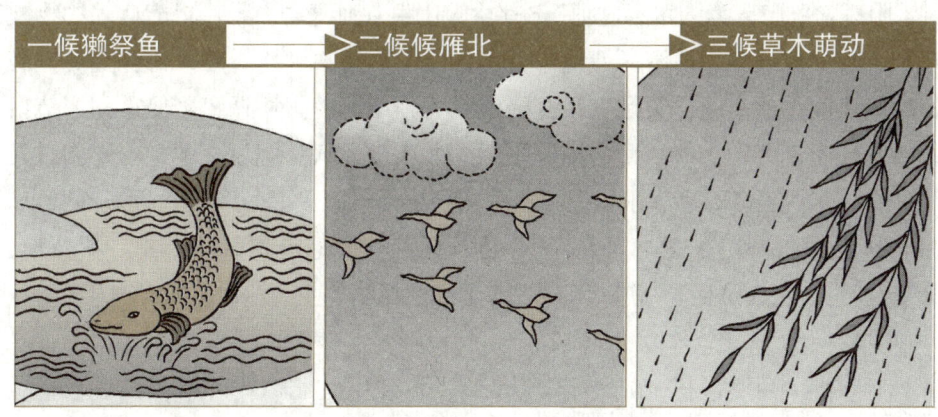

020 雨水来临时，脾胃养护正当时

"立春天渐暖，雨水送肥忙。"对农民来说，雨水是小春管理、大春备耕的关键时期，而对此时的养生来说，最重要的是调养脾胃。因为脾胃历来被视为"后天之本""气血生化之源"，是决定人之健康长寿的重要基础。明代医家张景岳提出："土气为万物之源，胃气为养生之主。胃强则强，胃弱则弱，有胃则生，无胃则死，是以养生必当以脾胃为先。"（在五行与五脏的关系中，五行中的土对应于五脏中的脾）又有："养脾者，养气也，养气者，养生之要也。"可见，脾胃功能健全，则人体营养得到充分的利用、身体健康，反之营养缺乏，体质也由此而下降。

● 雨水莫忘养脾胃

春天之肝木何以与脾土相关？五行学说在中医学的应用中，以五行的特性来说明人体五脏的生理功能。肝属木，木性可曲可直，条顺畅达，有生发的特性，故肝喜条达而恶抑郁，有疏泄的功能。脾（胃）属土，土性敦厚，有生化万物的特性，脾又有消化水谷，运送精微，营养五脏、六腑、四肢百骸之功效，为气血生化之源。其五脏在生理上相互联系，在病理上相互影响。在五行相生相克关系传变中，木旺乘土，即肝木过旺克伐脾土，也就是说由于肝木疏泄太过，则脾胃因之而气虚，若肝气郁结太甚，则脾胃因之而气滞，两者皆肝木克脾土也。《难经》称为"逆传"即肝病传脾。所以，雨水养生中既要注意春季阳气生发的特点，扶助阳气，又要避免伤及脾胃。

● 养脾胃不生病

中医学称脾胃为"水谷之海"，有益气化生营血之功。人体机能活动的物质基础，营卫、气血、津液、精髓等，都化生于脾胃，脾胃健旺，化源充足，脏腑功能才能强盛；脾胃又是气机升降运动的枢纽，脾胃协调，可促进和调节机体新陈代谢，保证生命活动的协调平衡。而人身元气是健康之本，脾胃则是元气之本。元代著名医家李东垣提出：脾胃伤则元气衰，元气衰则人折寿的观点。在他的《脾胃论》中："真气又名元气，乃先身生之精气，非胃气不能滋。"并指出："内伤脾胃，百病丛生"，说明脾胃虚弱是滋生百病的主要原因。

胃是五脏精气衰、旺的根本

人体要靠五脏之气营养全身，但五脏之气必须依靠胃气才能运营。如果胃气不能与脏气一并运行，呈现出真脏脉，人就会死亡。

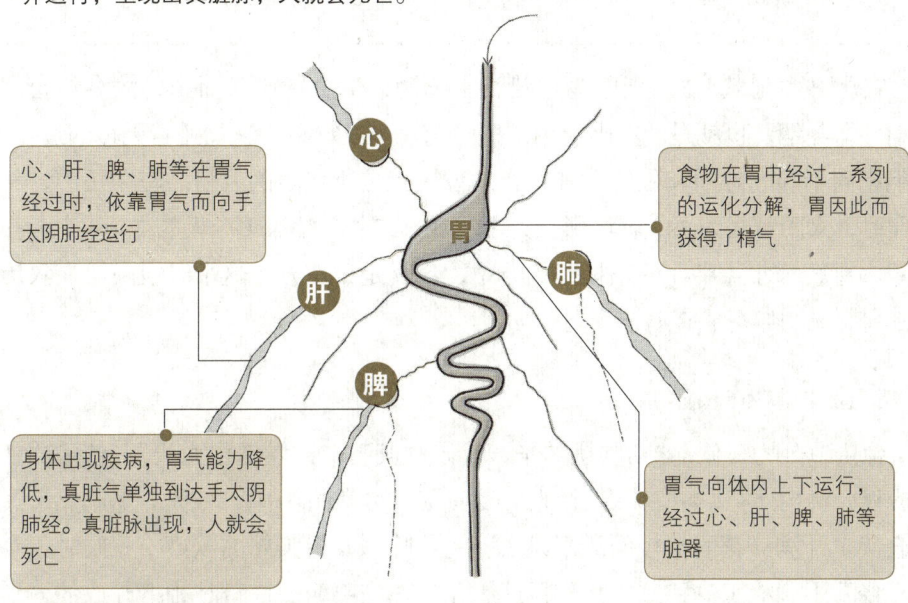

心、肝、脾、肺等在胃气经过时，依靠胃气而向手太阴肺经运行

食物在胃中经过一系列的运化分解，胃因此而获得了精气

身体出现疾病，胃气能力降低，真脏气单独到达手太阴肺经。真脏脉出现，人就会死亡

胃气向体内上下运行，经过心、肝、脾、肺等脏器

雨水需养脾胃

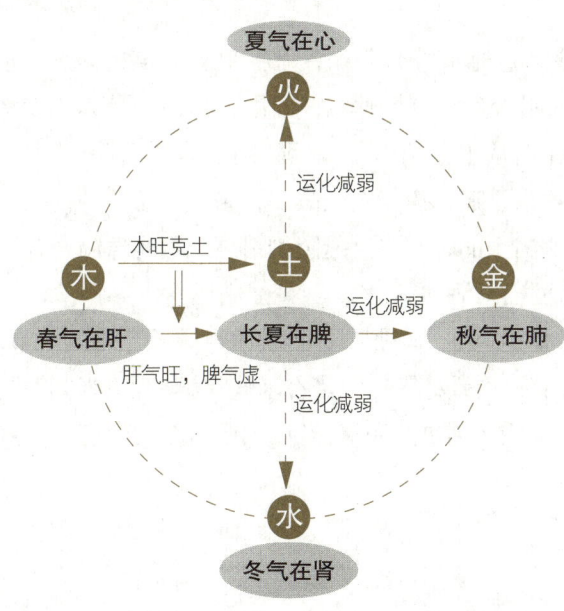

从五行和人体五脏的关系看，肝属木，木性可曲可直，条顺畅达，有生发的特性，有疏泄的功能。脾属土，土性敦厚，有生化万物的特性，脾又有消化水谷，运送精微，营养五脏、六腑之功效，为气血生化之源。在五行相生相克关系传变中，木旺乘土，即肝木过旺克伐脾土，也就是说由于肝木疏泄太过，则脾胃因之而气虚，若肝气郁结太甚，则脾胃因之而气滞，两者皆肝木克脾土也。所以，雨水养生中既要注意春季阳气生发的特点，又要避免伤及脾胃。

021 惊蛰物语（3月5日~7日）

惊蛰，一年中的第三个节气，在每年公历3月5日至7日，即农历二月上旬。

农历书中记载："斗指卯为惊蛰，雷鸣动，蛰虫皆震起而出，故名惊蛰。"所谓斗即斗纲，也就是北斗七星中的魁、衡、勺三颗星。它们随着天体的运行，斗纲指向不同的方向和位置，其所指的位置就是所代表的月份。在阳历中，斗指卯时，太阳黄经为345度。影长为古尺八尺二寸，相当于今天的2.018米。夜晚观察星辰，北斗星斗柄正指卯的方位，也就是正东方。这个时段一般在农历的二月，又叫卯月、杏月、令月、如月。

● 惊蛰季节特征

惊蛰节分为三候。"初候桃始华，二候仓庚鸣，三候鹰化为鸠"，惊蛰的初候应满园桃树开花，如霞似锦，让人沉浸在无尽的美景之中；二候是指黄鹂鸟（又叫仓庚）开满鲜花的树枝间跳来跳去，鸟儿啼叫好像美妙的歌声；三候时天空中已经看不到雄鹰的踪迹，我们只能看见斑鸠在鸣叫。惊蛰时相继开放的分别是二十四番花信风中的桃花和蔷薇花。

● 惊蛰闻雷收成好

惊蛰是一个表述物候的节令，这时节春光明媚，万象更新，生机盎然；蛰是藏的意思，动物钻进土里冬眠叫入蛰。惊蛰时节，春雷乍响，于是人们就认为冬眠于地下的虫子受到了惊吓而从土中钻出，开始新的一年的活动。《月令七十二候集解》云："二月节万物出于震，震为雷，故曰惊蛰，是蛰虫惊而出走矣。"但是事实上使冬眠动物苏醒出土的，并不是隆隆的雷声，而是气温回升到一定程度，使它们适宜活动，从而出来活动。

惊蛰时节，我国有些地区已是桃花红、李花白，黄莺鸣叫、燕飞来的时节，大部分地区都已进入春耕季节。有谚语云："雷打惊蛰谷米贱，惊蛰闻雷米如泥"。这是说惊蛰日或惊蛰日后听到雷声是正常的，证明当年风调雨顺，会有一个好收成。

惊蛰

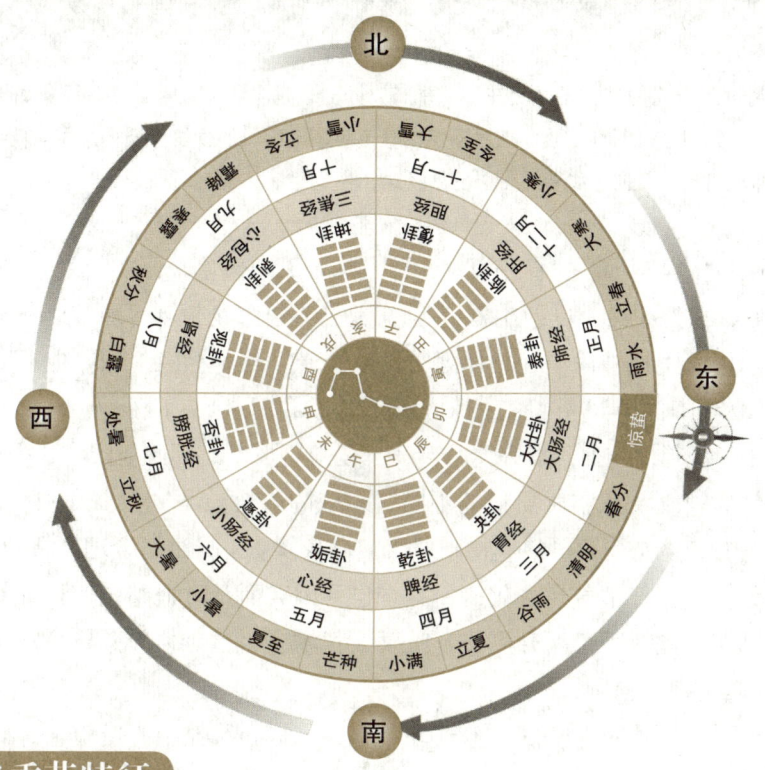

惊蛰季节特征

惊蛰节分为三候。"初候桃始华，二候仓庚鸣，三候鹰化为鸠"，惊蛰的初候应满园桃树开花，如霞似锦，让人沉浸在无尽的美景之中；二候是指黄鹂鸟（又叫仓庚），这时它在开满鲜花的树枝间跳来跳去，鸟儿啼叫好像美妙的歌声；三候时天空中已经看不到雄鹰的踪迹，我们只能看见斑鸠在鸣叫。

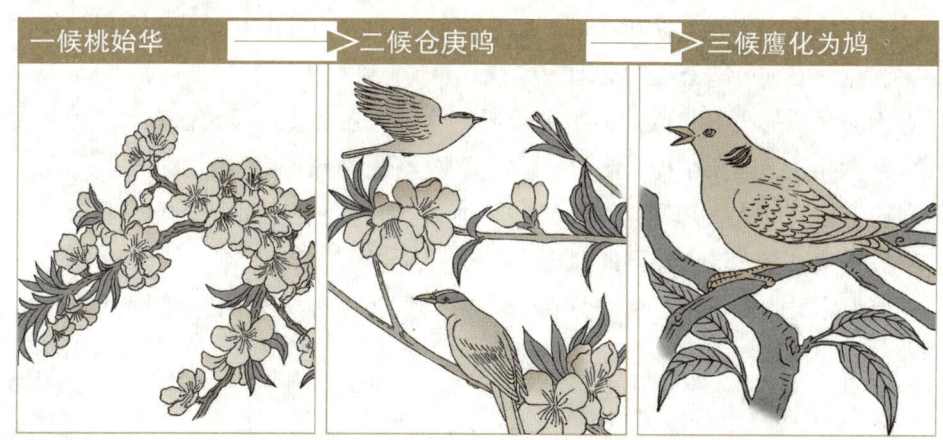

一候桃始华 → 二候仓庚鸣 → 三候鹰化为鸠

022 惊蛰时节重在护养肝气

惊蛰过后万物复苏，是春暖花开的季节，同时也是各种病毒和细菌活跃的季节。惊蛰时节人体的肝阳之气渐升，阴血相对不足，养生应顺应阳气的生发、万物始生的特点，使自身的精神、情志、气血也如春日一样舒展畅达，生机盎然。

《黄帝内经》中说："春三月，此谓发陈。天地俱生，万物以荣。夜卧早行，广步于庭，披发缓行，以便生志。"意思是，春季万物复苏，应该早睡早起，散步缓行，可以使精神愉悦、身体健康。由于春季与肝相应，如养生不当则可伤肝。现代流行病学调查亦证实，惊蛰属肝病的高发季节。此外，诸如流感、水痘、带状疱疹、流行性出血热等在这一节气都易流行爆发，因此要严防此类疾病。

各节气的气温和空气质量的不同，相应的就会有不同的养生方法。所以，惊蛰节气的养生也要根据自然物候现象，自身体质差异进行合理的精神、起居、饮食的调养。自然节气是变化的，养生也要因其而及时调整，惊蛰时节，养好三焦护肝胆，此时节气温升温快、雷雨天气增多、自身体质差异等特点，可参考以下方面的养生说明。

对于不同体质的人来说，节气时令的变化常导致养生的措施也有具体的差异。每个人的身体素质是不一样的，由于人体先天的基础条件有差异，另外又受制于后天多种因素的影响，在其生长发育和衰老过程中，形成了不同的心理、生理功能上的相对稳定的某种特征，这种特征往往又决定着机体对某些致病因素的易感性和病变过程中的倾向性，因此在养生中要因人而异，不能一概而论。惊蛰节气里，养生的重点可关注在以下四种体质。

阴虚体质的人容易阴虚火旺，着重在调养肝肾，可进行食补，选择清淡的食品食用，参加一些舒缓的运动锻炼。

阳虚体质的人对气候适应能力较弱，建议加强饮食调节和体育锻炼，多食用补阳食品，多晒太阳提升阳气，以提高身体免疫能力。

痰湿体质的人，随着雨水惊蛰后阴雨天气增多，应特别防止湿邪侵袭，多吃一些化痰祛湿、健脾利湿的食物。

血瘀体质的人要注意精神调节，保持乐观心境，最好食用舒血化瘀的食物。

惊蛰重在养肝

惊蛰过后万物复苏，是春暖花开的季节，同时也是各种病毒和细菌活跃的季节。惊蛰时节人体的肝阳之气渐升，阴血相对不足，养生应顺乎阳气的生发、万物始生的特点，使自身的精神、情志、气血也如春日一样舒展畅达，生机盎然。

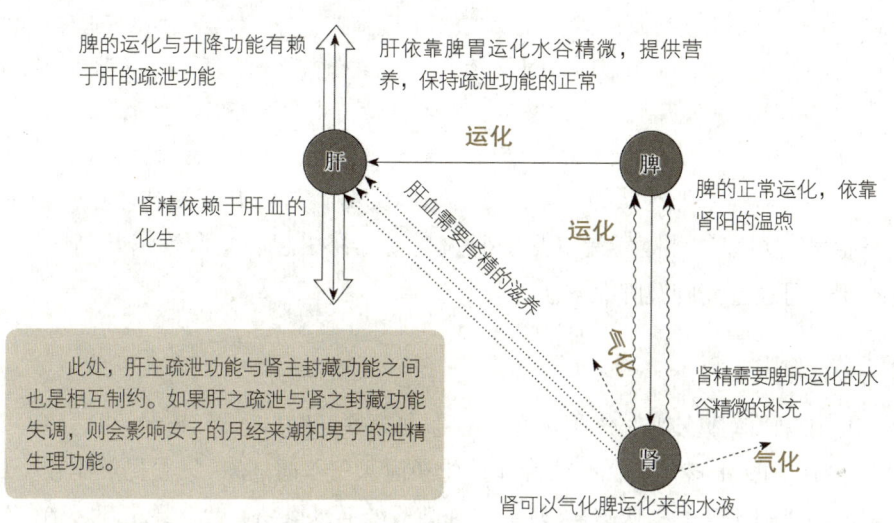

此处，肝主疏泄功能与肾主封藏功能之间也是相互制约。如果肝之疏泄与肾之封藏功能失调，则会影响女子的月经来潮和男子的泄精生理功能。

惊蛰要注重四种体质的养生

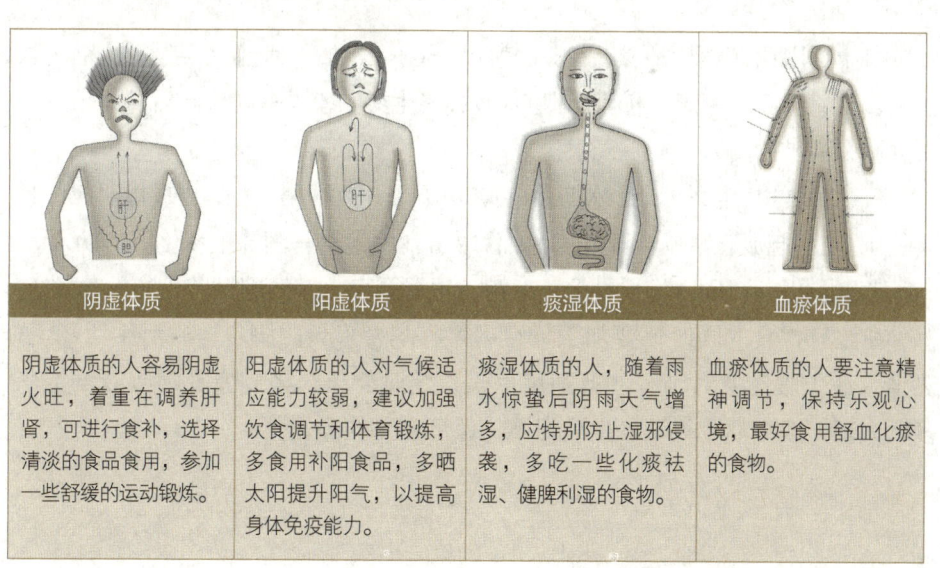

阴虚体质	阳虚体质	痰湿体质	血瘀体质
阴虚体质的人容易阴虚火旺，着重在调养肝肾，可进行食补，选择清淡的食品食用，参加一些舒缓的运动锻炼。	阳虚体质的人对气候适应能力较弱，建议加强饮食调节和体育锻炼，多食用补阳食品，多晒太阳提升阳气，以提高身体免疫能力。	痰湿体质的人，随着雨水惊蛰后阴雨天气增多，应特别防止湿邪侵袭，多吃一些化痰祛湿、健脾利湿的食物。	血瘀体质的人要注意精神调节，保持乐观心境，最好食用舒血化瘀的食物。

023 惊蛰时节的食疗养生

惊蛰多吃甜食少吃酸食对脾胃具有很好的调养功效，中医也指出"春日宜少酸增甘，以养脾气"。由于惊蛰肝气旺，会影响到脾，因此，惊蛰易出现脾胃虚弱的症状；倘若酸味的食物吃多了，则会使肝功能偏亢，所以惊蛰饮食调养，宜选辛、甘温之品，忌酸涩。饮食要讲究清淡，忌油腻、生冷以及刺激性食物。另外，惊蛰是蔬菜的淡季，但野菜和山菜的生长期却往往早于一般蔬菜，并含有丰富的维生素，可采来食用，以补充一般蔬菜的不足。

中医阴阳养生理论认为，春属木，入味为酸，对应五脏为肝，顺应自然界生长生发之规律，此时容易肝风、肝火妄动，易引起心脑血管病及高血压病。此时调肝可通过润肺健脾的方法。

● 惊蛰多吃梨

民间有"惊蛰吃梨"的习俗，就在于梨属寒性、味甘，入肺、胃经，可清热养阴，利咽生津，润肺止咳化痰，而与此同时，惊蛰时天气乍暖还寒，气候仍然比较干燥，很容易使人口干舌燥、咽痛音哑；一些细菌开始活动繁殖，就容易患呼吸道疾病，表现为咳嗽咳痰，梨既可以生津润肺，又可以止咳化痰，且含丰富的果酸、铁质、维生素A等，特别适合此时节食用。

● 梨的三种食用方法

榨汁食用：取生梨，去核，去皮，榨汁后取1杯，加入冰糖10克、胖大海1枚，煮后食用，有润肺生津、利咽开音的功效；将生梨、莲藕一同榨汁后兑蜂蜜饮用，有健脾、润肺的功效。

蒸熟后食用：生梨1个、冰糖10克、川贝母3克。梨去核，川贝母研成细粉、冰糖10克一起放在蒸锅内蒸45分钟后取出食用，具有润肺止咳化痰的功效。

煮水食用：切片后与川贝母、冰糖、银耳同煮，有健脾润肺止咳的功效。

在注意饮食的同时，要加强体育锻炼，配合春天的脚步，激活生活和工作热情，在乍暖还寒时节，注意适度保暖，定时起床，多到室外呼吸新鲜空气，多晒太阳，改变熬夜等不良生活习惯，保证充足的睡眠。

惊蛰时令食物排行榜

惊蛰时令食物排行榜

食物排行榜	1	2	3	4	5
食物名称	菠菜	芦荟	水萝卜	木耳菜	芹菜
食物的五色	绿色	红、黄	红色	绿色	绿色
食物的五味	味甘、辛	味涩	味辛、涩	味甘、酸	味辛、甘
食物的性质	性凉	性温	性寒	性寒	性凉
食物的功效	通血脉，开胸膈，下气调中，止渴润燥	杀菌、抗炎、美容	降低血脂、软化血管、稳定血压	清热、解毒、滑肠、润燥	镇惊安神、养血补虚、降压
营养食谱	菠菜拌藕片	盐水花生芦荟	腌制酱菜	蒜泥木耳菜	芹菜拌干丝
搭配禁忌	忌与豆腐同食	无	忌与人参、西洋参同食	无	忌与虾、醋、黄瓜同食
不适合人群	脾虚便溏者	小儿脾胃虚寒作泻及不思食者	阴盛偏寒体质者、脾胃虚寒者	孕妇	脾胃虚寒、肠滑不固者、血压偏低者

第二章　节气养生

025 春分物语（3月20日~22日）

春分，古时又称为"日中""日夜分""仲春之月"，在每年公历的3月21日前后，农历二月下旬。"春分者，阴阳相伴也。故昼夜均而寒暑平。"一个"分"字指出了昼夜寒暑的界限，农历书中记载："斗指壬为春分，约行周天，南北两半球昼夜均分，又当春之半，故名为春分。"

春分还是春季九十天的中分点，这天太阳处在黄经0度的位置。太阳直射赤道，南、北半球昼夜时间相等。《月令七十二候集解》载"分者半也，此当九十日之半，故谓之分"，从这一天开始，太阳直射的位置渐渐向北方移动，南北半球的昼夜长短也随之发生相应的变化，北半球昼长夜短，南半球夜长昼短。春分节一到，雨水明显的增多，气温相对来说比较稳定，是庄稼生长的好时节。

● 春分季节特征

根据古人的测定标准可以将春分分三候，"初候玄鸟至"，玄鸟就是燕子，属于季节性候鸟，春分时节北方天气变暖，在南方越冬的燕子又飞回北方，衔草含泥筑巢居住，又开始新一年的生活；"二候雷乃发生"，虽说惊蛰有雷声，可是真正多雨的时节是在春分，这个时候天气转暖，雨水增多，空气潮湿，于是有二候"雷乃发生"。"三候始电"，由于雨量渐多，伴随着的是雷声和闪电。这时人们经常可以看见从云间凌空劈下的闪电，并且古代的文人们将这些自然现象想象成有生命的神仙写进了作品中，于是在中国的文学上就出现了风师、雨伯、雷公、电母这些神仙的形象。

● 民俗中的传统节日

春分不仅是二十四节气中的一个节气，还是民间一个独立的传统节日。《礼记》中记载在周代春分这天还是祭日的日子，书中说："春分时'祭日于坛'，此俗历代相传。"这种风俗在清代还流行，据《帝京岁时纪胜》载："春分祭日，秋分祭月，乃国之大典，士民不得擅祀。"

春分

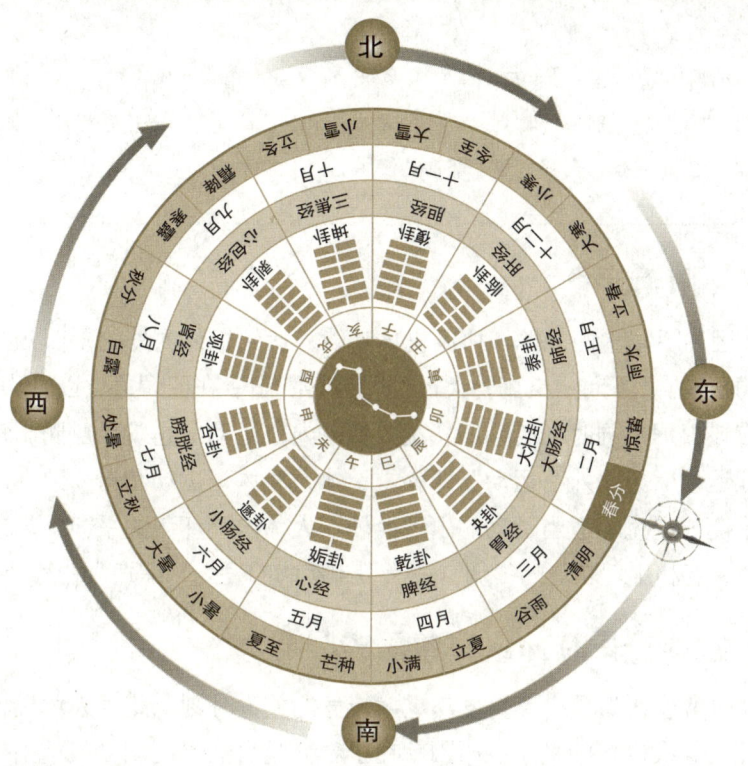

春分季节特征

根据古人的测定标准可以将春分分三候,"初候玄鸟至",玄鸟就是燕子,属于季节性候鸟,春分时节北方天气变暖,在南方越冬的燕子又飞回北方,衔草含泥筑巢居住,又开始新一年的生活;"二候雷乃发生",虽说惊蛰有雷声,可是真正多雨的时节是在春分,这个时候天气转暖,雨水增多,空气潮湿。"三候始电",由于雨量渐多,伴随着的是雷声和闪电。

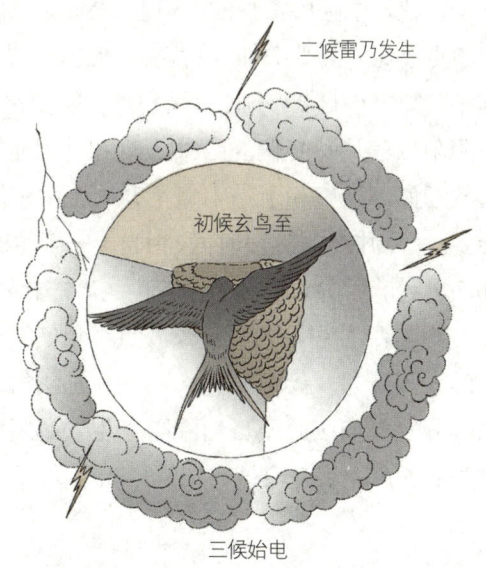

026 春分寒暑定，养阳补阴重平衡

在养生理论中，保持人体的阴阳平衡历来都被视为一条重要法则。春分节气平分了昼夜、寒暑，那么在保健养生时也要特别注意保持人体的阴阳平衡状态。无论在精神、饮食、起居等方面的调摄上，还是在自我保健和药物的使用上莫不如此。

● 养阳补阴重平衡

学会运用阴阳平衡规律，协调机体功能，达到机体内外的平衡状态，是养生保健的根本。《素问·至真要大论》："谨察阴阳所在而调之，以平为期"，是说人体应该根据不同时期的阴阳状况，使"内在运动"也就是脏腑、气血、精气的生理运动，与"外在运动"即脑力、体力和体育运动和谐一致，保持供销关系的平衡。避免不适当运动的出现而破坏人体内外环境的平衡，加速人体某些器官的衰老和生理功能的失调，进而引起疾病的发生，缩短人的寿命。

● 慎避虚邪春分时，重在起居当早起

春分通常被认为是宿疾复发与重病转危的关键时刻。此时人体极容易出现气血紊乱，导致疾病的发生。原因就在于春分是自然界阴阳二气达到平衡、阳气在数量上开始超过阴气的转折时刻。注意防范外邪的侵入以及慢性疾病的复发，也就是中医里常说的"慎避虚邪"。

要做到"慎避虚邪"，就要顺应自然界里的节律。我们把一年四季的变化称作年节律；一日24小时白天和黑夜的变化称作昼夜节律。昼夜节律与年节律都是阴阳二气消长变化的结果，两者有相通之处。一天当中白天阳气旺盛，夜晚阴气旺盛。清晨和上午阳气上升，至中午阳气隆盛达到最高峰，类似于四季的春夏。一天中早晨这段时间，相当于一年中的春季。若将一日24小时分为4等份，那么早晨前后的6小时与一年中的春季相对应。

换句话说就是，每天凌晨3点至上午9点相当于春季。早晨5～7点为卯时，此时太阳升起，天刚放亮，阳气胜过阴气，白天正式开始，此刻相当于一年中的春分。人们应遵循自然界阳气生发的规律，起床开始一天的活动。所以春分时间的6点左右就应该起床。

阴阳之气调和是人体健康之本

在人的身体中，阳主外，开发肌肤腠理；阴主内，游走于六腑，归藏于五脏，帮助身体吸收营养，排出糟粕。

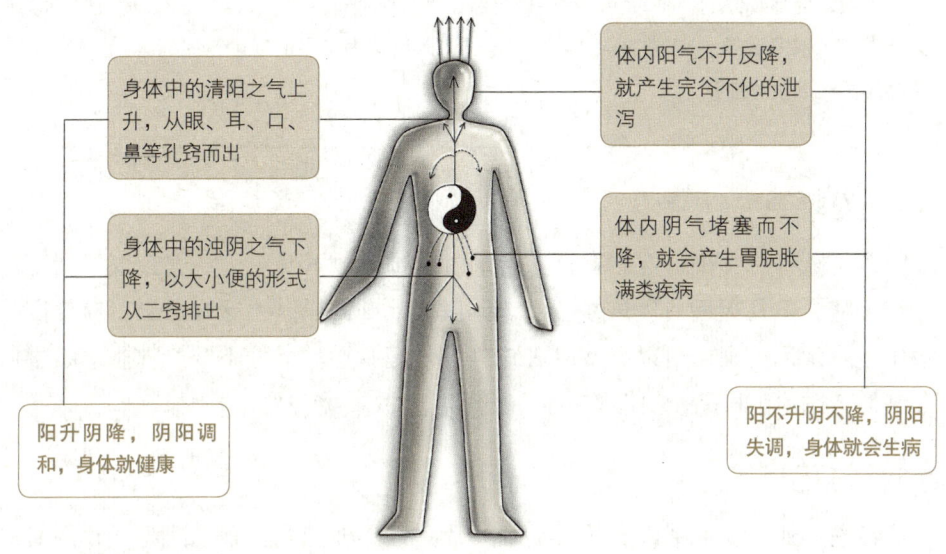

- 身体中的清阳之气上升，从眼、耳、口、鼻等孔窍而出
- 身体中的浊阴之气下降，以大小便的形式从二窍排出
- 体内阳气不升反降，就产生完谷不化的泄泻
- 体内阴气堵塞而不降，就会产生胃脘胀满类疾病
- 阳升阴降，阴阳调和，身体就健康
- 阳不升阴不降，阴阳失调，身体就会生病

雨水需养脾胃

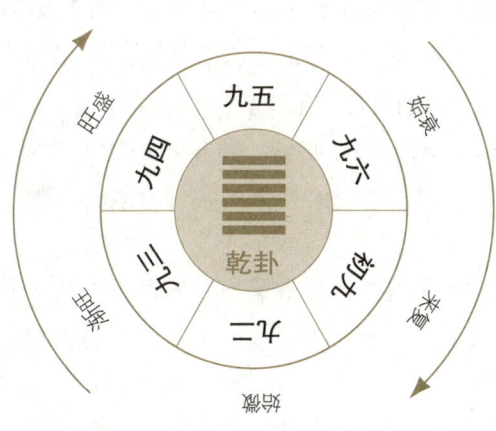

阴阳不是一成不变的，无论是阴还是阳，都是按照"始微—渐盛—旺盛—盛极—始衰—来复"这样一种模式不断的变化。当阳发展到极点必然会向阴的一面转化；同样，当阴发展到极点，也必然会向阳的一面转化。所以，养生必须善于调节自己的七情六欲，并根据寒暑变化调节自己的养生方式，以维持体内的阴阳调和。

027 健身防三毒，饮食要清淡

春分时节，人们大都会选择进行户外健身养生。然而，此时户外养生需防毒。例如，有些人面对姹紫嫣红的花朵，会出现头昏脑涨、咽喉肿痛等症状。这与有些花释放的一种对人体有害的废气有关，它们中有的含有害毒碱，久与花相伴会造成慢性中毒。以下"三毒"值得大家在养生中警惕。

● 一为蜂毒

蜂飞蝶舞、百花争艳的春日，若同时受到 5 只蜜蜂蜇刺，就会发生局部红肿和剧痛，但几天后可以恢复。倘若同时受到 200 只以上蜜蜂蜇刺，就会因呼吸中枢麻痹而死亡。所以，此时去户外参加健身运动最好不要涂抹香水、发胶和其他芳香的化妆品，携带的甜食和含糖饮料也要密封好。

● 二为花毒

春季户外运动，踏青赏花宜动眼不动手，不要随意贪食。因为误食后可导致人体中毒。比如常见的含毒花草有断肠草、杜鹃花、含羞草、夹竹桃、水仙花、一品红、马蹄莲等。

● 三为病毒

春游时，最好穿上长袖衣裤，不要长时间在山林或草丛中躺卧。因为此时是各种病毒性疾病高发期。例如，有一种野鼠类动物，会携带某种流行性出血热病毒，造成病毒性传染病，给野外活动者带来隐患。

在春分时节的饮食策略上，建议不同的年龄段，可根据不同的生理特点，调整相应的饮食结构，补充必要的微量元素，维持体内各种元素的平衡，将会有益于我们身体健康。

医书有云，"当春之时，食味宜减酸易甘，以养脾气，饮酒不可过多，米面团饼不可多食，以免致伤脾胃。"尽量少用补品及补药，清淡爽口的饮食更利于此时养生。病中或病后恢复期的老年人，春季应以清凉、素净、味鲜可口、容易消化的食物为主，可选用大米粥、薏米粥、赤豆粥、莲子粥、黑米粥、青菜泥、肉松等，切忌食用太甜、油炸、油腻、生冷及不易消化的食品，以免损伤脾胃功能。

春分时令食物排行榜

春分时令食物排行榜

食物排行榜	1	2	3	4	5
食物名称	豆芽	香椿	梅子	菠菜	草莓
食物的五色	黄、白	绿色	绿色	绿色	红色
食物的五味	味甘	味苦平	味甘、酸	味甘、辛	味酸、甘
食物的性质	性凉	性凉	性温	性凉	性凉
食物的功效	清热利湿、消肿除痹、减肥	清热解毒、健胃理气、润肤明目、杀虫	敛肺止咳、除烦静心、止痛止血	通血脉，开胸膈，下气调中，止渴，润燥	清暑解热，生津止渴，利尿止泻，利咽止咳
营养食谱	豆芽炒猪肉	香椿拌豆腐	梅子蒸排骨	菠菜猪血汤	草莓蜜蜂羹
搭配禁忌	不宜与猪肝同食	忌与动物肝脏同时食用	忌与鳗鱼同食	忌与豆腐同食	忌与钙剂同食
不适合人群	肾病患者	皮肤过敏、体内阴虚有热者	胃酸过多者、外感咳嗽、湿热泻痢者	脾虚便溏者	痰湿内盛、肠滑便泻者、尿路结石病人

第二章 节气养生

029 清明物语（4月5日~6日）

清明是每年的4月4至6日，即农历三月上旬，在每年的此时万物复苏，春光明媚，一派绿油油的景象，这个时节也正是人们踏青的好时候，此时节的三候为："一候桐始华；二候田鼠化为鴽；三候虹始见。"意思是说清明时先是白桐花开放，接着喜阴的田鼠不见了，全回到了地下的洞中，然后是雨后的天空可以见到彩虹的景象。清明一到，气温升高，是种植庄稼的最好时节，于是就有了"清明前后，点瓜种豆""植树造林，莫过清明"的说法。可见，清明节对于农民来说是一个非常重要的日子，农民可以根据这个节气制订自己的种植计划。除此之外，清明节又是我国的传统节日—祭祀日，在这一天人们对已经去世的人进行祭拜，也就是祭祖和扫墓的日子。扫墓俗称上坟，这是对死者的一种怀念仪式。汉族和一些少数民族大多都是在清明节扫墓。

我们可以知道，清明节既是一种节气，又是一种节日，所以它还拥有节日应有的风俗，并有一定的纪念意义。清明节起源很早，大概在我国周朝就出现了，但是真正成为民俗节日是在唐宋之后，清明在唐宋后具有时令与节日的双重意义，并且其节俗意义日渐增强。

清明季节特征

清明时节的三候为："一候桐始华；二候田鼠化为鴽；三候虹始见。"意思是说清明时先是白桐花开放，接着喜阴的田鼠不见了，全回到了地下的洞中，然后是雨后的天空可以见到彩虹的景象。

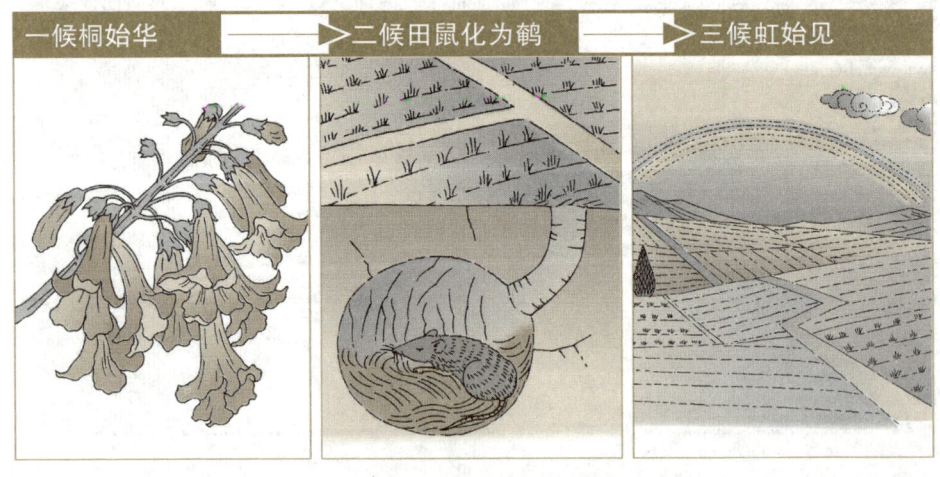

一候桐始华　→　二候田鼠化为鴽　→　三候虹始见

清明

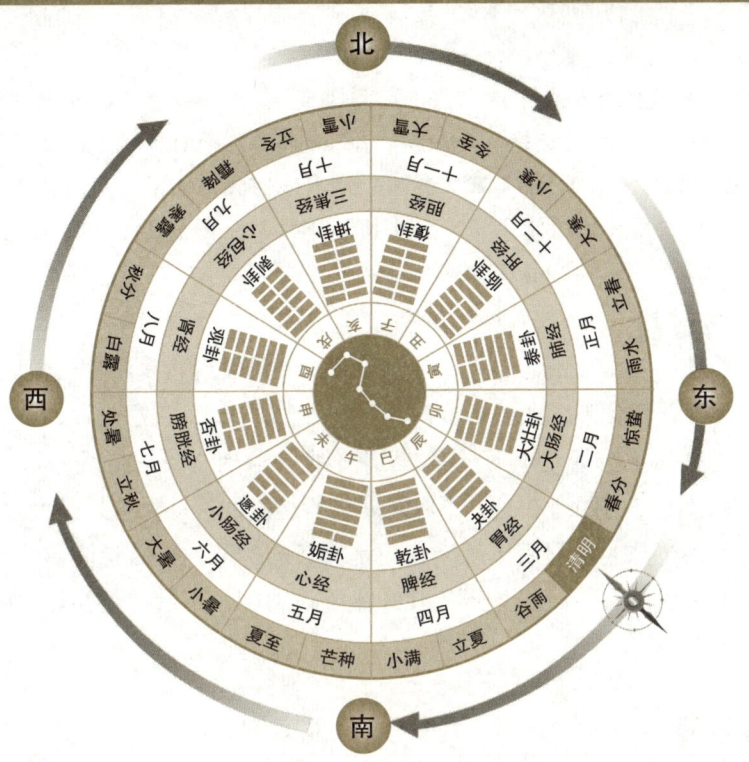

清明节习俗

清明节的习俗是丰富有趣的，除了讲究禁火、扫墓，还有放风筝、荡秋千、蹴鞠、植树等一系列风俗体育活动。

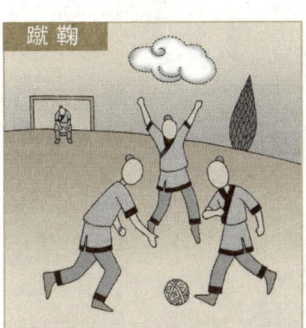

蹴鞠

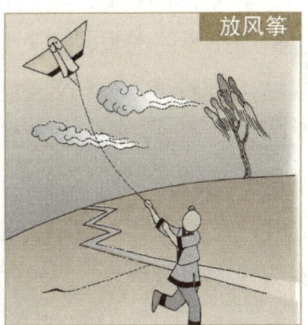

放风筝

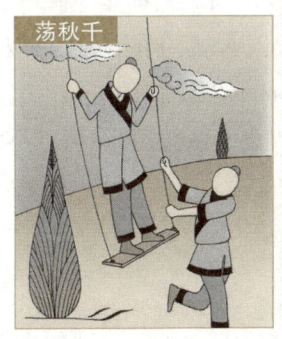

荡秋千

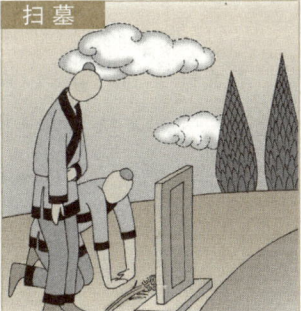

扫墓

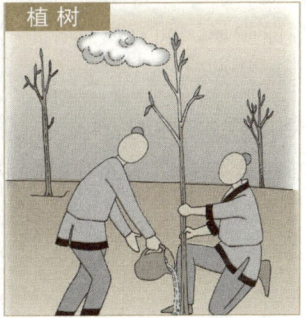

植树

030 清明雨水多，补肝勿过度

清明是一个重要的节气，此节气的养生对身体健康有着重要的意义。此时的天气，基本上不会再有寒流出现了。但是，多雨是这一季节的特点，所以说气温会随着降雨而降低，雨过天晴后，气温又会不断升高。在八卦中，此时夬卦，卦象中五阳一阴，可见阳气已十分充足。有道是"物极必反，否极泰来"，在此节气中不可对肝脏进补。

● 补肝勿过度

古人所谓："食酸咸甜苦，即不得过分食。春不食肝，夏不食心，秋不食肺，冬不食肾，四季不食脾，如能不食，此五脏万顺天理。"意思是说，养生中对五脏的食物进补不可过度。其中所说的"四季不食脾"，指的便是农历一年中的三月、六月、九月及十二月四个季月，不应对脾进行过度的进补，这只是大致的说法，精确地说，每个季月的最后十八天，才是脾旺的时节，所以说清明节气中尽管处于四月，但肝脏在此时仍处于极其旺盛的状态中，所以避免补肝过度才是此节气养生的重点。

● 谨防高血压

肝属木，木生火，火为心，在此节气中心脏会过于旺盛，所以这一段时间也是高血压的易发期，对此要予以高度的重视。高血压是指体循环内动脉压持续增高而言，并可伤及血管、脑、心、肾等器官的一种常见的临床综合征。该病的发病率是随着年龄的增长而增加的。高血压患者冠心病和急性心肌梗死的发病率也较正常血压者高出 3～5 倍。中医对本病的辨证要点，除观察血压变化外，还要对病人眩晕、头痛等全身症状进行分析。常见类型有：阴虚阳亢（头痛头晕，四肢麻木，失眠多梦，面颊潮红，耳鸣眼花）；肝肾阴虚（头晕眼花，目涩目干，耳鸣耳聋，腰酸腿软，足跟疼痛）；阴阳两虚（头目昏花，行走如坐舟，面白少华，间有烘热，心悸气短，夜尿频多，或伴有水肿）。患有高血压的人在进行养生时，应针对阴阳失调，本虚标实的病理，以调和阴阳，扶助正气为宗旨，采用综合调养的方法，如情志调摄。因为本病与情志因素关系密切，在情志不遂、喜怒太过之时，常常影响肝木之疏泄、肾水之涵养。

疾病的乘传

五脏中的任何一脏感受了邪气都可能会传给其他脏,根据传播的距离长短可以表现出五种疾病。除此之外,忧、恐、悲、喜、怒五种情志因素也会引起五脏气虚,其中一个脏器因为情志影响而气虚,相克的脏气会乘其虚。所以疾病的转变一共有五五二十五种变化。

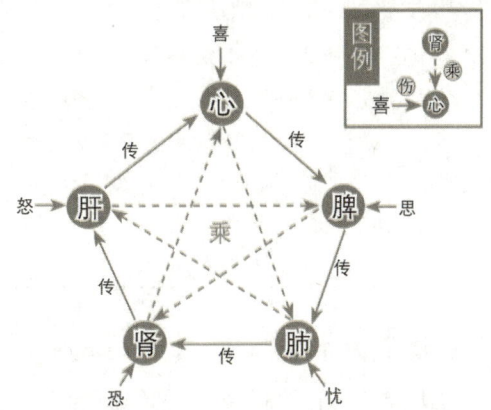

阴阳平衡是养生的根本

阴阳是自然界存在的基础,阴阳平衡是确保自然万物不受损害的根本,人类养生也必须以调和阴阳为基础。

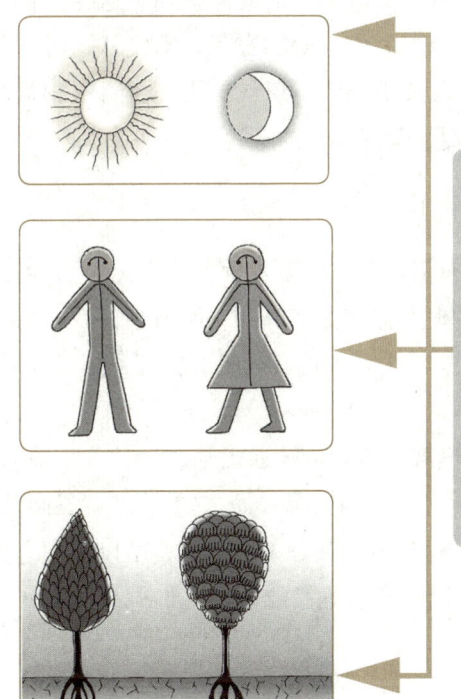

生命之气与自然界阴阳变化规律相通。只有顺应阴阳变化调养精神,才能保证体内阴阳之气调和,确保身体不受邪气所伤

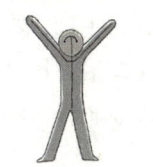

阴阳平衡

自然界就会和谐;对于人来说就会身体健康,百病不侵

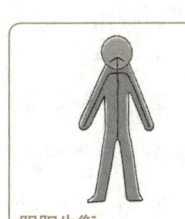

阴阳失衡

自然界就会发生灾变,如海啸、地震等;对于人来说就会生病

031 谷雨物语（4月19日~21日）

谷雨在每年阳历的 4 月 19 日至 21 日，即农历三月下旬，是二十四节气中的第六个节气，也是春季的最后一个节气。俗语有云："清明断雪，谷雨断霜"，我国的大部分地区平均气温在 12℃，当日太阳到达黄经 30 度，正午用圭表测日影，影长为古尺五尺三寸二分，相当于今天的 1.313 米，夜晚观测北斗七星的斗柄指向辰的位置，也就是东南方，这时一般为农历三月，又叫辰月或蚕月。

● 谷雨季节特征

谷雨分三候，谚语说："初候萍始生，二候鸣鸠拂其羽，三候戴降任于桑"，初候说浮萍开始生长，这时候水温升高，浮萍开始在水面上生长；二候斑鸠就出现了，因为斑鸠也是迁徙性动物，寒冷的冬天一到它就会迁徙到相对温暖的地方，斑鸠出而拂其羽毛是说明斑鸠鸟适应这样温暖的气候；三候到戴胜鸟降落到生长茂盛的桑树上，谷雨时节是桑树生长旺盛之际，所以出现了这种说法。

谷雨时节正是庄稼生长的最佳时节，农作物处于最佳时期。这时人们忙碌着田中的庄稼，在这时插秧、播种成为农民们主要的农活，农民从这时起就真正的进入了农忙的时节。如果在这个时节不降雨，现代的人们也可以根据高科技的手段进行灌溉，来保证庄稼的需要，获取粮食的丰收。

● 谷雨采茶忙

在谷雨时最有特色的就是茶了。有谚语说"清明见芽，谷雨见茶"，就是说在清明时茶树只能长出幼嫩的小芽，那时候采摘的茶叶叫作明前茶，芽小产量低；可是待到谷雨时就不一样了，小芽长成鲜叶，品质上乘便于加工采摘，是采茶、制茶的大好时机。

关于茶的说法在史书中有明确的记载，清同治《通山县志》："谷雨前采茶，细如雀舌，曰'雨前茶'。"这是说清明时节茶的情况。《清嘉录》载："谷雨节前，邑侯采办东山碧螺春入贡。"这时说谷雨时节的茶是茶中佳品，所以采集之后上贡给朝廷。现在人们还在延续品茶文化，鲜茶确实能带给人们很高雅的品位和享受。

谷雨

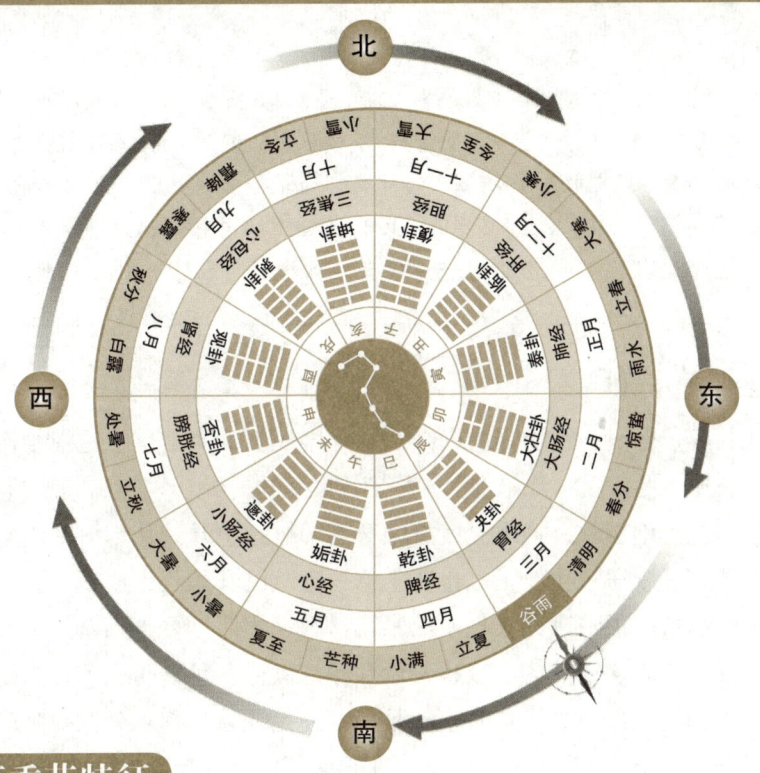

谷雨季节特征

谷雨分三候,谚语说:"初候萍始生,二候鸣鸠拂其羽,三候戴降任于桑",初候说浮萍开始生长,这时候水温升高,浮萍开始在水面上生长;二候斑鸠就出现了,因为斑鸠也是迁徙性动物,寒冷的冬天一到它就会迁徙到相对温暖的地方,斑鸠出而拂其羽毛是说明斑鸠鸟适应这样温暖的气候;三候到戴胜鸟降落到生长茂盛的桑树上。

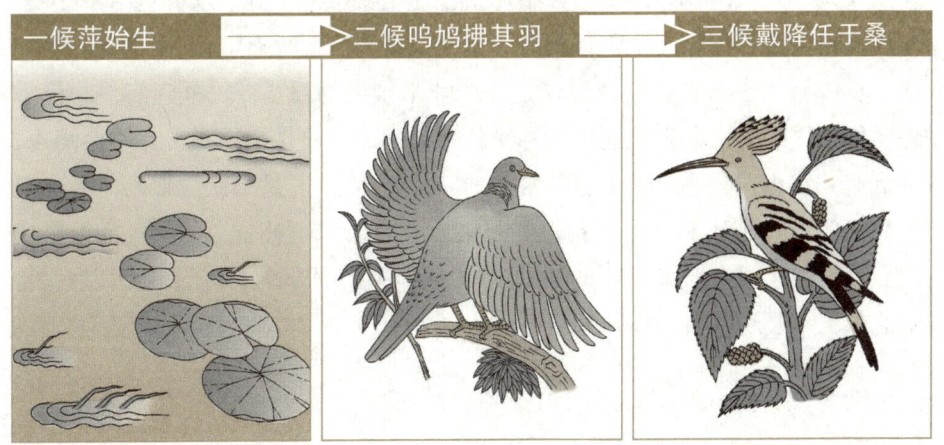

一候萍始生 → 二候鸣鸠拂其羽 → 三候戴降任于桑

032 立夏物语（5月5日~7日）

立夏表示夏天正式的来临。立夏是每年的公历5月5日至7日，即农历四月上旬。古语有云："斗指巳，维为立夏，万物至此皆长大，故名立夏也。"可见立夏对农作物的生长有很大的关系。立夏用天文学的知识来讲，这天，太阳运行到黄经45度，正午用圭表测日影，影长为古尺四寸三尺六分，相当于今天的1.108米。正如谚语中所说的北斗七星的斗柄指向巳的位置，也就是东南方向，这个阶段一般在农历四月，又叫巳月、初夏、槐夏、孟夏。

● 立夏季节特征

农谚中将立夏很鲜明的分为三候，初候蝼蝈鸣，蝼蝈也就是指蛤蟆，是蛙的一种，一到立夏，雨水开始增多，相应的蛤蟆也开始出现在田间鸣叫觅食了。二候蚯蚓出，土地湿润，地下温度持续升高，蚯蚓也开始从地下钻出来，呼吸新鲜空气了。三候王瓜生，王瓜也叫土瓜，这时已开始长大成熟了。三候分别将各个时段的特征很准确的表现了出来。这时动物活动更加频繁，不仅农作物的生长十分茂盛就连田间的害虫也开始频频活动，各种鸟雀齐鸣，为夏季的到来增添了更加活跃的气氛。这时不论是南方还是北方，都十分忙碌。南方的早稻已经成熟，而北方的冬小麦也正在扬花灌浆。春播作物大豆、玉米、高粱、谷子等已相继出苗。

● 立夏习俗

立夏在古代也是一个受重视的日子。周代在立夏这一天，天子要率三公九卿和众大夫，到城南郊外迎夏。并举行祭祀先帝祝融的仪式。汉代也沿承此俗，到宋代，礼仪更趋烦琐。至明代始有"尝新风俗"。到了清代还有了馈赠礼品的说法，可以看出古人们把立夏看作是一个非常重要的日子。民间还有畏忌夏季炎热而称体重的习俗，据说这一天称了体重之后，就不怕夏季炎热，不会消瘦，否则会有病灾缠身。江西一带还有立夏饮茶的习俗，说是不饮立夏茶，会一夏苦难熬。江浙一带还有立夏吃花饭的习俗，也有叫"吃补食"的。民间习俗还有"立夏吃蛋，石头都踩烂"，说立夏时吃鸡蛋鸭蛋可以增强体质，还可以耐暑。各地的情况不同所以会有不同的习俗。

立夏

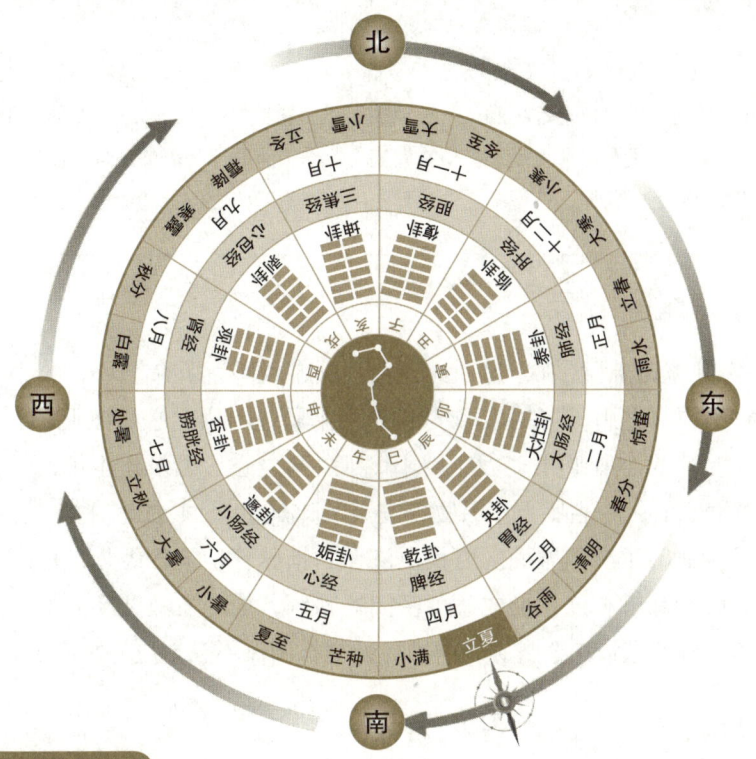

立夏季节特征

　　农谚中将立夏很鲜明的分为三候，初候蝼蝈鸣，蝼蝈也就是指蛤蟆，是蛙的一种，一到立夏，雨水开始增多，相应的蛤蟆也开始出现在田间鸣叫觅食了。二候蚯蚓出，土地湿润，地下温度持续升高，蚯蚓也开始从地下钻出来，呼吸新鲜空气了。三候王瓜生，王瓜也叫土瓜，这时已开始长大成熟了。

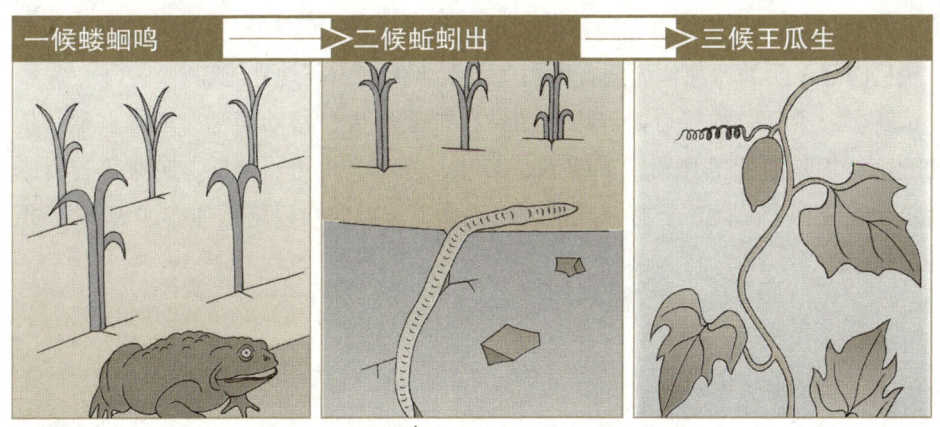

第二章　节气养生

032

033 立夏养生要护心

《素问·四气调神大论》曰："夏三月，此谓蕃秀；天地气交，万物华实。"夏三月是指从立夏到立秋前，包括立夏、小满、芒种、夏至、小暑、大暑六个节气。立夏、小满在农历四月前后，称之为孟夏，天气渐热，植物繁盛，此季节有利于心脏的生理活动，人在与节气相交之时故应顺之。所以，在整个夏季的养生中要注重对心脏的特别养护。

● 心为一身之主

《医学源流论》曰："心为一身之主，脏腑百骸皆听命于心，故为君主。心藏神，故为神明之用。"在中医文献中对心解释为血肉之心和神明之心。血肉之心即指实质性的心脏；《医学入门》曰："血肉之心形如未开莲花，居肺下肝上是也。神明之心……主宰万事万物，虚灵不昧是也。"主血脉，主神志。心主血脉包括了主血、主脉两方面。血指血液，脉指脉管，又称经脉，是血液运行的通道。心脏和脉管相连，形成一个密闭的系统，成为血液循环的枢纽。心脏不停地跳动，推动血液在全身脉管中循环无端，周流不息，成为血液循环的动力。

● 立夏养心，"淡、苦"为先

立夏后，结合气候渐热，人体喜凉的特点，人体五脏需要清补，一些叶类、花菜和部分瓜果蔬菜是最理想的选择，如鲜藕、绿豆芽、茄子、西瓜、黄瓜、冬瓜、苦瓜。同时可配合食用大米粥、冰激凌、绿豆粥、银耳、莲心汤等清热且含有较丰富营养成分的饮品。对于一些患有顽疾者，适当多吃清淡食品，远远胜过补药。阴虚火旺者需要清补，适宜食用的食物有大米赤豆粥、清炖牡蛎肉等；阴虚寒凉体质，适宜食用党参煮牡蛎等。阴虚火旺者适宜食用薏苡仁粥、沙参炖瘦猪肉等；阴虚寒凉体质适宜食用茯苓大米粥、山药炖乳鸽等。

夏季，适应气候特点，苦味食品具有抗菌消炎、帮助消化、增进食欲、提神醒脑、消除疲劳等作用，如啤酒、茶叶、咖啡、可可、苦瓜、苦菜等，夏季炎热，吃苦味食品能恢复脾胃功能，增进食欲；同时可以降低体内"火气"，抵制湿气。

统帅全身的心脏

人体心脏与各脏腑器官的关系就像国君与臣子的关系一样,它们互相协调,各有分工,共同维持着人体的阴阳调和。

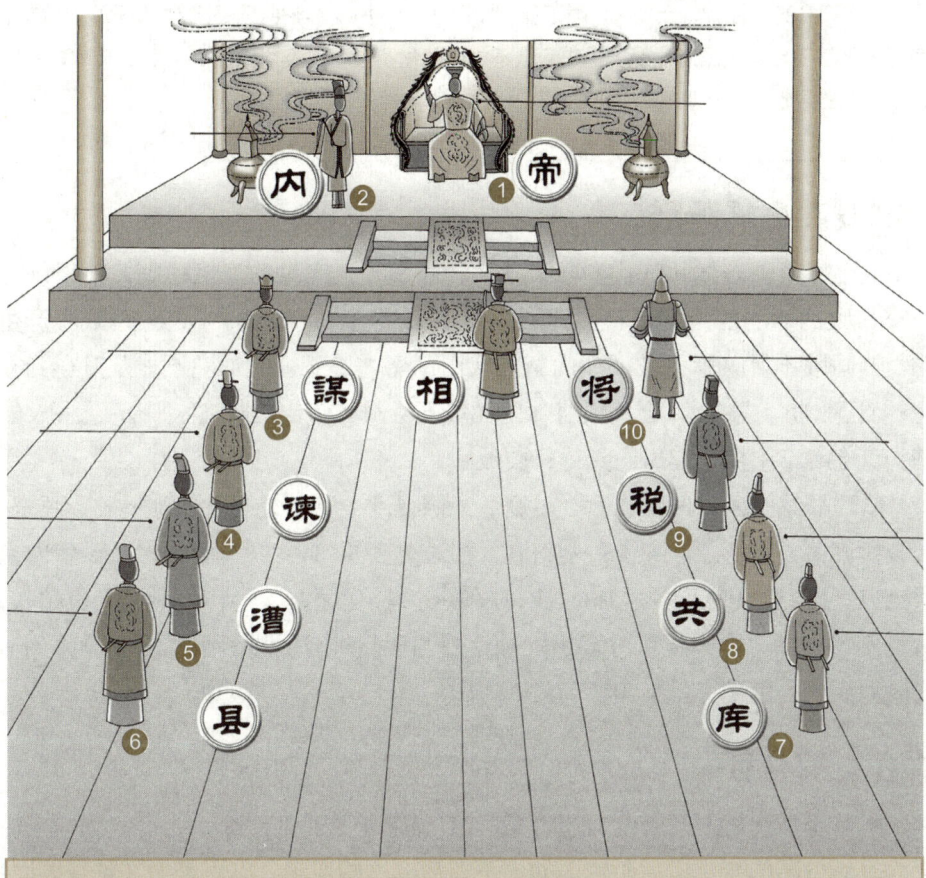

1. 国君相当于人体的心脏,统帅全身
2. 内臣相当于人的膻中,传达心的指令
3. 谋士相当于人的肾,藏精壮骨
4. 谏臣相当于人的胆,分辨营养与糟粕
5. 漕官相当于人的大肠,传导运输
6. 县官相当于人的膀胱,气化水液
7. 仓库之官相当于人的脾胃,接收和消化食物
8. 共工相当于人的三焦,疏通全身水道
9. 税官相当于人的小肠,接收胃中的食物后进行消化和吸收
10. 将军相当于人的肝,主管疏泄,维持脏腑平衡

第二章 节气养生

033

034 立夏纳微凉，充足睡眠和合理运动

入夏的养生，首要的就是保证睡眠。有诗云"仲夏苦夜短"，立夏后，昼长夜短，气温升高，最容易引发睡眠不足、心理疲惫病症，立夏后夜晚天气闷热难以入睡，而第二天又亮得早，太阳升高，热又卷土重来，睡不着。如此下去，进而会产生不良情绪，如焦虑、忧郁、急躁等，甚至会对生理造成损害，如食欲不振、消化不良、免疫功能低下，引发或加重失眠症，造成神经官能症、溃疡病、糖尿病、心脑血管病等。

● 立夏养生靠睡眠

这个时节，人体新陈代谢旺盛，消耗能量大，充足的晚上睡眠才能很好地补充白天消耗的能量。资料显示，内分泌激素有25%～35%是在睡眠时产生的。当睡眠不足时就会破坏体内新陈代谢平衡，使身体的消耗不能及时得到补充；而且激素合成不足，会造成身体内环境不协调。倘若长期机体平衡受到破坏，精神就会萎靡不振，健康的身体将被破坏。

以睡眠保健康，保证温度、湿度、光照强度适宜，过高过低都不利于睡眠。建议睡眠时，卧室温度以25～28℃，相对湿度50%～70%为佳。减少室内空气污染，开窗换气是必不可少的。同时在开空调，电扇时，不宜对着空调、电扇吹，否则容易伤风感冒。睡前可食用安神镇静的食品具有促进睡眠的效果，比如适当吃些牛奶、苹果等。

● 疰夏综合征

所谓疰夏就是人们所说的"苦夏"，它是夏季常见的时令综合征。通常是由于立夏后气温的变化，体质较弱的人不能适应这些变化，出现乏力、精神萎靡、胸闷、头昏和以消化系统为主的症状。在进食少，营养一时跟不上的情况下，体重会下降，面色黄萎。

疰夏莫着慌，运动是良方，由疲劳引起血压偏低，进而诱发血液循环不畅，如果此时进行轻快运动则能很好地解决这一问题。比如慢跑、跳绳等。这些轻松愉快的健身运动都可有效预防和缓解"苦夏"症状。

立夏养生

立夏后,昼长夜短,气温升高,最容易引发睡眠不足、心理疲惫病症,立夏后夜晚天气热难以入睡,而第二天又亮得早,太阳升高,热又卷土重来,睡不着。如此下去,进而会产生不良情绪,如焦虑、忧郁、急躁等,甚至会对生理造成损害,如食欲不振、消化不良、免疫功能低下,引发或加重失眠症,造成神经官能症、溃疡病、糖尿病、心脑血管病等。

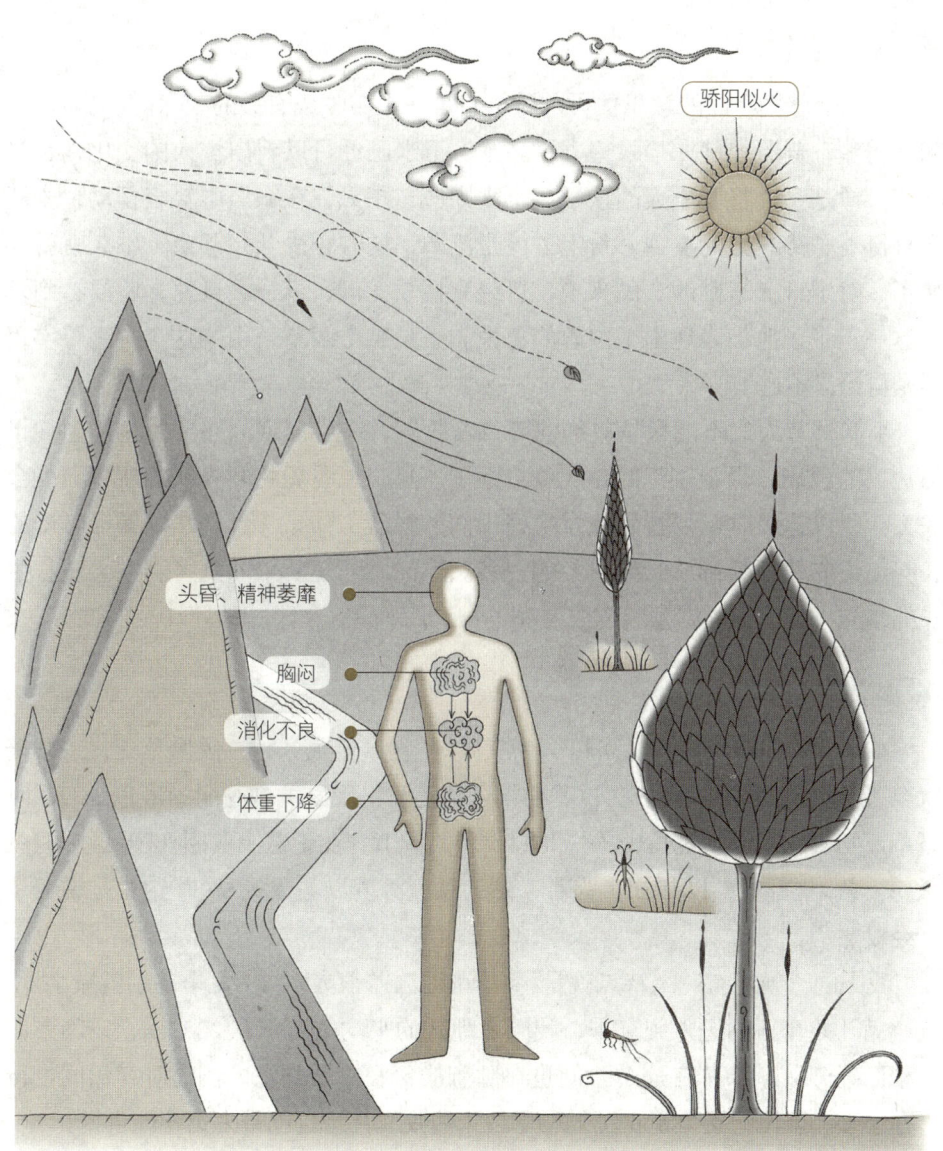

035 小满物语（5月20日~22日）

小满一般在公历5月20日至22日，即农历四月下旬，这天太阳运行到黄经60度，当日正午用圭表测日影，影长为古尺三尺四寸，相当于今天的0.83米。夜晚观测北斗星的斗柄指向巳的位置。它是一个表示物候变化的节气。

◉ 小满忙收成

从这个节气字面的意思便可以看出它是一个与收成有关的节气。小满时节，阳光明媚，普照大地，抬眼望去，高粱、玉米已经可以看出惊人的变化，长势旺盛，像是一个将要成人的孩子，小麦则锋芒指天，在微风中轻轻摆动，麦秆上直挺着长势旺盛的麦穗，看上去已是滚圆，这时小麦开始灌浆，不久就要成熟了。对于日夜辛勤的农民来说，历经秋播、冬灌、春长、夏熟，就要看到夏收这一天了，他们表现出了由衷的喜悦。于是二十四节气中的这个"满"字用得是再恰当不过了。

小满时节人们不能只是单纯的等待着收获，在小满期间还要时刻注意"干热风"的侵袭，否则一年的收成将会毁于一旦，眼看着将要收获的庄稼，就会失去。所以这个时候要特别注意搞好田间的管理工作，注意浇水以保证小麦的长势，更有效地抵御"干热风"的侵袭。除此之外还要采取更多有益于庄稼生长的措施，使庄稼能够顺利的成熟和丰收。

◉ 小满季节特征

小满和其他节气一样，可以分为三候。"初候苦菜秀，二候靡草死，三候麦秋至"，这个季节的候应分别说明初侯苦菜花开呈现出一种秀丽的景色；二候时蔓草开始枯死；三候是指麦子快要到收获的季节，在记载中又叫作麦秋。《月令章句》载："百谷各以其初生为春，熟为秋，故麦以孟夏为秋。"这里是说麦子已经成熟了。

我国的气候还有一个特点就是：冬季南北温差很大，到了夏季差别就减小了。从小满开始真正的进入到夏季，我国各地区的平均气温都在22℃以上，南方的水稻已经分蘖，杂草在这个时间也在肆意的疯长，于是农民们这时在田间忙得不亦乐乎。繁忙的季节是农民们感觉今天的收成会给自己带来更多的喜悦。

小满

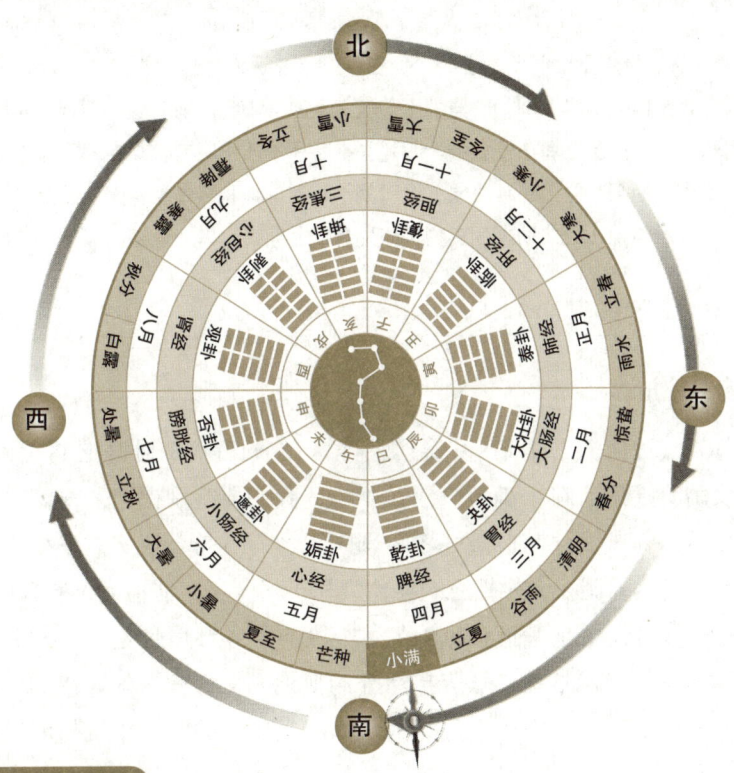

小满季节特征

小满和其他节气一样，可以分为三候。"初候苦菜秀，二候靡草死，三候麦秋至"，这个季节的候应分别说明初候苦菜花开呈现出一种秀丽的景色；二候时蔓草开始枯死；三候是指麦子快要到收获的季节，在记载中又叫作麦秋。

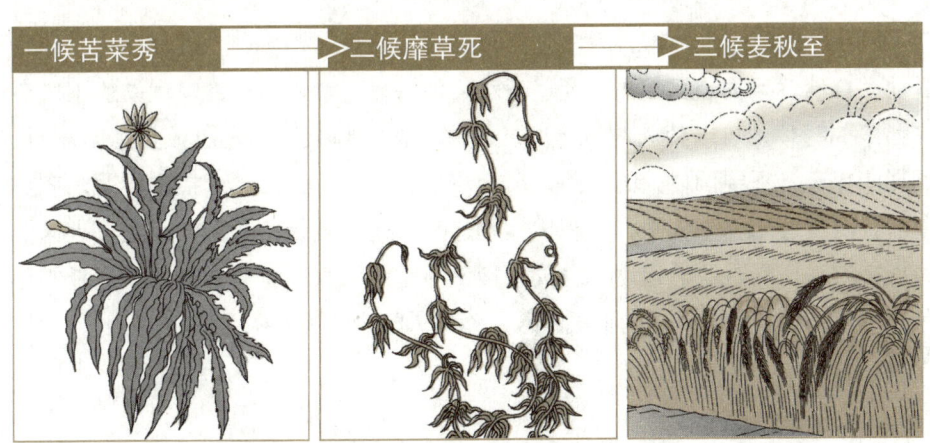

一候苦菜秀 ➡ 二候靡草死 ➡ 三候麦秋至

036 小满阳升储阳气

小满时节的特点是阳气不断上升,但在程度上还远没有达到最鼎盛时期。对此时阴阳变化的反应也是因人而异。例如一些冬天阳气潜藏较好者会表现为心中不躁,喜欢吃温补之物且没有热象,可吃温性和热性食物;而那些在冬季潜阳不利者,则会表现为心里烦躁、面红头晕,是阴不制阳、浮阳外越之象。这时就不可吃温性和热性食物,反而要吃平性和凉性食物。禁吃酸涩辛辣、温热助火的食物,如生葱、韭菜、胡椒、辣椒、茄子、蘑菇及各种海鲜等。

● 未病先防

小满节气正值五月下旬,气温明显增高,如若贪凉卧睡必将引发风湿症、湿性皮肤病等疾病。在小满节气的养生中,我们要特别提出"未病先防"的养生观点。就是在未病之前,做好各种预防工作,以防止疾病的发生。在未病先防的养生中仍然强调:天人相应的整体观和正气内存,邪不可干的病理观。

中医学认为人体是一个有机的整体,人与外界环境也是息息相关的,并提出人类必须掌握自然规律,顺应自然界的变化,保持体内外环境的协调,才能达到防病保健的目的。中医学还认为疾病的发生,关系到正气与邪气两个方面的因素。邪气是导致疾病发生的重要条件,而人体的正气不足则是疾病发生的内在原因和根据,但不否定外界致病因素在特殊情况下的主导作用。因此,"治未病"应该从增强机体的正气和防止病邪的侵害这两方面入手。

● 积极运动和合理睡眠

配合饮食的养生,起居活动也要做到与自然规律相协调。进行广泛的户外活动,与自然万物同气相求。通过运动,使将自己融入自然,以运动的阳气充实健康的身体,可以使人清气上升,浊水下泻。睡眠方面,应该天黑即睡觉,天亮即起床;不要怕白天的炎热,反而尽量多地做室外活动,接触日照,充实身体,以化肝阳,令人平和;积极运动起来,是与夏天相和谐,也是夏天保健的正确方法。倘若缺乏运动,夏天未接受充足的阳气,身体会因缺少热量的储存而怕冷,到了秋天,体内阳气匮乏,到冬天时极容易患病。

小满应升清气降浊气

自然界阴阳之气是在不断变化，但是这种变化是有规律的：阳气轻清上升，阴气重浊下降。小满时节养生，人们应该抓住这一有利时机调补升阳，让浊气下降，充实身体。

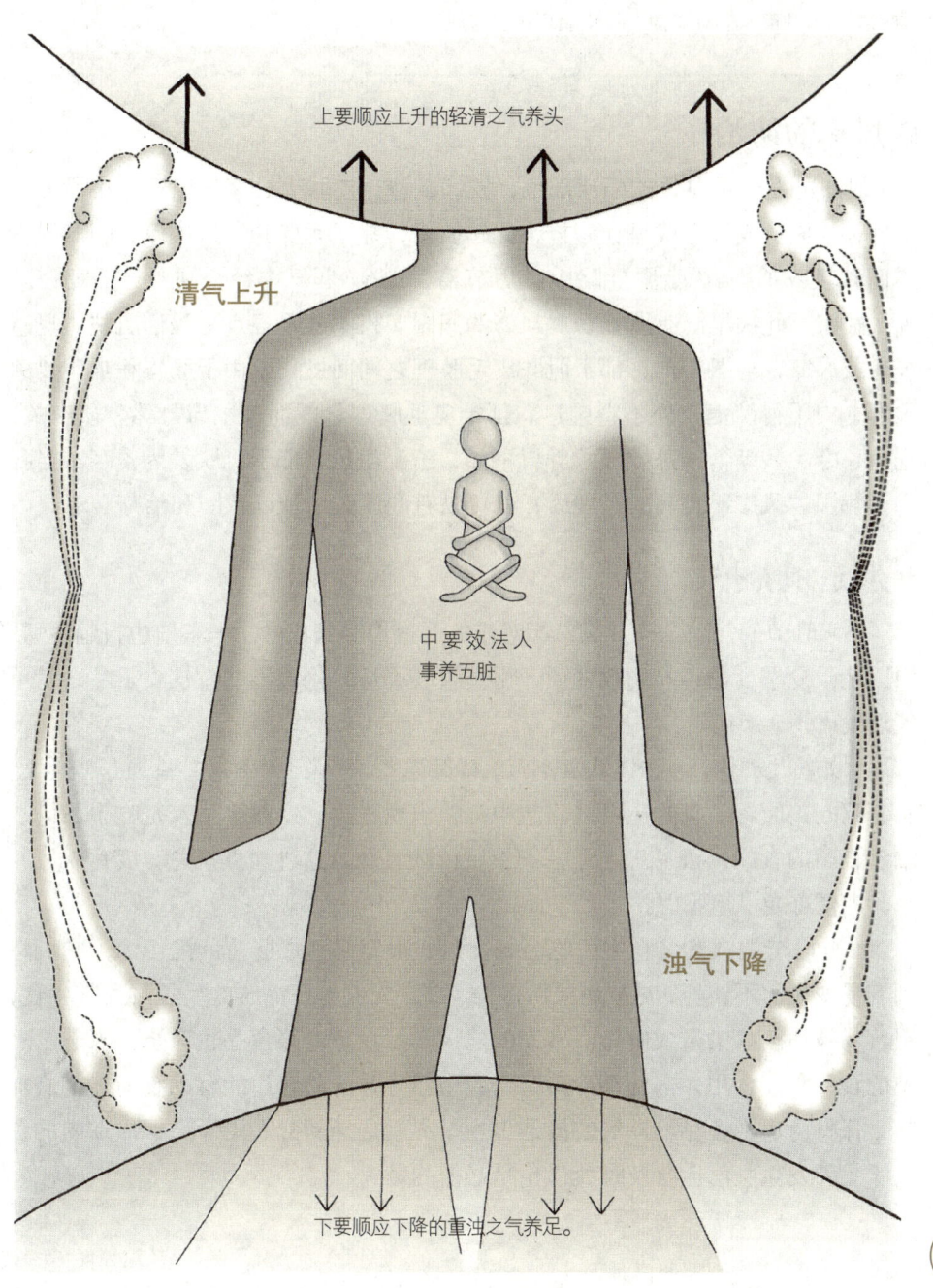

上要顺应上升的轻清之气养头。

清气上升

中要效法人事养五脏

浊气下降

下要顺应下降的重浊之气养足。

037 皮肤要护理，肠道须养护

小满时节，因为多雨潮湿的气候特点，所以很容易诱发人体汗斑、风疹、风湿症、湿疹、香港脚、湿性皮肤病等病症。我们重点讲讲"风疹"的防治。

● 风疹的防治

风疹可发生于身体的任何部位，发病迅速，皮肤上会突然出现大小不等的皮疹，或成块成片，或呈丘疹样，此起彼伏，并伴有皮肤异常瘙痒，随气候冷热而减轻或加剧。《金匮要略中风历节篇》说："邪气中经，则身痒而瘾疹。"古代医家对此病早已有所认识。风疹的病因病机不外乎三点：湿郁肌肤，复感风热或风寒，与湿相搏，郁于肌肤皮毛腠理之间而发病；由于肠胃积热，复感风邪，内不得疏泄，外不得透达，郁于皮毛腠理之间而来；与身体素质有关，吃鱼、虾、蟹等食物过敏导致脾胃不和，蕴湿生热，郁于肌肤发为本病。当我们了解了"风疹"发病的机理后，就可以有的放矢地加以预防和治疗。

● 肠道须养护

小满时节的气温已渐升高，相对应的肠道传染病病原生长繁殖也日趋活跃，原因在于夏季食物容易腐败变质，引发胃肠不适，倘若不注意饮食卫生，就可能诱发胃肠道疾病。

比如幼儿群体，多由于饮食不节、食量过大、感染性疾病（如感冒、肺炎等）引起呕吐、腹泻；有的还可以引起中毒，出现腹痛、发热等；若是吃了沾染了痢疾杆菌的食物，极易患上急性痢疾，拉脓血便，这种病发病急，变化快，24小时内便可能引起死亡。

在此时节的饮食结构中，吃鱼虾及贝类最容易造成肠胃问题。因为它们特别容易变质而不新鲜，易被病原菌污染，加之人们偏好海鲜的生猛鲜美常生食，更容易被病菌感染造成中毒。专家的建议是：注意冷藏食品也应烧熟煮透；煮熟的食品立即食用，需储存冷藏时，应生熟分开；储存过的食品食前需彻底加热；保持厨房、食品容器等的清洁卫生；尽量选择新鲜、干净、保质期内的食品；另外发生腹泻症状及时就诊也是必需的。

小满时令食物排行榜

小满时令食物排行榜

食物排行榜	①	②	③	④	⑤
食物名称	苦菜	黄花菜	丝瓜	荸荠	蛇肉
食物的五色	绿色	浅黄或金黄	绿色	深褐色	白色
食物的五味	味苦	味甘、微苦	味甘	味甘	味甘、咸
食物的性质	性寒	性平	性凉	性寒	性平、温
食物的功效	清热，凉血，解毒，明目，和胃，止咳	养血平肝，利尿消肿	清热化痰，凉血解毒，解暑除烦，通经活络	清热止渴，利湿化痰，降血压	祛风湿、散风寒、舒筋活络
营养食谱	蒜蓉鲜蘑拌苦菜	黑木耳炒黄花菜	西红柿丝瓜汤	海蜇荸荠汤	脆蛇冬瓜汤
搭配禁忌	无	忌与驴肉、狗肉、栗子同食	忌与泥鳅、白酒、竹笋同食	无	忌与萝卜同食
不适合人群	脾胃虚寒者	皮肤瘙痒症、肠胃病患者	脾胃虚寒、腹泻者	脾肾虚寒和有血瘀者	孕妇

039 芒种物语（6月5日~7日）

芒种，6月5至7日，太阳黄经为75度，当日正午，用圭表测日影，影长为古尺二尺四寸四分，相当于今天的 0.585 米，这个阶段一般在农历四月底或五月初，又叫午月。农历书记载："斗指午为芒种，此时可种有芒之谷，过此即失效，故名芒种也。"就是说，芒种节气是最适合播种有芒的谷类作物。芒种也是种植农作物时机的分界点，由于天气炎热，已经进入典型的夏季，农事种作过了这一节气，农作物的成活率就越来越低。

芒种时节麦子也已成熟了，于是人们就在这个时节争分夺秒的在收割田里的麦子，因为在夏季天气的阴晴就像小孩子的脸随时会变化，如果麦子到了成熟的时候没有收割，这时下一场雷阵雨，那么田里的庄稼就会受到严重的影响。除了丰收之外，还有进行耕种，农谚说："芒种，芒种，样样要种，一样不种，秋后囤空"这是说要适时的进行耕种。这时的天气又和收获时有一定的矛盾。收获小麦时害怕天气突然降雨，而到了耕种时节需要一场及时雨，这样才能保证庄稼很好的生长，可见天气对农耕是非常重要的。所以二十四节气在农事方面起到了很重要的作用，农民根据农时合理地安排农事活动才能收获好的结果。

芒种和其他的节气一样也分为三候，初候主要以螳螂为主，螳螂出现在田间地头的庄稼中间为自己寻找可口的食物；二候伯劳鸟开始鸣叫，三候的时候能够学习其他鸟鸣叫的反舌鸟，却因感应到了阴气的出现而停止了鸣叫，所以关于芒种的谚语民间多是这样说的："初候螳螂生，二候鵙鸟始鸣，三候反舌无声"很具体的指出了芒种的节气特点。

五月时，温度已经普遍升高，人们更多的是进行户外活动，在芒种节期间，各族人民举行各种各样的庆祝活动，他们隆重的庆祝这个时节带给人们的惊喜。如哈尼族每年庆祝五月节就是在芒种前后，白族的栽秧会，西藏的"逛林卡"，还有就是每年在五月五日举行端午节，人们用这种活动的方式来共同庆祝芒种节的到来。

芒种

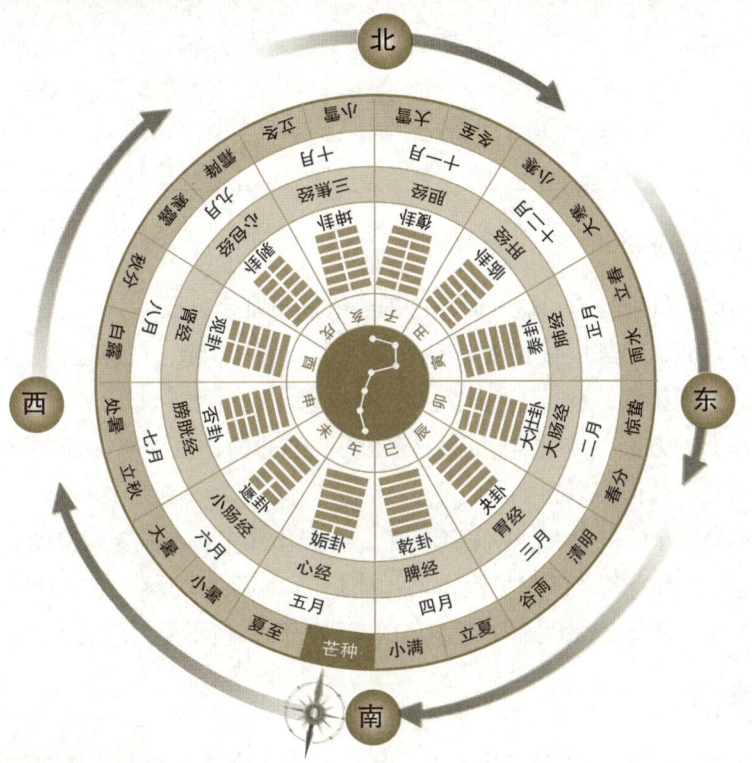

芒种季节特征

　　芒种和其他的节气一样也分为三候,初候主要以螳螂为主,螳螂出现在田间地头的庄稼中间为自己寻找可口的食物;二候伯劳鸟开始鸣叫,三候的时候能够学习其他鸟鸣叫的反舌鸟,却因感应到了阴气的出现而停止了鸣叫。

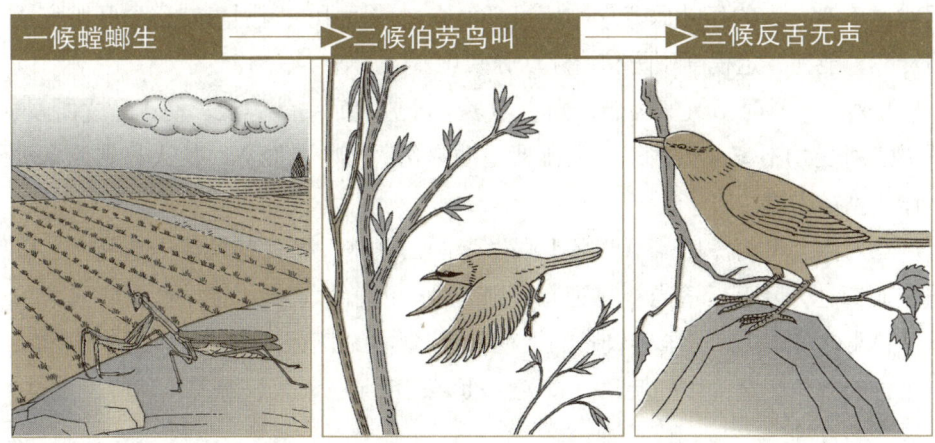

040 芒种梅雨多，小心湿病生

芒种时节，我国长江中、下游地区开始进入梅雨时节，气温升高，阴雨连绵，空气潮湿，天气闷热，蚊虫开始滋生，极易传染疾病。

● 生活起居

根据这一气候特点，这一时期的养生有以下几个方面：

起居方面，要顺应昼长夜短的季节特点，晚睡早起，适当地接受阳光照射，以顺应旺盛的阳气，利于气血运行。

精神调养方面，应使自己保持轻松愉快的心情，忌恼怒忧郁，这样可使气机得以宣畅、通泄得以自如。

中午最好小睡一会儿，以解除疲劳，天热出汗多，衣服要勤换勤洗，要"汗出不见湿"，因为若"汗出见湿，乃生痤疮"，要经常洗澡，但出汗时不能立刻用冷水冲澡，不要因贪图凉快而迎风或露天睡卧，也不要大汗而光膀吹风。

● 饮食调养

芒种期间的饮食宜以清补为主。从营养学角度看，饮食清淡在养生中起着重要作用，如蔬菜、豆类可为人体提供所必需的糖类、蛋白质、脂肪和矿物质等营养素及大量的维生素，因此，芒种期间要多食蔬菜、豆类、水果，如菠萝、芒果、西瓜、荔枝、绿豆、赤豆、苦瓜等。这些食物含有丰富的维生素、蛋白质、脂肪等，可提高机体的抗病能力；还要多吃瓜果蔬菜，以摄取足够的维生素C，这对血管有一定的修补保养作用，可把血管壁内沉积的胆固醇转移到肝脏变成胆汁酸，能在一定程度预防和治疗动脉硬化。

此外，芒种时节天气炎热，雨水增多，湿热之气到处弥漫，使人身之所及、呼吸之所受均不离湿热之气，而湿邪重浊易伤肾气、困肠胃，使人易感到食欲不佳、精神困倦。

当人体大量出汗后，不要马上喝过量的白开水，可喝些果汁或糖盐水，以防止血钾过分降低，适当补充钾元素则有利于改善体内钾、钠平衡。钾元素可以从日常饮食中摄取，含钾较多的食物有：粮食中的荞麦、玉米、红薯、大豆等，水果中的香蕉，蔬菜中的菠菜、香菜、油菜、芹菜、大葱、青蒜、莴苣、土豆、山药、毛豆等。

血、气的同一性

食物在胃里消化后被运化至全身，是机体活力的源泉。人体内的血、气都从此而来，它们实际都是同一种物质。

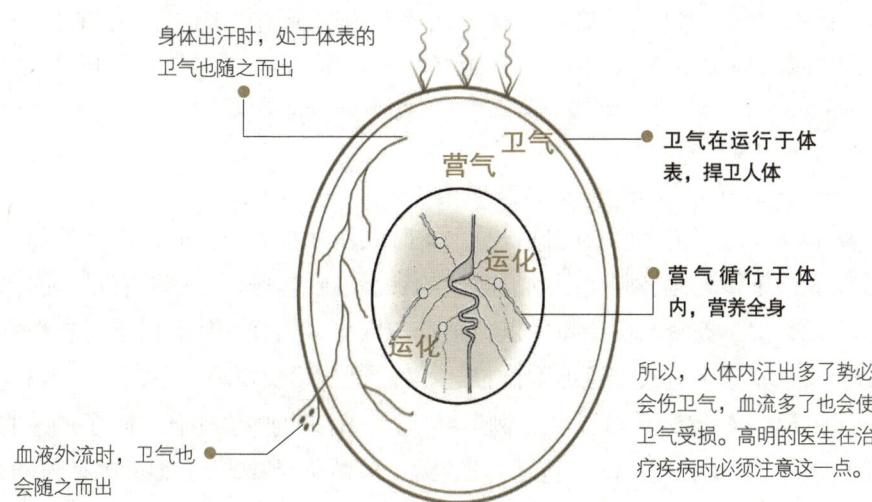

所以，人体内汗出多了势必会伤卫气，血流多了也会使卫气受损。高明的医生在治疗疾病时必须注意这一点。

人打哈欠的原因

阴阳之气的运行决定了人精力是否充沛。一般情况下，卫气在阳则人精力充沛，卫气在阴则人没精神。如果睡眠充足仍哈欠不断，则说明体内阴气太重。对于此病的治疗，可泻足少阴经以抑制其阴气，补足太阳经以充盛其阳气。黎明时，阳气尽而阴气盛，人就会醒来。

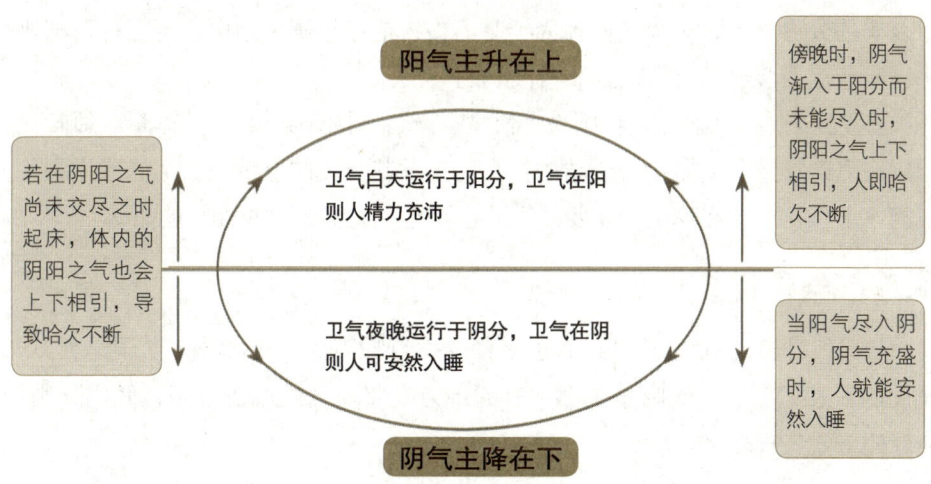

041 夏至物语（6月21日~22日）

每年的夏至日是公历的6月21至22日，即农历五月下旬，此时太阳直射北回归线，是北半球一年中白昼最长的一天。夏至这天虽然白昼最长，太阳角度最高，但并不是一年中天气最热的时候，这个节气只是标志着夏季的到来。真正的夏季，也就是所说的暑热天气是以夏至和立秋为基点计算的，时间大约在七月中旬到八月中旬这段时间，这是有些地区的最高气温达到40度左右。

夏至时节也是庄稼生长的好日子，这时候庄稼接受阳光的照耀，更加茁壮的成长。由于阳光比较强，所以这时候的农活只要是保证庄稼要有足够的水分和养分，其次是抓紧时间除草，以免杂草夺取更多的养分从而削落了农作物的正常生长。农谚中有关于这方面的描述："夏至棉田快锄草，不锄就如毒蛇咬，夏天不锄地，冬天饿肚皮"，可见锄杂草是这一时期的主要工作。除了迅速的锄去杂草之外，害虫在这一时期也是十分猖獗，秧苗小而嫩，没有很强的抵抗能力，如果这时不及时消灭害虫，很可能以前的一切努力都将白费。

● 夏至季节特征

夏至的三候，也是用具有代表性的动植物来表现的，"初候鹿角解"，就是说这时候鹿角上的粗糙的皮已经相继脱落，继而新生的皮肤代替了这种衰微的景象。"二候蜩始鸣"蜩指的就是蝉，这时候蝉已经出现并且开始鸣叫了，"三候半夏生"，半夏指的是一种草药，这个时候半夏开始出苗了，因为这个时节处于夏季的分界点上，于是又被称为半夏。古人们在谚语中指出了这三种动植物，用以表示这个节气的特点，是非常准确的。

盛夏到来多雷阵雨。这种雨来得快，去得快，范围未必很广，但雨量一般较大，所以在夏至注意防汛是十分必要的。在北方一些河流的上游高山上的冰雪融化，使河水上涨，因此在这个时候要注意防止水患，尤其是对农作物的危害。

● 夏至祭神仪式

从周代时起，在夏至日已经有了祭神仪式，到了清代仍然被视作"国之大典"，民间的百姓们在这一天吃夏至面，有的地方还将新麦做成饼馍等，他们分别用自己的方式庆祝夏至。

夏至

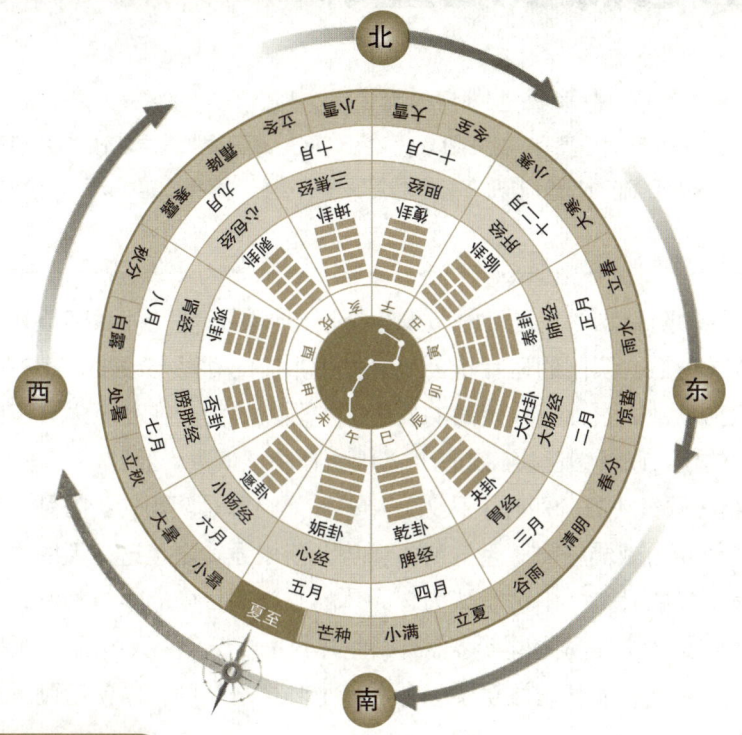

夏至季节特征

夏至的三候，也是用具有代表性的动植物来表现的，"初候鹿角解"，就是说这时候鹿角上的粗糙的皮已经相继脱落，继而新生的皮肤代替了这种衰微的景象。"二候蜩始鸣"蜩指的就是蝉，这时候蝉已经出现并且开始鸣叫了，"三候半夏生"，半夏指的是一种草药，这个时候半夏开始出苗了，因为这个时节处于夏季的分界点上，于是又被称为半夏。古人们在谚语中指出了这三种动植物，用以表示这个节气的特点，是非常准确的。

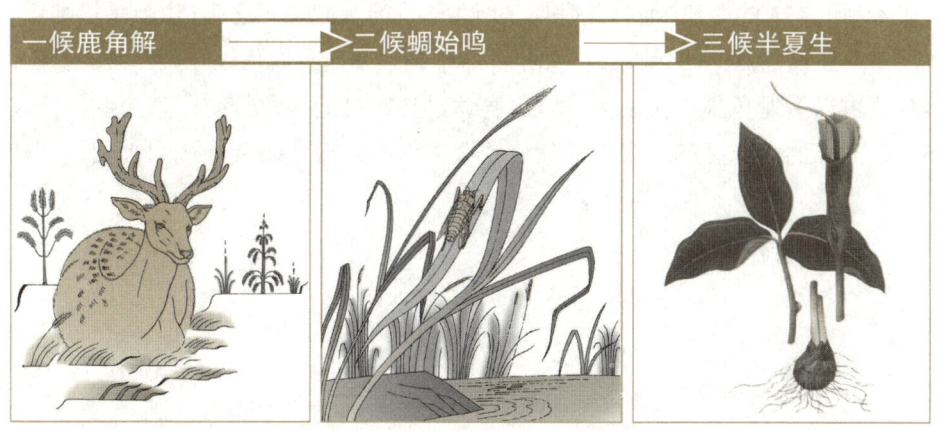

一候鹿角解　　二候蜩始鸣　　三候半夏生

042 夏至也需慎避虚邪

注意季节变化，慎避虚邪是四时养生的一个重要原则。意思就是人体在适应气候变化以保持正常生理活动时毕竟有一定限度。比如天气剧变出现反常气候之时，就极易感邪发病。所以在因时养护正气的同时，非常有必要对外邪审识避忌。两者相辅相成，才会收到理想的养生成效。

自然界的阴阳二气在夏至时节发生交接与转折，此时外界环境处于不稳定状态，人体气血、阴阳的运行也会与之发生相应的动荡与改变，稍有疏忽就容易出现气血紊乱，进而导致疾病的发生。中医就认为，在夏至之日应特别注意防范外邪的侵入以及慢性疾病的防护，即所谓的"慎避虚邪"。

《灵枢·顺气一日分四时》认为，中午和夏至都是阴阳转折时期，此时阳气由增强趋势转为减弱趋势，阴气则由弱势渐渐增强。夏至这一天的中午，是一年中阳气最旺的时刻。中医学认为，人体的心与一日中的中午相配，心病在中午容易发生变化，应特别加以调护。所以此时养生要结合一天中阴阳的消长规律，合理地安排时间，尤其是注意中午前后6小时这一期间，以便达到理想的避暑养心功效。

气温是影响人体的最大气象因素。医学研究发现，气温升高到29℃时就被认为是一个气温"转折点"。高于29℃的天气持续3～4天，患心血管系统疾病和神经系统疾病的患者病情就会开始加重。在此要留意，特别是体弱的老年朋友，要掌握相应的医学常识，做好疾病的预防和身体的保健。专家建议，最好在太阳活动频繁的时间午睡。需要强调的是，夏至和每天的中午都不宜房事，否则不仅不利于本人的健康，而且此时怀孕所生子女容易犯癫狂之病，也就是精神病。眼科专家建议，盛夏应配戴眼镜。如果此时眼睛遭受着具有侵蚀性紫外线的影响，紫外线可以引发角膜灼伤。另一方面身体过热，可能导致收缩压急速变化，破坏眼睛内部的血液循环。双重的危险使得人们必须戴上防紫外线的太阳镜，避免身体过热。

养生要遵从阴阳消长的规律

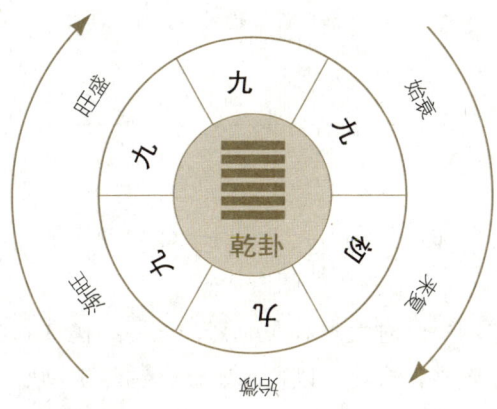

阴阳不是一成不变的，无论是阴还是阳，都是按照"始微—渐盛—旺盛—盛极—始衰—来复"这样一种模式不断的变化。当阳发展到极点必然会向阴的一面转化；同样，当阴发展到极点，也必然会向阳的一面转化。所以，养生必须善于调节自己的七情六欲，并根据寒暑变化调节自己的养生方式，以维持体内的阴阳调和。

心理暗示与中医结合治疗肺气微虚

人们很早就注意到了心理暗示的重要作用，并将其应用到医学治疗当中。图中所示为医生利用心理暗示会使患者身体发生反应的原理对其进行针刺治疗的情景。

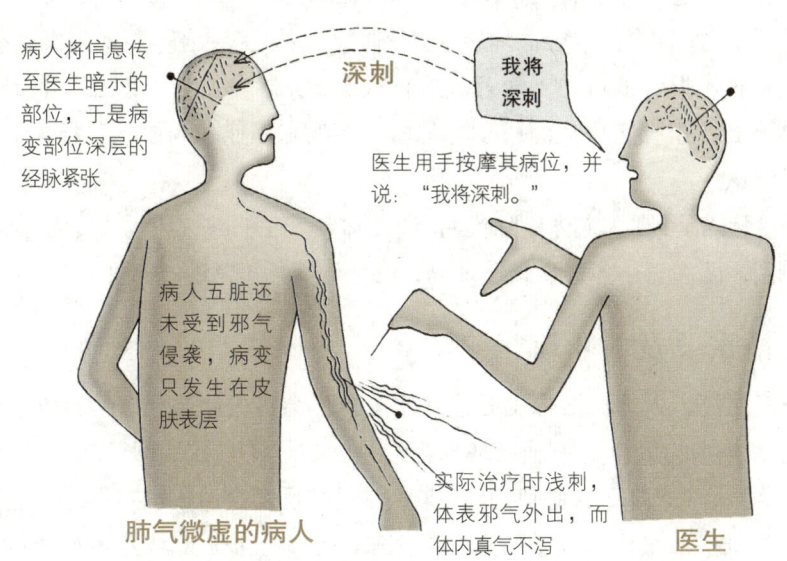

043 面对"高温炙烤"下的饮食养生

夏至饮食,要注意饮食卫生、预防肠道传染病,避免病从口入。此外,要念好"营养三字经"。

● 均:营养摄入要均衡

夏天炎热,人体出汗多,矿物质和水分流失大,同时人体活动增加,对能量的需求也比冬天多,因此应注意膳食营养摄入的两个均衡。

成分均衡:即各种营养成分的均衡。对大多数人而言,只要不挑食,注意荤素搭配,使蛋白质、维生素C、碳水化合物,以及锌、镁、钙等矿物质得到全面均衡的摄入。

进出均衡:夏至饮食要遵从进、出平衡的原则,身体消耗多少热量,就需要补充多少热量。如果热量不足会降低人体机能,而摄入过量则会造成脂肪堆积导致肥胖。同样,夏季人体活动多,生理机能旺盛,消耗的蛋白质、维生素、矿物质也相应增多,这就需要进行针对性的饮食和营养添加剂补充。

● 碱:多进食碱性食物

人体正常状态下,机体的pH值应维持在7.35~7.45。机体pH值若较长时间低于正常值,就会形成酸性体质,使身体处于亚健康状态,表现为机体不适、易疲倦、精神不振、抵抗力下降等。这种状况如果得不到及时纠正,人的机体健康就会遭到严重损害,从而引发心脑血管疾病和癌症、高血压、糖尿病、肥胖等严重疾患。

需要提醒的是,夏天人体新陈代谢旺盛,体内产生的酸性废物比冬春季节多,所以就特别需要注意:多进食碱性食物,以保证人体正常的弱碱性。

● 水:补水要及时正确

夏季气温高,人体汗液分泌旺盛,水分自然会流失比较大,因此必须及时补充水分。补水的量也要正确。基本标准是让自己不口渴、眼睛丰润有光泽。如果过量饮水,一来加重肾脏负担,二来饮水过多反而会造成水中毒,损害健康。符合卫生标准的矿泉水是夏季补水的理想来源,除了补充组织细胞丧失的水分外,它还能够给人体补充一些随汗液排出而流失的无机盐矿物质,可谓一举两得。

夏至时令食物排行榜

夏至时令食物排行榜

食物排行榜	①	②	③	④	⑤
食物名称	西瓜	蚕豆	咸鸭蛋	杏仁	苦瓜
食物的五色	绿色	褐色	青白色	棕黄色	绿色
食物的五味	味甘	味甘	味甘	味甘、苦	味苦
食物的性质	性寒	性平	性凉	性温	性凉
食物的功效	清热解暑、生津止渴、利尿除烦	健脾，利湿	有滋阴、清肺、丰肌、泽肤、除热	祛痰止咳；平喘；润肠下气开痹	清热祛心火，解毒，明目，补气益精，止渴消暑
营养食谱	西瓜皮卤肉	苋菜炒蚕豆	芥菜咸蛋肉片汤	银耳杏仁鹌鹑汤	苦瓜炒腊肉
搭配禁忌	忌与羊肉同食	忌与田螺、玉米同食	忌与甲鱼、李子同食	忌与小米、猪肉、栗子同食	无
不适合人群	口腔溃疡、糖尿病患者	中焦虚寒者消化不良、慢性结肠炎、尿毒症及儿童	孕妇、脾阳不足、寒湿下痢者	婴儿慎服，阴虚咳嗽及泻痢便溏者	脾胃虚寒者及孕妇

第二章 节气养生

045 小暑物语（7月6日~8日）

一般公历的 7 月 6 日至 8 日是小暑天，即农历的六月上旬。斗指未为小暑，斯时天气已热，尚未达极点，故名也。太阳黄经为 105 度。天气已经很热，但还不到最热的时候，所以叫小暑。这时与夏至相比，白天已经开始变短了，但是气温却一直在升高，这是为什么呢？因为，太阳直射地球的位置虽然已从北回归线向南移动，但仍直射北半球，北半球的热量收支情况仍是收大于支。所以，在一段时间内北半球的温度还会继续上升，而不会随日照时间的缩短而马上改变。由此可以推出，虽然从天文学上说，小暑时北半球的光照时间已经缩短，但是真正炎热的夏天还没有到，于是就被称为小暑，并且民谚也说："小暑不算热，大暑三伏天。"

时至小暑，已是初伏前后，到处绿树浓阴，很多地区的平均气温已接近 30 度，时有热浪袭人之感，时有暴风骤雨来临。所以这一时期雨量一般来说是相当充沛的。有农谚："大暑小暑，灌死老鼠"之说。更有"小暑南风，大暑旱""小暑打雷，大暑破圩"之说，意思是指小暑最忌吹南风，否则必有大旱；小暑日如果打雷，必定有大水冲决圩堤。

小暑三候。"初候温风至"，其实这时节温度已经很高，所以这时的风已经是热风了，尤其是近百年来由于气候不断变暖，还经常出现"干热风"。所以，从现代气候学观点看，此候已入伏，应该是"热风至"才符合实际情况。"二候蟋蟀居壁"，蟋蟀在地面上已经觉得很热，于是跑到屋檐下或树荫处乘凉了。"三候鹰如鸷"，"鸷"指凶猛，这时节鹰等猛禽哺育出的幼鸟飞出巢穴，开始捕食了。

这个时节虽然说天气炎热，但是出行的人还是很多。这时人们喜欢结伴出游，游览祖国的山水，有些时候他们还会选择凉爽的地方避暑。在清朝时，皇帝就在承德建造了避暑山庄，顾名思义就是在夏季时候避暑的场所。所以在夏季北方的人们也会选择海南或是空气比较凉爽的地方避暑，同时也能放松一下心情。尤其是在快节奏的生活状态下，能够使自己紧张的心情松弛一下，对健康是十分有利的。

小暑

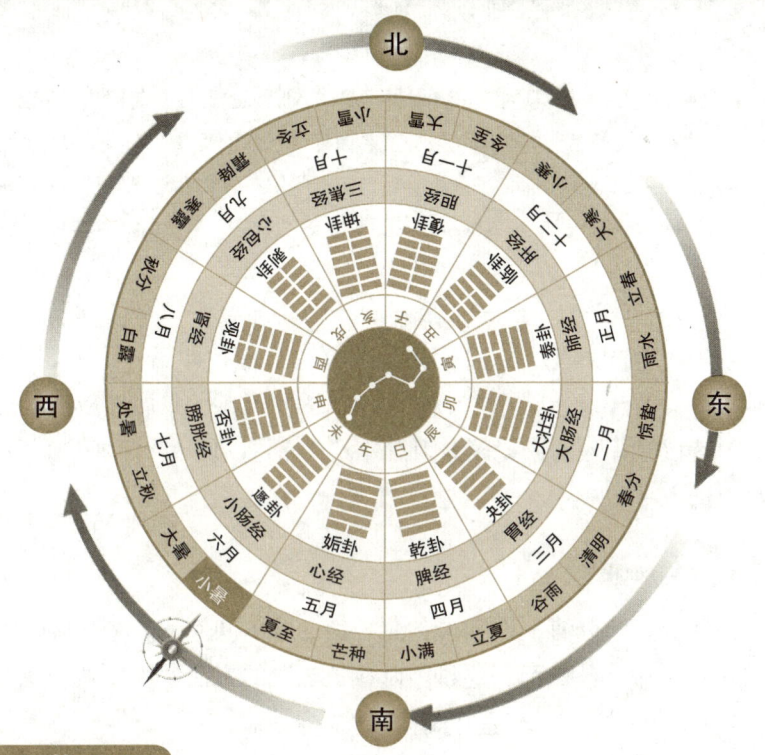

小暑季节特征

小暑三候。"初候温风至",其实这时节温度已经很高,所以这时的风已经是热风了,尤其是近百年来由于气候不断变暖,还经常出现"干热风"。所以,从现代气候学观点看,此候已入伏,应该是"热风至"才符合实际情况。"二候蟋蟀居壁",蟋蟀在地面上已经觉得很热,于是跑到屋檐下或树荫处乘凉了。"三候鹰如鸷","鸷"指凶猛,这时节鹰等猛禽哺育出的幼鸟飞出巢穴,开始捕食了。

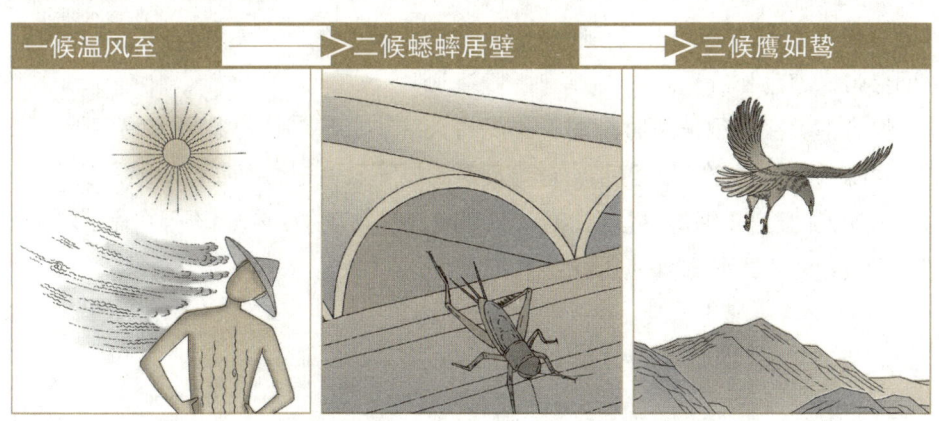

一候温风至 ➡ 二候蟋蟀居壁 ➡ 三候鹰如鸷

046 小暑时节"温"转"平"

"热在三伏","伏"即伏藏的意思,小暑正是进入伏天的开始,此时人们应当少外出以避暑气。而据调查,民间素有吃清凉消暑的食品以度过伏天的习惯。在具体的饮食上,与夏至前随_温补以养阳的状况相比,进入小暑后,应谨慎温补。因为进入小暑,时空的气已经明显由"气盛"转为"气缓",如果继续进补温性、热性食物,就会导致体内阳气积聚过多,从而引发内热。

做好小暑时节的养生,饮食上采用平补的方法,即温补去寒,阴补降热。根据人体此时容易出现上热下寒、外热内寒的状况,所以温补应在凌晨,滋阴宜在午后。凌晨温补入内,黄昏滋阴安外,从而可以使人上下相交,里外相济,不寒不热,情志平和。

● 以热抗热保健康

夏天,浑身大汗淋漓,许多人贪凉心切,冷水冲凉、冷水洗脚、吃冷饮等都成了最常见的做法。然而,这种"以冷抗热"的方法并不能真正凉快,甚至还可以致病。"以热抗热"才是更科学的养生方法。

热毛巾擦身。夏天,人的脸面和躯干难免多汗,及时擦汗可促使皮肤透气,但必须用热毛巾,才能适应人体降温节律。

洗热水澡。夏天洗冷水澡会使皮肤收缩,洗后反觉更热。而热水洗澡虽会多出汗,但能使毛细血管扩张,有利于机体排热。夏天该出汗时出汗,这才是符合自然规律和人体节律的方式。

热水洗脚。脚的脂肪层较薄,保温性差,极易受凉。若夏天经常用凉水冲脚,可能会使脚受凉遇寒,引起各种疾病。热水洗脚虽然当时感觉有点热,但事后反而会带来凉意和舒适。

喝热茶。冷饮只能暂时解暑,不能持久解热、解渴,热茶更容易解渴。喝热茶可刺激毛细血管普遍舒张,体温反而明显降低,是简便易行的绝妙良方。

另外,加强耐热锻炼,提高体温调节功能,热适应能力增强,不但可增强体质,还可有效地防止中暑和其他热证发生。

阳气过旺的表现——阳厥病

进入小暑，此时的空气已经明显由"气盛"转为"气缓"，如果继续进补温性、热性食物，就会导致体内阳气积聚过多，从而引发内热，导致阳厥病的发生。

- 无缘无故的大怒是阳厥病的外在的表现
- 正常的经脉突然剧烈跳动——阳厥病发生的前奏
- 强烈刺激导致内阳气逆乱，气郁积于体内而不能发泄

寒、热的产生

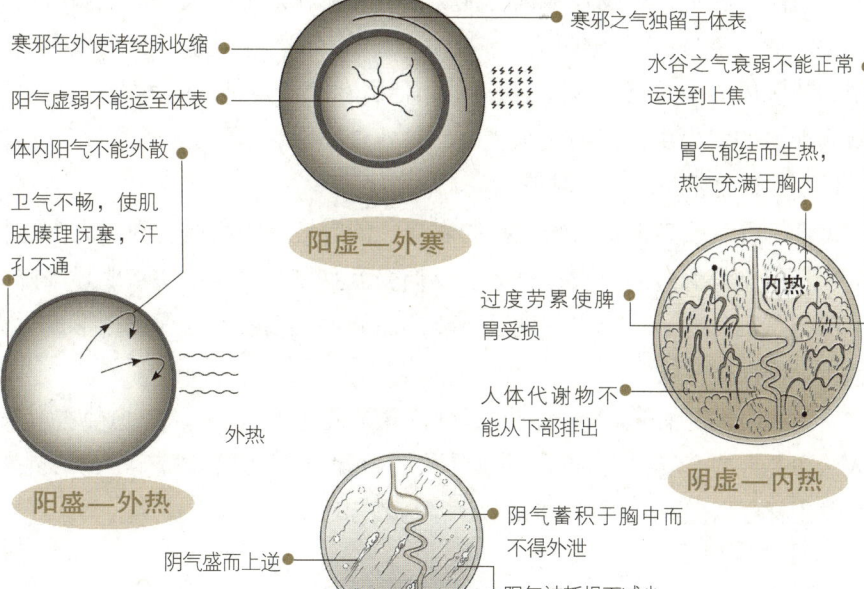

- 寒邪在外使诸经脉收缩
- 阳气虚弱不能运至体表
- 体内阳气不能外散
- 卫气不畅，使肌肤腠理闭塞，汗孔不通

阳虚—外寒

外热

阳盛—外热

- 寒邪之气独留于体表
- 水谷之气衰弱不能正常运送到上焦
- 胃气郁结而生热，热气充满于胸内
- 内热
- 过度劳累使脾胃受损
- 人体代谢物不能从下部排出

阴虚—内热

- 阴气盛而上逆
- 阴气蓄积于胸中而不得外泄
- 阳气被耗损而减少

阴盛—内寒

047 大暑物语（7月22日~24日）

大暑，是一年中最热的节气。其气候特征是："斗指未为大暑，斯时天气甚烈於小暑，故名曰大暑。"大暑正值中伏前后，在我国很多地区，经常会出现摄氏40度的高温天气，这时骄阳如烈火，大地上热气蒸腾，酷热难耐，阴雨时，天气闷得令人喘不过气来，人们手摇凉扇，头顶湿毛巾，想尽办法来对付暑热，但是仍然是炎热。这种天气并且持续长达一个月。大暑一般在每年公历7月22至24日，即农历的六月下旬，太阳已运行到黄经120度。当日正午用圭表测日影，影长为古尺三尺四寸，相当于今天的0.83米。

● 大暑季节特征

大暑时节即是喜温作物生长速度最快的时期，也是乡村田野蟋蟀最多的季节，我国有些地区的人们茶余饭后有以斗蟋蟀为乐的风俗。大暑也是雷阵雨最多的季节，有谚语说："东闪无半滴，西闪走不及。"意谓在夏天午后，闪电如果出现在东方，雨不会下到这里，若闪电在西方，则雨势很快就会到来，要想躲避都来不及。人们也常把夏季午后的雷阵雨称之为"西北雨"。并且还说大暑时的天气阴阳多变，相隔几米远的地方，有可能就是两种天气，就如唐代诗人刘禹锡的诗句："东边日出西边雨，道是无晴却有晴。"这也就是大暑时期的三候说的"三候大雨时行"。那么初候是指什么？"初候腐草化萤"，是指夏天可以看到很多的萤火虫在田间飞来飞去，寻找食物。"二候土润溽暑"，指这时候正是喜水性作物生长的最佳时节。

大暑前后气温高本是气候正常的表现，因为较高的气温有利于大春作物扬花灌浆，但是气温过高，农作物生长反而受到抑制，水稻结实率明显下降。华南西部入伏后，光、热、水都处于一年的高峰期，三者互为促进，形成对大春作物生长的良好气候条件。

炎热的大暑是茉莉、荷花盛开的季节，馨香沁人的茉莉，天气愈热香愈浓郁，给人洁净芬芳的享受。高洁的荷花，不畏烈日骤雨，晨开暮敛，诗人赞美它"映日荷花别样红"，生机勃勃的盛夏，正孕育着丰收。

大暑

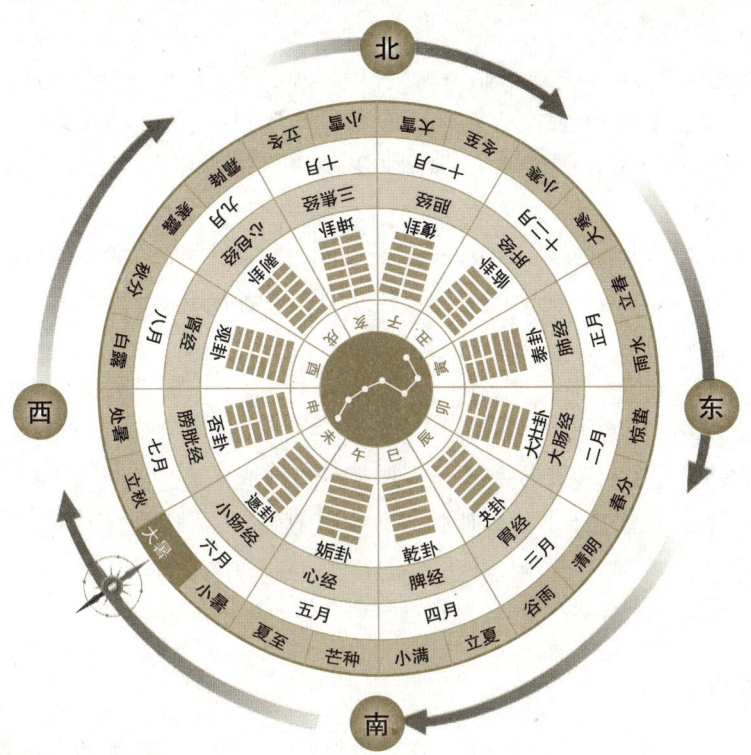

大暑季节特征

我国古代将大暑分为三候:"一候腐草为萤;二候土润溽暑;三候大雨时行。"萤火虫分水生与陆生两种,陆生的萤火虫产卵于枯草上,大暑时,萤火虫卵化而出,所以古人认为萤火虫是腐草变成的;二候是说天气开始变得闷热,土地也很潮湿;第三候是说时常有大的雷雨会出现,这大雨使暑湿减弱,天气开始向立秋过渡。

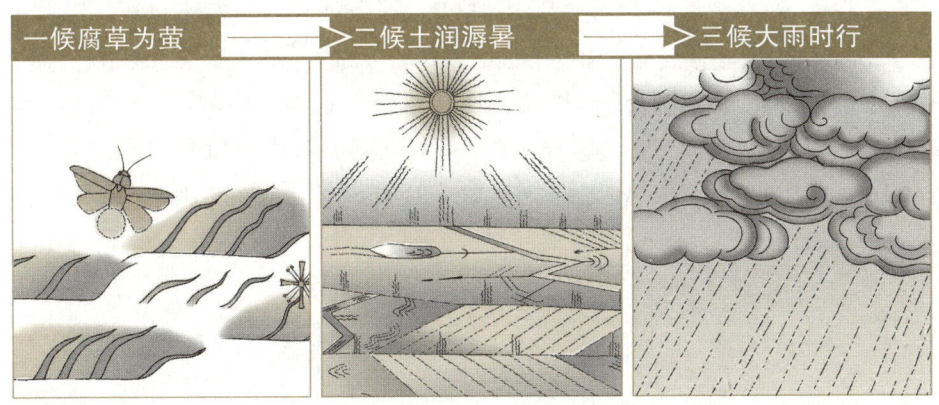

048 大暑防中暑，冬病夏来治

盛夏阳热下降，水气上腾，氤蕴熏蒸，湿气充斥，故在此季节，受湿邪侵害者较多。在中医学中，湿为阴邪，其性趋下，重浊黏滞，易阻遏气机，损伤阳气，而且暑湿之气容易乘虚而入，心气易于亏耗，尤其老人、儿童、体虚气弱者往往难以抵抗，导致中暑、疰夏等病。

当出现全身明显乏力、胸闷、头昏、心悸、大量出汗、口渴、恶心等症状时，多为中暑先兆。一旦出现上述症状，应立即将患者移至通风处休息，给病人喝些淡盐开水或西瓜汁、绿豆汤、酸梅汤等。

● 夏季预防中暑的方法

合理安排工作，注意劳逸结合；避免在烈日下暴晒；注意室内降温；睡眠要充足；讲究饮食卫生。有条件的人，进入夏季后，宜常服用一些芳香化浊，清解湿热之方，如鲜藿香叶、炒麦芽各 30 克，佩兰叶 10 克，甘草 3 克，飞滑石、水煎代茶饮；也可在暑热之季服用一些仁丹、十滴水等。

● 冬病夏治

大暑是全年阳气最盛的时节，在养生保健中常有"冬病夏治"的说法，故对于那些每逢冬季发作的慢性疾病，如慢性支气管炎、肺气肿、支气管哮喘、风湿痹证等阳虚证，是最佳的治疗时机。有上述慢性病的朋友，在夏季养生中尤其应该细心调养，重点防治。

以慢性支气管炎为例，可内服外用并举，具体方法：内服温肾壮阳的金匮肾气丸、左归丸等，每日二次，每次一丸，连服一个月。外敷药可选用白介子 20 克、甘遂 10 克、细心 12 克、元胡 15 克，同研细末，用姜汁调糊，分成六份，每次取一份摊在直径约 5 厘米的油纸或塑料薄膜上，贴在后背的肺俞、心俞、膈俞穴上或贴在双侧的肺俞、百劳、膏肓穴上，用胶布固定。一般贴 4～6 小时，如有灼痛感可提前取下，局部微痒或有温热舒适感可多贴几小时。须注意的是，每个伏天贴一次，每年三次，连续贴三年。这种内、外结合的治疗可以有效地根除或缓解症状。

五脏腧穴

脏腑腧穴的取穴方法可以按照文中的方法用稻草作量具，也可以采用数胸椎的方法，如肺俞在背部第三胸椎突下旁开1.5寸。

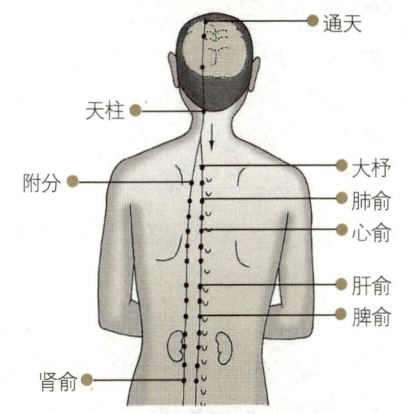

脏腑	背腧	所在椎数	脏腑	背腧	所在椎数
肺	肺俞	胸3	胃	胃俞	胸12
心包	厥阴俞	胸4	三焦	三焦俞	腰1
心	心俞	胸5	肾	肾俞	腰2
肝	肝俞	胸9	大肠	大肠俞	腰4
胆	胆俞	胸10	小肠	小肠俞	骶1
脾	脾俞	胸11	膀胱	膀胱俞	骶2

气机变化对人体的影响

气机变化	对人体的影响
气机上逆	暴怒时气机上逆，严重者会呕血及泻下没有消化的食物
气 缓	喜则营卫之气运行通畅，但过喜可使心气涣散
气 消	过悲则心系拘急，肺叶举，上焦不通，营卫之气不散，热留于内而正气耗于外
气 下	大恐伤肾，肾精受损。上闭塞不通，下气无法上行，致使下部胀满
气收、气泄	逢寒则肌肤腠理闭塞，营卫之气不能畅流，是为气收；受热则孔开，营卫之气随汗液而出，是为气泄
气 乱	大惊则心无依附，心神无归宿，心中疑虑不定
气 耗	过劳则气喘出汗，耗损体内和体表之气
气 结	久思则心气凝聚，心神归于一处，正气瘀滞而运行不畅

第二章 节气养生

049 "伏天"不要贪冷饮

"民以食为天",食疗养生我们已经讲了很多,就大暑时节而言,针对因酷热难耐的状况,人们常大量食用冷饮以降温防暑。但我们应明白,某些病人应该注意饮食禁忌,特别是食用冷饮方面,否则会影响健康。

具体而言,以下 8 类人群在食用冷饮时要特别注意。

高血压患者:如过多食冷饮,会使血管迅速收缩,造成血压升高。

胆囊炎、胆结石、胃肠病患者:过多食冷饮易引起胃痛、食欲下降,或因冷刺激胃黏膜,促使肠管蠕动加快,易诱发肠痉挛,引起腹痛、腹泻。

咽喉炎、支气管炎、支气管哮喘患者:因食冷饮刺激咽喉部,炎症会加重。食用后还会诱发咳嗽,从而导致旧病复发。

老年人:应少食或禁食冷饮。老年人因消化道功能减退,对冷饮的耐受性降低,若食入大量冷饮,会引起消化功能紊乱,诱发胃肠疾病。

龋齿、牙质过敏患者:这类病人吃冷饮会诱发牙痛。

肾病患者:饮料中的香精、色素、香料等成分,会加重肾小球过滤、排毒的负担妨碍肾功能,还会使水肿加重。

糖尿病患者:冷饮料一般含有较多糖分,病人食之可使血糖升高,导致病情加重。

十二指肠溃疡、慢性胃炎、慢性结肠炎、胆囊炎、消化不良患者,这些病人的消化系统功能较差,吃冷饮后容易刺激胃肠黏膜,加重病情。

炎热夏日,最难耐的莫过于脾胃了,此时气候炎热、潮湿,加上人体新陈代谢旺盛、体力消耗大,常使人脾胃受困,食欲不振。专家建议用饮食之法来调补,增加营养物质的摄入。达到祛暑消疲。营养物质应以清淡、滋阴食品为主,即"清补"。这时多吃点有滋补作用的食物,能起到益气养阴、增强体质的作用。鸭属水禽,鸭肉不仅富含蛋白质,还具有滋阴养胃、健脾补虚、利水消肿的作用。俗话说"大暑老鸭胜补药",中医认为,大暑进补宜食用鸭肉。鸭子既能补充营养,又能滋补五脏之阴,能祛除虚火之热,能和脏腑水道。根据中医"热者寒之"的原则,特别适合苦夏、上火、体内生热者食用。上年头的老鸭,比新鸭滋补疗效更好。

大暑时令食物排行榜

大暑时令食物排行榜

食物排行榜	①	②	③	④	⑤
食物名称	冬菇	紫菜	西瓜	百合	番茄
食物的五色	褐色	紫色	绿色	白色	红色
食物的五味	味甘	味甘、咸	味甘	味甘	味甘、酸
食物的性质	性平、凉	性寒	性寒	性寒	性微寒
食物的功效	补肝肾、健脾胃、益智安神、美容养颜	化痰软坚、清热利水、补肾养心	清热解暑、生津止渴、利尿除烦	清火、润肺、安神	生津止渴、健胃消食、清热解毒、降低血压
营养食谱	冬菇金针菜	发菜鸡卷	西瓜皮卤肉	西芹炒百合	番茄烧豆腐
搭配禁忌	忌与鹌鹑肉、河蟹同食	无	忌与羊肉同食	忌与猪肉食用	忌与蟹、水獭肉同食
不适合人群	顽固性皮肤瘙痒者	腹痛便溏及脾胃虚寒者	口腔溃疡、糖尿病患者	感冒风寒咳嗽、脾胃虚寒，腹泻便溏者	服用抗凝血药物者

第二章 节气养生

051 立秋物语（8月7日~9日）

立秋在每年的8月7日至9日，即农历七月上旬，这时太阳黄经为135度。从这一天开始，天高气爽，月明风清，气温由热逐渐下降。但是我国地域辽阔幅员广大，纬度、海拔高度不同，立秋这一天不可能同时进入凉爽的秋季。从其气候特点看，立秋由于盛夏余热未消，秋阳肆虐，特别是在立秋前后，很多地区仍处于炎热之中，故素有"秋老虎"之称。气象资料表明，这种炎热的气候，往往要延续到九月的中下旬，天气才真正能凉爽起来，但是这时的气温已经不像是夏季的气温，立秋之后清晨和晚间空气已经十分凉爽，只是中午的气温仍然会很高。

● 立秋季节特征

立秋之后也有明显的特征来表明三候。初候的天气已经凉爽，因为这个时节不再而在刮炎热的夏天时常刮偏南风，而开始刮偏北风，所以有"初候凉风至"之说。"二候白露降"，由于白天日照仍很强烈，夜晚的凉风刮来形成一定的昼夜温差，空气中的水蒸气凝洁成了露珠，于是人们习惯上把它说成是霜降。三候时，树上的蝉食物充足，温度适宜，在微风吹动的树枝上得意地鸣叫着，好像告诉人们炎热的夏天过去了，人们就把三候说成"寒蝉鸣"。三候的说法并不能完全说明立秋的天气状况，根据多年的经验总结，立秋在三伏天的末尾阶段，虽然早晚有些凉风，可中午时分的气温仍然很高，这时的降雨量也减少了，地表温度有时甚至可超过头伏和二伏，所以人们还习惯把这时叫作"秋老虎"。

● 立秋迎秋之俗

在我国封建社会时期，还有立秋迎秋之俗，每到此日，封建帝王们都亲率文武百官到城郊设坛迎秋。此时也是军士们开始勤操战技，准备作战的季节。由此可见立秋日为何如此的重要。

立秋

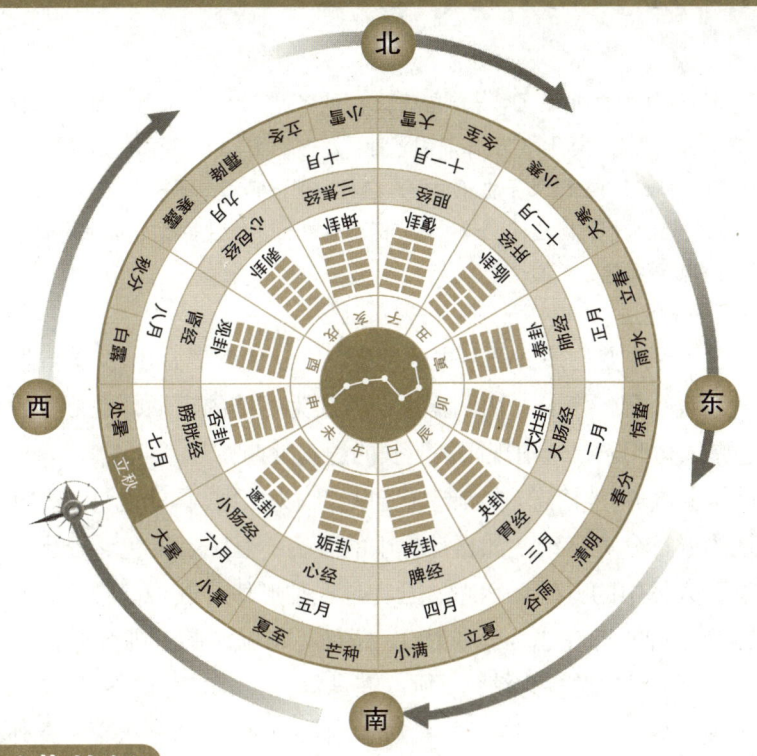

立秋季节特征

　　初候的天气已经凉爽，因为这个时节不再而在刮炎热的夏天时常刮偏南风，而开始刮偏北风，所以有"初候凉风至"之说。"二候白露降"，由于白天日照仍很强烈，夜晚的凉风刮来形成一定的昼夜温差，空气中的水蒸气容易凝洁成露珠，于是人们习惯上把它说成是霜降。三候时，树上的蝉食物充足，温度适宜，在微风吹动的树枝上得意地鸣叫着，好像告诉人们炎热的夏天过去了，人们就把三候说成"寒蝉鸣"。

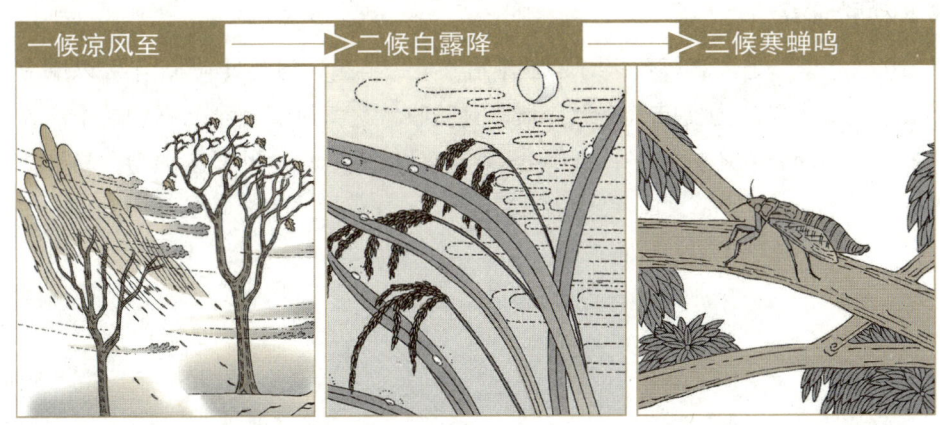

052 立秋养生养收之道

立秋是进入秋季的初始，《管子》中记载："秋者阴气始下，故万物收。"在秋季养生中，《素问·四气调神大论》指出："夫四时阴阳者，万物之根本也，所以圣人春夏养阳，秋冬养阴，以从其根，故与万物沉浮于生长之门，逆其根则伐其本，坏其真矣。"此乃古人对四时调摄之宗旨，告诫人们，顺应四时养生要知道春生夏长，秋收冬藏的自然规律。要想达到延年益寿的目的就要顺应之，遵循之。

整个自然界的变化是循循渐进的过程，立秋的气候是由热转凉的交接节气，也是阳气渐收，阴气渐长，由阳盛逐渐转变为阴盛的时期，是万物成熟收获的季节，也是人体阴阳代谢出现阳消阴长的过渡时期。

秋季养生，凡精神情志、饮食起居皆以养收为原则，具体地讲，把中医理论中，事物属性的五行分类归纳：如自然界中的五音、五味、五色、五化、五气、五方、五季。人体中的五脏、六腑、五官、五种形体、五种情志、五声。由此可见，秋内应于肺，肺在志为悲（忧），悲忧易伤肺，肺气虚则机体对不良刺激的耐受性下降，易生悲忧之情绪，所以在进行自我调养时切不可背离自然规律，循其古人之纲要"使志安宁，以缓秋刑，收敛神气，使秋气平；无外其志，使肺气清，此秋气之应，养收之道也"。

● 精神调养

要做到内心宁静，神志安宁，心情舒畅，切忌悲忧伤感，即使遇到伤感的事，也应主动予以排解，以避肃杀之气，同时还应收敛神气，以适应秋天容平之气。

● 起居调养

立秋之季已是天高气爽之时，应开始"早卧早起，与鸡具兴"，早卧以顺应阳气之收敛，早起为使肺气得以舒展，且防收敛之太过。立秋乃初秋之季，暑热未尽，因而着衣不宜太多，否则会影响机体对气候转冷的适应能力，易受凉感冒。

五行配象图

古人用五行来解释宇宙间一切问题，用五脏与五行、五色、五味、五音等对应，来解释疾病产生的原因，判断在外界因素的影响下，五脏六腑所出现的变化。

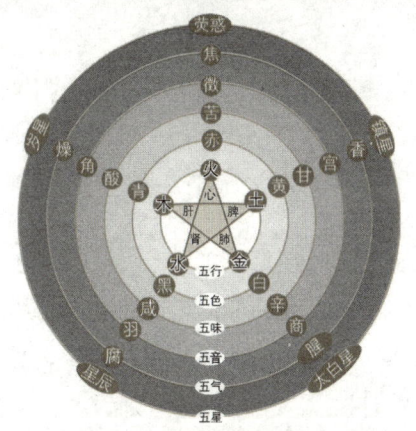

五色、五味、五声

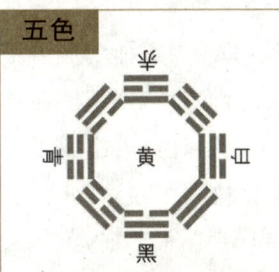

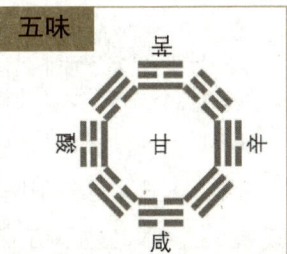

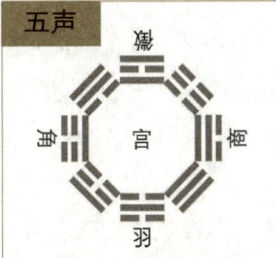

五色即青、赤、黄、白、黑。五色分别与人体内的五脏对应。其中，青色与肝对应，赤色与心对应，黄色与脾对应，白色与肺对应，黑色与肾对应。

五味即酸、甘、苦、辛、咸。五味可以养五脏，但过食则伤五脏。

五声即宫、商、角、徵、羽。五声分别对应人体内的五脏。肝对角，心对徵，脾对宫，肺对商，肾对羽。

疾病的乘传

五脏中的任何一脏感受了邪气都可能会传给其他脏，根据传播的距离长短可以表现出五种疾病。除此之外，忧、恐、悲、喜、怒五种情志因素也会引起五脏气虚，其中一个脏器因为情志影响而气虚，相克的脏气会乘其虚。所以疾病的转变一共有五五二十五种变化。

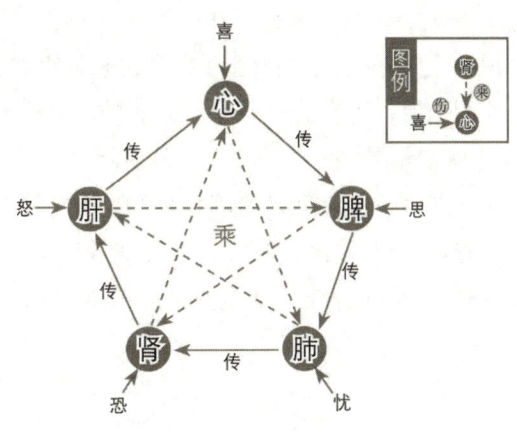

053 处暑物语（8月22日~24日）

处暑，是暑气结束的时节，"处"含有躲藏、终止的意思，顾名思义，处暑表明暑天将近结束。《月令十二集解》曰："七月中，处，止也，暑气至此而止矣。"这时的三伏天气已过或接近尾声，所以称"暑气至此而止矣。"

处暑一般在每年的公历8月22至24日，太阳此时运行到黄经150度，当日正午用圭表测日影，影长为古尺五尺三寸二分，相当于今天的1.313米，当晚观测北斗七星的斗柄指向申的方位，也就是西南方。这个阶段一般在农历七月，又叫申月。

● 处暑季节特征

处暑分三候。"初候鹰祭鸟"，这时大地上的鸟类更多了，为鹰捕食提供了更多的机会，于是老鹰将捕到但是吃不完的鸟放到地上，就像是在祭祀。二候就是说田间的农作物，此时气温下降，于是草木开始发黄，顿时觉得出现了肃杀之气，于是称二候为"天地始肃"。三候时，田间的农作物到了收割的阶段，于是人们就开始忙碌收获，所以说"三候禾乃登"。并且还会出现"谷到处暑黄""家家场中打稻忙"的秋收景象。另外，处暑后的绵绵秋雨时常会光顾大地，所以农民朋友要特别注意气象预报，抓住每一个晴天，不失时机地做好秋收工作。

● 处暑习俗

处暑是真正的收获季节，田间果树上已经挂满了成熟了的果实等着人们采摘，庄稼，如大豆、玉米、花生等农作物也到了收获的季节。为了庆祝这收获的喜悦，人们还喜欢举行隆重的仪式来祭祀农神，非常热闹，这种仪式其实不只是答谢神灵，还有另外一层含义就是祈求神灵保佑能有个好的收成。

《东京梦华录·秋社》载："八月秋社，各以社酒相赉送，贵戚宫院以猪羊肉、腰子、肚肺、鸭饼、瓜姜之属，且作棋子样片，滋味调和铺于饭上，谓之社饭，请客供养。"有些地区还搭起戏台，请戏班子唱大戏，有的村庄乡镇，白天敲锣打鼓绕村寨游行庆秋社，表达自己的喜悦心情，可见人们对于丰收的期盼。

处暑

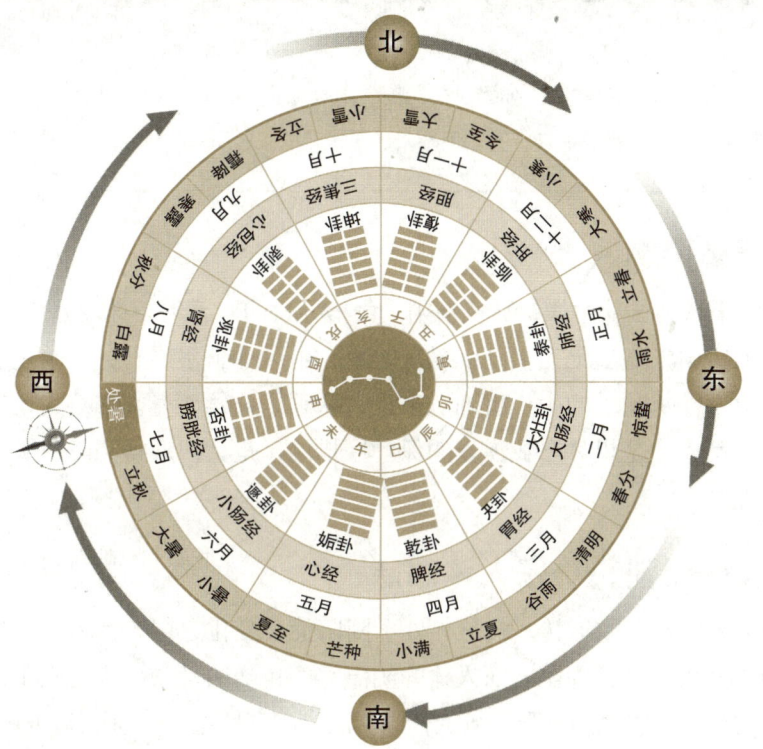

处暑季节特征

处暑分三候。"初候鹰祭鸟",这时大地上的鸟类更多了,为鹰捕食提供了更多的机会,于是老鹰将捕到但是吃不完的鸟放到地上,就像是在祭祀。二候就是说田间的农作物,此时气温下降,于是草木开始发黄,顿时觉得出现了肃杀之气,于是称二候为"天地始肃"。三候时,田间的农作物到了收割的阶段,于是人们就开始忙碌收获,所以说"三候禾乃登"。

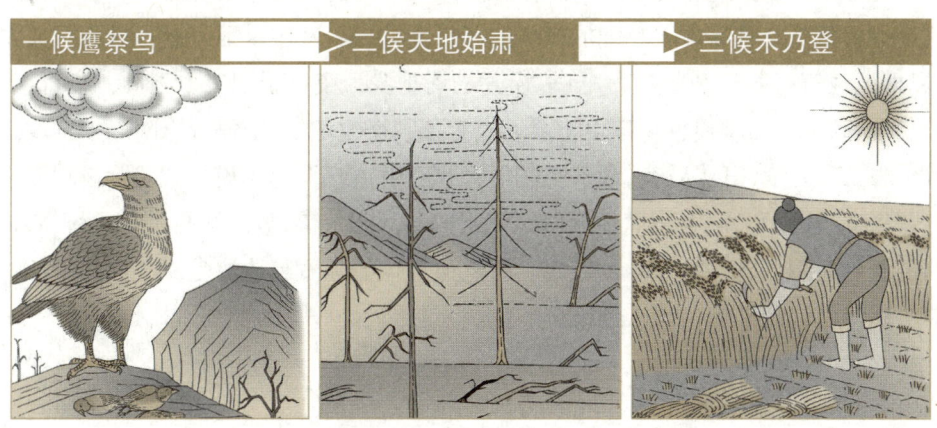

一候鹰祭鸟　二候天地始肃　三候禾乃登

054 处暑秋乏至，健康睡中来

俗语有曰："春困秋乏"，处暑时节，天气由热转凉，人的机体同时进入到了一个周期性的休整阶段，身体会有懒洋洋的疲劳感，这叫作"秋乏"，它是一种自然生理现象。

● 暑湿必困脾

中医学认为：秋主燥，耗气伤阴，气虚导致四肢乏力，神疲懒言。处暑时，早晚温凉，中午气温仍然很高，暑湿较重，中医称暑湿困脾，这也是感到疲乏的原因之一。从秋乏的生物机理上来说，秋乏是补偿盛夏季带给人体超常消耗的保护性反应，是机体自我恢复的保护性措施，是体内取得阴阳平衡的一种过渡生理现象。

● 昼夜阴阳消长决定人体寤寐

由于天体日月的运转，自然界处于阴阳消长变化之中，其表现为昼夜的交替出现，昼为阳，夜为阴。而人体的阴阳之气也随着消长而变化，于是就有了寤和寐的交替。寤属阳为阳气所主，寐属阴为阴气所主。《灵枢·营卫生会》言："日入阳尽而阴受气矣夜半而大会，万民皆卧，命曰合阴；平旦阴尽而阳受气，如是无已，与天地同纪"。《灵枢·口问》对此又进一步解释为：夜半"阳气尽，阴气盛，则目瞑"；白昼"阴气尽而阳气盛，则寤矣"。

● 睡眠的生理基础是营卫运行

人的寤寐变化是以人体营气（营气是行于脉中，富有营养作用的气）、卫气（卫气是行于脉外，具有保卫功能的气）的运行为基础，其中以卫气运行最为相关。《灵枢·卫气行》曰："卫气一日一夜五十周于身，夜行于阴二十五周，夜行于阳二十五周。"而《灵枢·营卫生会》也有相同得说法："卫气行于阴二十五度，行于阳二十五度，分为昼夜，故气至阳而起，至阴而止。"这里说的"起"指起床，止即入睡。由此可见，当卫气行于阴时则阳气尽而阴气盛，故形静而入寐；行于阳，则阴气尽而阳气盛，故形动而寤起。所以说人体的睡眠与清醒是受心神的指使，神静则寐，神动则寤；情志过极则难寐。

事物的阴和阳

阴与阳是一个相对的概念，它的内涵极其丰富。无论是具体的还是抽象的，大的还是小的，都可以划分出阴与阳。整个宇宙就是阴中有阳，阳中有阴。

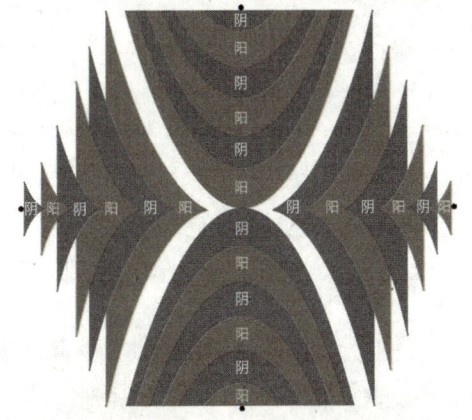

自然界						属性	人体				
天	太阳	白天	上午	明	热	阳	体外	体表	上身	腑	活动
地	月亮	晚上	下午	暗	寒	阴	体内	体内	下身	脏	睡眠

营气、卫气与麻痹

麻痹的出现与营卫之气运行失调有关，而营卫失调又是由于邪气的入侵，所以解决办法最好是泻去体内的邪气。

解决办法
泻邪，使体内营卫之气畅行

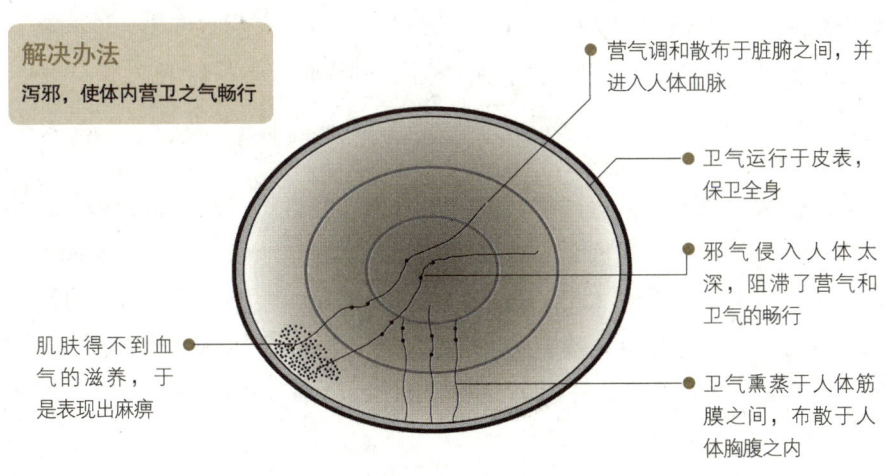

- 营气调和散布于脏腑之间，并进入人体血脉
- 卫气运行于皮表，保卫全身
- 邪气侵入人体太深，阻滞了营气和卫气的畅行
- 卫气熏蒸于人体筋膜之间，布散于人体胸腹之内
- 肌肤得不到血气的滋养，于是表现出麻痹

055 处暑饮食，三餐有别

处暑时节，人们开始重视饮食补身。因为经过炎热的夏天，身体耗损大，立秋之后，气温逐渐下降，人们的胃口开始被激活，所以会习惯性地想到饮食补身。天气转凉时节，调补一下身体是有必要的。但是到底该怎样调补才有益健康呢？传统医学认为，根据三秋时节的不同气候特点，我们应该在饮食上有所侧重。

● 早秋饮食

以甘平为主，多食水果蔬菜，少食辛辣、煎炸、烧烤类食物。早秋气候干燥，汗液蒸发快，体内水分和营养素流失多，要及时补充水分和水溶性维生素。多食水果和绿叶蔬菜等甘平食物，可以增强脾脏活动，使肝脾活动协调。可选择胡萝卜、莲藕、梨、蜂蜜、芝麻、银耳、木耳、淡茶、果汁饮料、豆浆、牛奶、番茄、香蕉、大枣、莲子、禽蛋、糯米、豆腐、葡萄、菜汤等。少食辣椒、酒、韭菜、大蒜、葱、姜、茴香等。

● 中秋饮食

要清淡甘酸，滋阴敛肺。宜适当进食酸味食物，如蜂蜜、核桃、芦根、乳制品、百合、银耳、萝卜、秋梨、香蕉、藕等，减少辛辣食物，做好温补。有饮酒习惯者可适量少喝点酒，其中白酒、黄酒一定要加温；脸无痘、面不红者，若有吃辣味的习惯，可适当吃些辣椒、胡椒之类食物；主食以吃精白面补气为好；喜欢吃酸味者，可适量吃些酸味食品，酸味主收敛；喜欢吃红枣、桂圆者，早晨可吃几颗；少吃萝卜，萝卜泄气，中气不足的人吃萝卜易耗气。

● 晚秋饮食

适当进补，健脾补肺。日常饮食中要增加一些含热量高，蛋白质、钾、钙等矿物质以及维生素丰富的食物。适当进补，增强体质，可增加抗寒能力。可选择人参、黄芪、山药、大枣、莲子、百合、甘草、鸭肉、鸡肉等。再次，多食用一些清热安神之品也是减少秋乏的方法之一，如莲子、蜂蜜、糯米、芝麻、银耳、百合、黄鱼、海蜇、芹菜、干贝、海带、菠菜、豆类及奶类。

处暑时令食物排行榜

处暑时令食物排行榜

食物排行榜	①	②	③	④	⑤
食物名称	茄子	葡萄	红薯	辣椒	鸡蛋
食物的五色	紫色	紫红色	粉色	红、绿、黄色	红、白色
食物的五味	味甘	味甘、微酸	味甘	味辛	味甘
食物的性质	性凉	性平	性平	性热	性平
食物的功效	清热凉血，消肿解毒	补肝肾，益气血，生津液，利小便	补脾益气，宽肠通便，生津止渴	温中健胃，散寒燥湿，发汗	养心安神，补血，滋阴润燥
营养食谱	烧茄饼	葡萄丝糕	薯粉蜜膏	青椒炒豆豉	肉碎煎蛋
搭配禁忌	忌与黑豆、蟹同食	忌与四环素同食	忌与雀肉同食	忌与羊肝、南瓜同食	忌与鹅肉、茶同食
不适合人群	脾胃虚寒、哮喘者	糖尿病患者、便秘、脾胃虚寒者	胃酸多者、素体脾胃虚寒者	痔疮、眼病患者、肠胃不佳者	患有肾脏疾病者

第二章 节气养生

057 白露物语（9月7日~9日）

每年的阳历9月7日至9日为白露。白露是个典型的秋天节气，气温下降速度很快，夜间气温已达到水汽凝结成露的条件，露水在清晨的田野上晶莹剔透，因露珠呈白色而得名白露。农历言："斗指癸为白露，阴气渐重，凌而为露，故名白露。"《礼记·月令》篇记载这个节气的景象"盲风至，鸿雁来，玄鸟归，群鸟养羞。"是说这个节气正是鸿雁南飞避寒，百鸟开始储存干果粮食以备过冬。可见白露实际上是天气转凉的象征。

农谚说："白露秋分夜，一夜凉一夜"，这表明夏季的热空气已经被秋季的冷空气所替代，因为此时太阳的直射位置南移，北半球的日照时间越来越短，得到的热量就越来越少，加上冷空气带走了地面的热气，于是气温就会迅速的下降，天气变得越来越冷。

● 白露季节特征

白露分为三候，初候是指从这时开始北方温度渐渐变得很低，于是大雁成群结伴的飞往南方过冬，这就是所说的"初候鸿雁来"；"二候玄鸟归"，玄鸟就是我们所说的燕子，燕子也是因为北方的气温逐渐降低，而飞往南方过冬；三候的天气会更冷，鸟儿为了适应天气的变化都要换上丰厚的羽毛，来迎接寒冷冬天的到来，同时秋季也是一个收获的季节，各种鸟儿都可以觅到自己喜欢的食物，所以说"三候鸟养羞"，这里的"羞"就是指鸟儿的食物。

● 收获与播种

白露时节日照时间短，气温下降快，农田里的夏秋作物即将成熟或者是已经成熟，农民们辛勤的在田中收获庄稼。除了收获之外，农民们也要为播种做准备，尤其是黄河中下游地区播种冬小麦是一年中最重要的农事活动之一。

白露对农作物的播种及收获有着重要的影响，于是在有些地区就出现了过白露节的现象。因为这是个收获的季节，人们就在这一天将收获的粮食或者瓜果蔬菜拿出来供奉神灵，祈祷神灵保佑明年有一个好收成。

白露

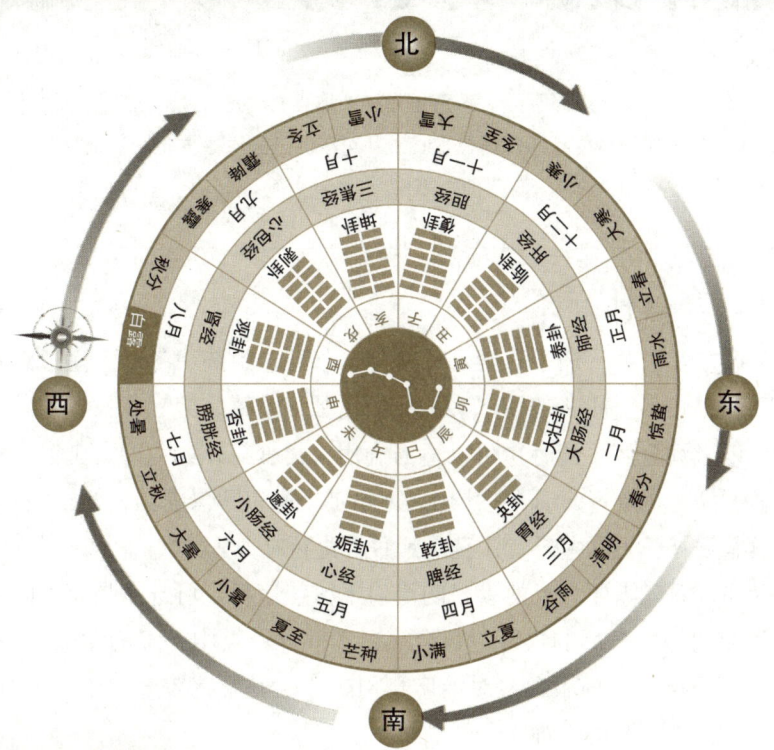

白露季节特征

白露分为三候，初候是指从这时开始北方温度渐渐变得很低，于是大雁成群结伴的飞往南方过冬，这就是所说的"初候鸿雁来"；"二候玄鸟归"，玄鸟就是我们所说的燕子，燕子也是因为北方的气温逐渐降低，而飞往南方过冬；三候的天气会更冷，鸟儿为了适应天气的变化都要换上丰厚的羽毛，来迎接寒冷冬天的到来。

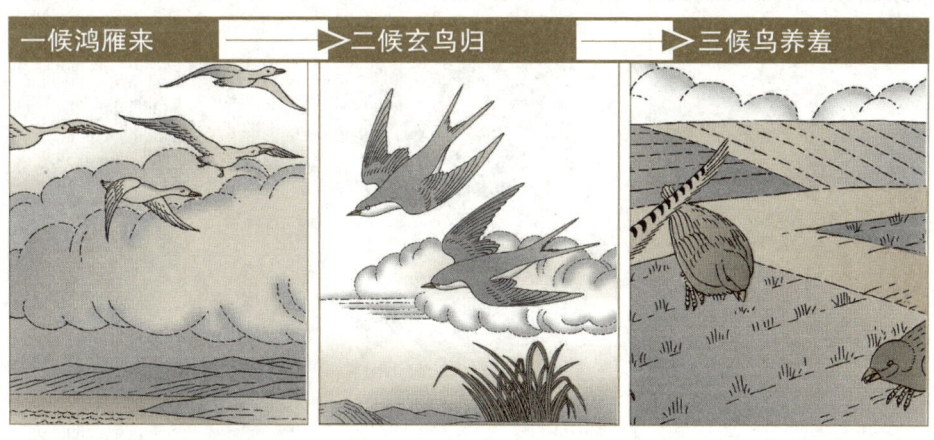

一候鸿雁来 → 二候玄鸟归 → 三候鸟养羞

058 润肺养阴，正气内存

《内经》曰："正气内存，邪不可干。"意思是说人体正气旺盛时，邪气就没有机会侵袭机体，自然也就会保持健康的身体状态。通过饮食进补可以促进阳气生发、涵养正气。此时无论药补还是食补，建议选用"补而不缺""防燥不腻"的平补之品。

● 首先，在食补方面

蔬菜可多食白菜、茄子、银耳、紫菜、草菇、山药、冬瓜、南瓜、扁豆等。借助秋季蔬果较多之机，选用水多滋润的柑橘、金橘、梨、苹果、葡萄、鲜枣、西瓜等，以滋润生津；此时也可以适当选用肉类食品，如兔肉、鸡肉、鹌鹑肉、鸭肉、鱼、牛奶、鸡蛋等，可以弥补热天之不足。患有脾胃虚弱、消化不良的患者，可选用具有健补脾胃的莲子、山药、扁豆等进行补养。

在食补方面还需要注意的就是防治口干唇焦症状，可选用具有滋阴、润肺、养胃、生津的补益作用的银耳、百合等滋养润燥、益中补气的食品。银耳用水浸泡发后，煮烂，加糖服食，对治疗和预防"秋燥"有较好的效果；百合也有养肺阴、滋肺燥、清心安神之功效。

● 其次，在药补方面

成品补剂可选用人参银耳晶、琼玉膏、二冬膏、杞菊地黄丸、二精丸、灵仙散、胡麻散等，药类建议选用党参、麦门冬、天冬、百合、茯苓等。

百合	麦门冬	梨

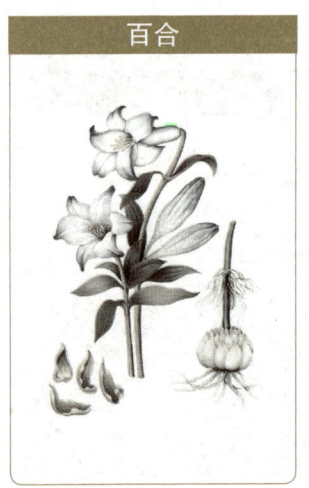 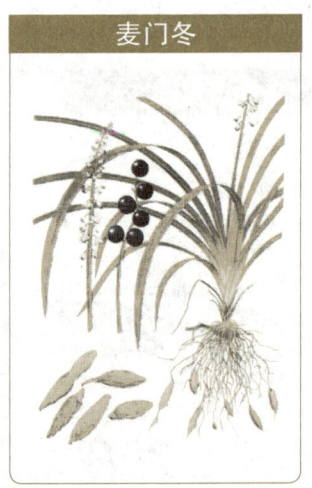 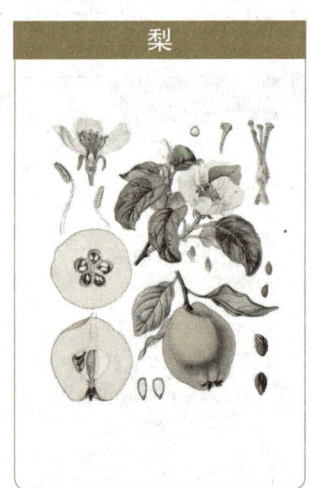

白露时令食物排行榜

白露时令食物排行榜

食物排行榜	1	2	3	4	5
食物名称	萝卜	豆角	杏仁	蘑菇	薏米
食物的五色	白、红、绿色	绿色	棕黄色	灰、褐色	白色
食物的五味	味辛、甘	味甘	味甘、苦	味甘	味甘
食物的性质	性平	性平	性温	性凉	性微寒
食物的功效	消积滞、化痰清热、下气宽中、解毒	解渴健脾、补肾止泄、益气生津	祛痰止咳、平喘；润肠下气开痹	消食，清神，平肝阳	健脾、渗湿、止泻、排脓
营养食谱	白萝卜煲羊腩汤	排骨炖豆角	银耳杏仁鹌鹑汤	鲜蘑益脾汤	薏苡瓜瓣桃仁汤
搭配禁忌	忌与胡萝卜、橘子同食	无	忌与小米、猪肉、栗子同食	忌与醋同食	无
不适合人群	脾胃虚寒者、慢性胃炎、胃溃疡患者	腹胀者	婴儿慎服，阴虚咳嗽及泻痢便溏者	便泄者	孕妇、便秘者

第二章 节气养生

060 秋分物语（9月22日～24日）

秋分是二十四节气中被最早使用的两个节气（春分、秋分）之一。每年的公历9月22日至24日交秋分。秋分日太阳黄经为180度。按旧历说，秋分刚好是秋季九十天的中分点。正如春分一样，阳光几乎直射赤道，昼夜时间的长短再次相等。从这一天起，阳光直射的位置继续由赤道向南半球推移，北半球开始昼短夜长。《春秋繁录》中记载："秋分者，阴阳相半也，故昼夜均而寒暑平。"可见秋分是夏季的结束，秋季的开始，我们甚至可以认为秋季就是从这一天开始的。从这一天开始我国大部分地区已经进入了凉爽的秋季，并且雨水开始频繁，但是雨水量不会很大，可雨水的到来也会使天气变得寒冷。

● 秋分季节特征

从各种表现来看，秋分是一个反映季节变化的节令，是根据日照变化而定的。秋分之后我国的所有地区都变得昼长夜短，北方的秋天很早就到来了，进入冬天也是比较早的，而南方的秋天则比北方的要长一些，秋天甚至可以延伸到冬季的开始。由于有这样的特征秋分的三候也就有自己的特点。就秋分来说，就是进入秋天的开始，这之后暖空气减少，温度降低，水分蒸发减少，减少了冷暖空气的交汇，也就没有了雷声和闪电，所以初候被说成是"雷始收声"；"二候蛰虫坯俯户"就是说冬眠的动物和昆虫已经开始为冬眠做准备。"三候水始涸"，就是指这时的水开始干枯。

● 秋分收获忙

秋分这段时间虽然气温渐渐的地下来了，可是却是一个收获喜悦的时节。因为这时空气清新，秋风凉爽，不在有夏季的炎热，没有冬日里的那种寒冷，同时又是一个收获的季节，金黄的玉米已挂满房前屋后，成熟的老南瓜，被煮成南瓜粥，发出阵阵香气，各种秋果也已开始收获，苹果、橘子、梨，熟透了的瓜果摆满地，满囤的粮食，满筐的果子，看着这些五颜六色的果子，人人乐得合不拢嘴，就连这些微风都好像在向人们撒娇，时不时地吹动着人们的衣襟和头发。

秋分

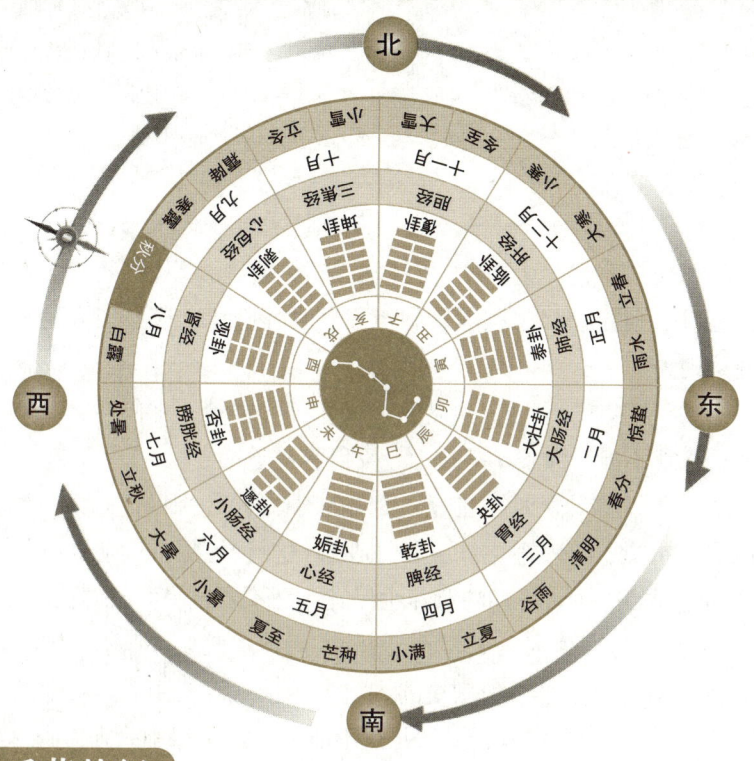

秋分季节特征

就秋分来说，就是进入秋天的开始，这之后暖空气减少，温度降低，水分蒸发减少，减少了冷暖空气的交汇，也就没有了雷声和闪电，所以初候被说成是"雷始收声"；"二候蛰虫坯俯户"就是说冬眠的动物和昆虫已经开始为冬眠做准备；"三候水始涸"，就是指这时的水开始干枯。

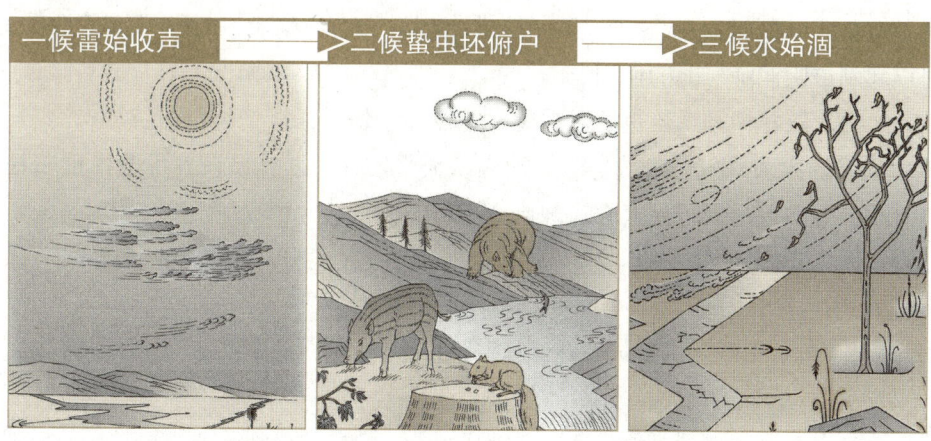

061 秋冻时节的养生法则

秋分节气作为昼夜时间相等的节气，人们在养生中也应本着阴阳平衡的规律，使机体保持"阴平阳秘"的原则，按照《素问·至真要大论》所说："谨察阴阳之所在，以平为期"，阴阳所在不可出现偏颇。

传统中医极其重视养生中的"春捂秋冻"，研究发现，"秋冻"有其自身遵循的自然规律，但是盲目"秋冻"不但不会强壮身体，还会使人生病。秋冻时节的保健法则如下：

第一，掌握"冻"之度。倘若秋末天气已经很冷，却仍然穿着单衣，冻得身体打战，那就不但增强不了抵抗力，反而容易着凉了。

第二，把握"冻"之时。在节气变更的时候不要"秋冻"。节气变更的时候对生命的影响很大，许多危重病人往往在节气变化之际，病情会突然恶化。因此在秋凉的时候要比平时更加注意养生保健，而不要轻易尝试"秋冻"。

第三，解密"冻"之人，具体就是要因人而异。秋冻，是健康人的养生方法。若是病人，特别是有呼吸系统病史的人，如慢性气管炎患者、哮喘病人、感冒患者则不宜"秋冻"。老年人、婴幼儿也不能冻着。年纪小的人，身体没有发育成熟，无力耐寒。而年纪大的人，身体已经衰老，免疫力差，也应及时躲避导致疾病的"邪气"，而不能冒着严寒强顶。

此时最适宜的养生方法就是随时注意天气变化，加强体育锻炼。根据气候变化及时增减衣服，如果气温急剧下降还一味追求"秋冻"，不仅不能强身健体，还会适得其反。秋季身体锻炼，重在益肺润燥，如练吐纳功，叩齿咽津润燥功。调节饮食应以温润为主，多食芝麻、核桃、乳品、蜂蜜、糯米、甘蔗、雪梨等食物，可以起到滋阴润肺养血的作用。

此时，做好精神调养也非常重要。重点在于培养乐观情绪，保持神志安宁，避免秋季的肃杀之气，收敛神气，适应秋天平容之气。体质调养可选择重阳登高观景，登高远眺，可使人心旷神怡，所有的惆怅、忧郁顿然消散。

秋分养生讲究阴阳平衡

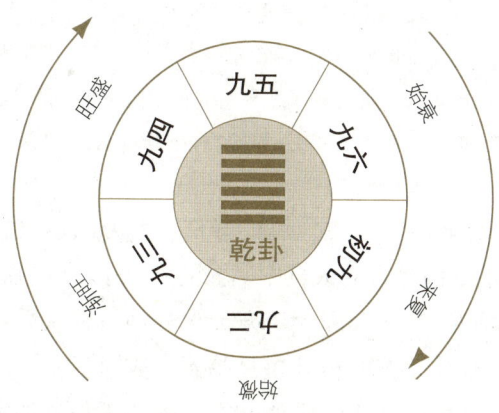

阴阳不是一成不变的，无论是阴还是阳，都是按照"始微—渐盛—旺盛—盛极—始衰—来复"这样一种模式不断的变化。当阳发展到极点必然会向阴的一面转化；同样，当阴发展到极点，也必然会向阳的一面转化。所以，养生必须善于调节自己的七情六欲，并根据寒暑变化调节自己的养生方式，以维持体内的阴阳调和。

秋分八月中坐功图

功法：每天丑时至寅时之间，盘坐，两手掩耳，十指向后相对，上体向左侧倾，至极而止。再慢慢向右侧倾。左右动作相同，方向相反，各做十五次。然后，叩齿、咽津、吐纳。

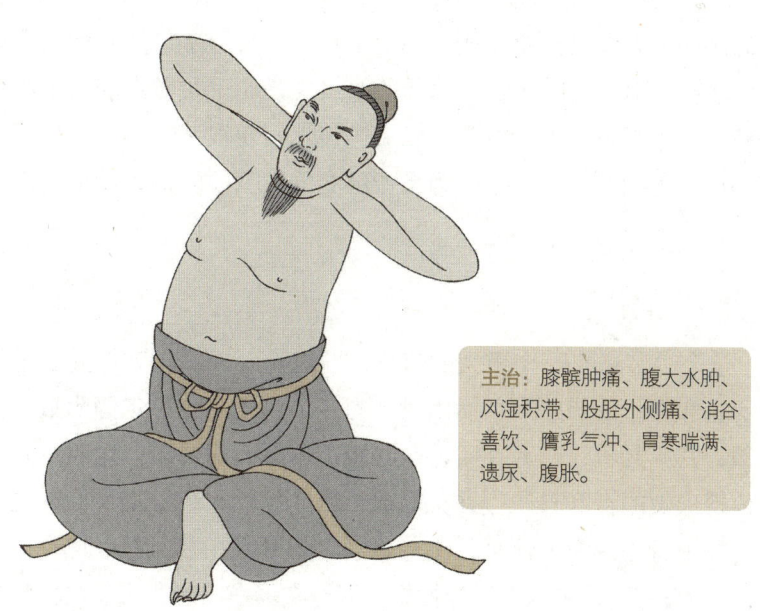

主治：膝髌肿痛、腹大水肿、风湿积滞、股胫外侧痛、消谷善饮、膺乳气冲、胃寒喘满、遗尿、腹胀。

寒露物语（10月8日～9日）

寒露是一个反映气候变化特征的节气，与白露时相比气温下降了很多，地面上的露水也更冷了，因此称为寒露。一般寒露时节是在每年公历 10 月 8 日至 9 日这两天，寒露当天太阳到达黄经 195 度。当日正午用圭表测日影，影长为古尺八尺二寸，相当于今天的 2.018 米，夜晚观测北斗七星的斗柄指向戌的方位，也就是西北方，这个阶段一般在农历九月。

这个时节南方和北方依然差别比较大，随着气温的降低，北方的空气更加寒冷，有些地方还会出现零星的雪花，而南方的天气则明显的变凉了。《清嘉录》载："寒露乍来，稻穗已黄，至霜降乃刈之。"因此南方大部分地区，秋季真正的到来是在寒露之后，偶然间看见几片发黄的树叶也是等到寒露之后了。北方的大部分地区，寒露之后秋收已经完成，那么农民们又有了新的工作，那就是整理农田，深翻土地。"寒露到立冬，翻地冻死虫"，由于地表温度逐渐降低，准备蛰伏越冬的虫子以及一些地下虫卵被翻地时晾到地表或被破坏了孔洞，就会被冻死。

● 寒露季节特征

寒露三候为："一候鸿雁来宾；二候雀入大水为蛤；三候菊始黄华。"一候中的鸿雁来宾即是鸿雁排成"一"字形或"人"字形的队列大举南迁；二候中的大水即大海，古时传说，海边的蛤贝类是由三种雀鸟潜入水中变成的，深秋天寒，雀鸟都不见了，古人看到海边突然出现很多蛤蜊，并且贝壳的条纹及颜色都与雀鸟相似，所以便以为是雀鸟变的；三候的菊始黄华是说此时菊花已普遍开放。

● 九九重阳节

这个时节还有一个重大的节日，那就是九九重阳节。关于重阳节的命名和来历也和古代的历法有关。因为《易经》中把"六"定为阴数，把"九"定为阳数，九月九日，日月并阳，两九相重，故而叫重阳，也叫重九，古人认为是个值得庆贺的吉利日子，并且从很早就开始过此节日。人们在这一天中进行很多有益于身心健康的活动，比如登山，既可以在登山时锻炼身体，又可以观看大好风景；赏菊，可以陶冶情操，三五好友聚在一起还可以培养感情；吃重阳糕、喝菊花酒对身体有益，所以说重阳节的活动是浪漫的。

寒露

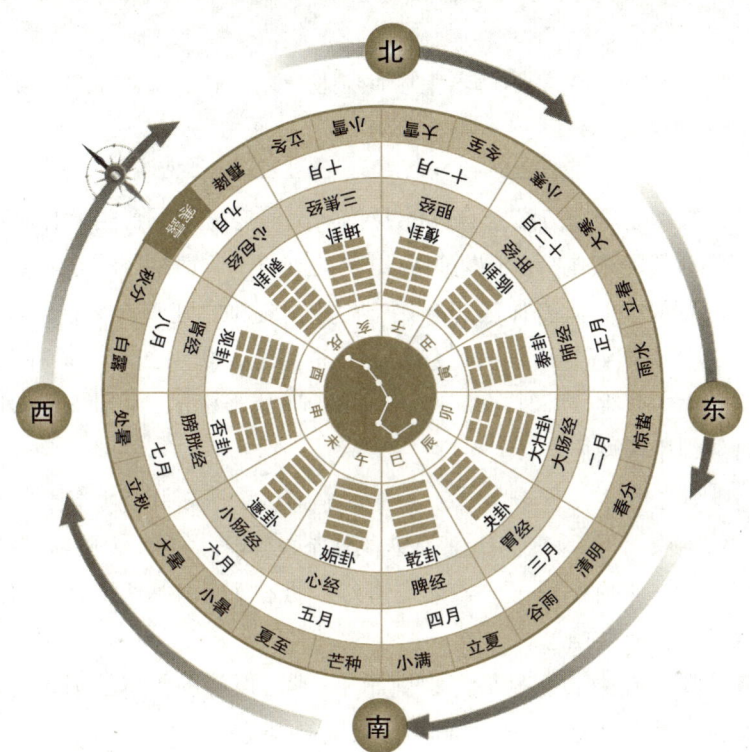

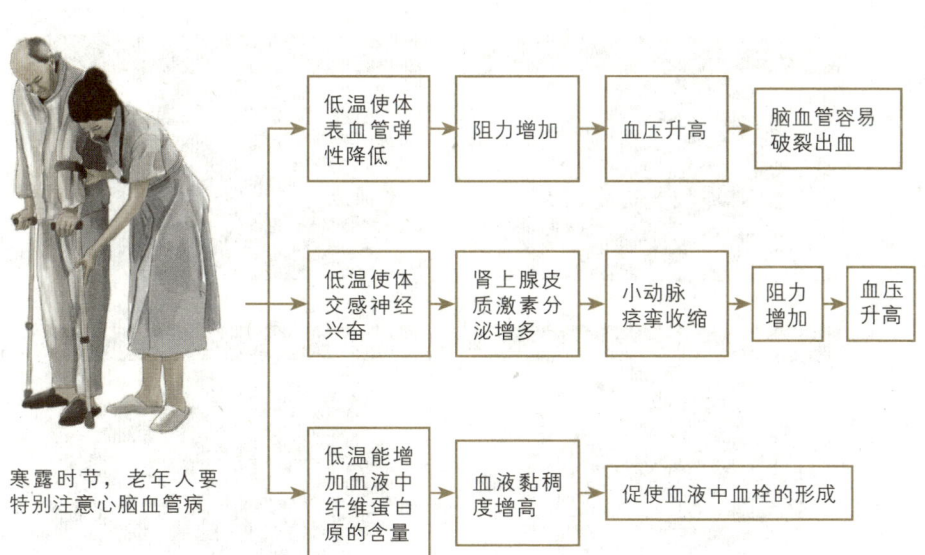

寒露时节，老年人要特别注意心脑血管病

低温使体表血管弹性降低 → 阻力增加 → 血压升高 → 脑血管容易破裂出血

低温使体交感神经兴奋 → 肾上腺皮质激素分泌增多 → 小动脉痉挛收缩 → 阻力增加 → 血压升高

低温能增加血液中纤维蛋白原的含量 → 血液黏稠度增高 → 促使血液中血栓的形成

第二章 节气养生

063 防秋燥，养生饮品学问大

秋冬时节的特征是冷燥，人体出汗少，极易伤津液。所以饮食调养要以柔润为主，做到喝茶、喝水再喝汤。这样才能补津液之不足。

第一，饮水原则：应结合自己的身体状况和需求，配合生活作息时间，分散在不同的时段摄取水分。谨防等到口渴甚至嗓子"冒烟"了才想起喝水。因为当感到口渴时，其实身体已经开始产生脱水现象。建议大家，清晨空腹饮1杯温开水，具有很好的清洁肝脏和胆、促进排泄、防治便秘、稀释血液浓度、增强抗寒能力的效果。同时在晚上睡觉前1小时饮半杯水，可补充呼吸时带走的水分，减轻口干舌燥症状。

第二，饮茶养生：秋季最好的养生饮品莫过于茶。红茶、绿茶均可。在因人而异的饮茶原则下，妇女、儿童宜饮淡绿茶；胃病者、老年人应以饮红茶为宜；便秘者、术后病人宜喝绿茶；如果是体力劳动者宜喝浓绿茶；若是脑力劳动者喝点高级绿茶，有助神思。

第三，喝汤方法：通常人们夏天喝的是消暑解热的汤水。深秋时节，喝汤可选萝卜汤、百合红枣汤、豆腐青菜汤、牛羊肉炖萝卜汤等。

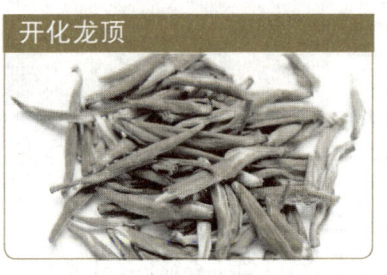

开化龙顶

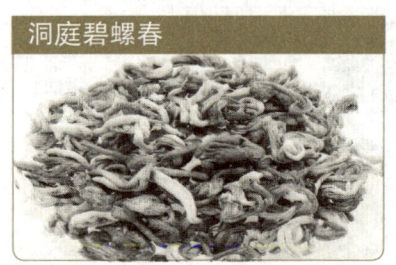

洞庭碧螺春

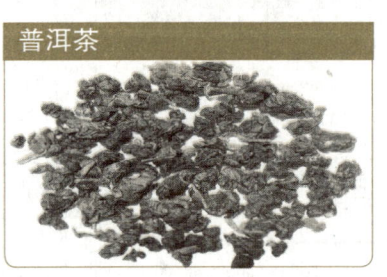

普洱茶

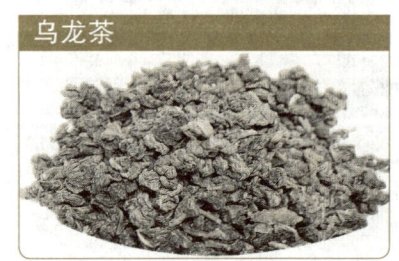

乌龙茶

寒露时令食物排行榜

寒露时令食物排行榜

食物排行榜	①	②	③	④	⑤
食物名称	红薯	土豆	紫菜	枣	柿子
食物的五色	粉色	黄褐色	紫色	红褐色	红色
食物的五味	味甘	味甘	味甘、咸	味甘	味甘酸
食物的性质	性平	性平	性寒	性平	性微寒
食物的功效	补脾益气，宽肠通便，生津止渴	健脾利湿，解毒消炎，降糖降脂，活血消肿，美容	化痰软坚，清热利水，补肾养心	补益脾胃，滋养阴血，养心安神，缓和药性	生津止渴、健胃消食、清热解毒、降低血压
营养食谱	薯粉蜜膏	火腿土豆泥	发菜鸡卷	山楂大枣莲子粥	西瓜番茄汁
搭配禁忌	忌与雀肉同食	忌与雀肉同食	忌与柿子、柿饼同食	忌与海鲜、葱同食	忌与黄瓜同食
不适合人群	胃酸多者、素体脾胃虚寒者	糖尿病患者	腹痛便溏及脾胃虚寒者	肝炎、糖尿病患者等	糖尿病患者、胃寒的老人等

第二章 节气养生

065 霜降物语（10月23日~24日）

霜降是秋天的最后一个节气，在每年公历的10月23日至24日，这是一个反映物候变化的节令。这天太阳运行到黄经210度，当日正午用圭表测日影，影长为古尺九尺一寸六分，相当于今天的2.05米，夜晚观测北斗七星的斗柄指向戌的方位，也就是西北方，这个阶段一般在农历九月，也叫戌月。

霜降表示天气更冷了，露水凝结成霜。《月令七十二候集解》："九月中，气肃而凝，露结为霜矣。"古籍《二十四节气解》中说："气肃而霜降，阴始凝也。"可见"霜降"表示天气逐渐变冷，开始降霜。气象学上，一般把秋季出现的第一次霜叫作"早霜"或"初霜"，而把春季出现的最后一次霜称为"晚霜"或"终霜"。从终霜到初霜的间隔时期，就是无霜期。也有把早霜叫"菊花霜"的，因为此时菊花盛开，北宋秋季大文学家苏轼有诗曰："千树扫作一番黄，只有芙蓉独自芳。"

其实在这个时节，虽然霜降会给农作物造成一定的影响，但是它还可以给原本毫无生机的秋天带来另外一种意想不到的惊喜。随着秋天的到来农作物也停止了生长，但是一些树木在经过秋霜的抚慰之后，开始漫山遍野地变成红黄色，在太阳光的照射中，像一片燃烧的红霞，为具有肃杀气息的秋天描上了重重的一笔；除了深秋的红叶美景外，荷塘中的荷叶经过霜打以后，叶片下垂但茎秆却依然挺立，形成另外一种美景，这样的美景被无数的画家和摄影家所描绘、记录，给人们留下了众多的深秋美景图画，使我们在感叹萧条之余，可以欣赏到大自然带给人们的美的享受。

● 霜降季节特征

霜降分三候。初候豺乃祭兽，豺是一种野兽，猎获其他野兽时会先排列出来再吃，看起来就好像是在祭拜天地；二候草木黄落，也就是到了这个时候绿色植物纷纷枯黄掉落；三候蛰虫咸俯，是指各种要过冬的小虫开始静止不动，准备封严洞口过冬了。

霜降也是向冬天过渡的一个节气，因为此时气温已经比较低，很接近冬天的天气了。

霜降

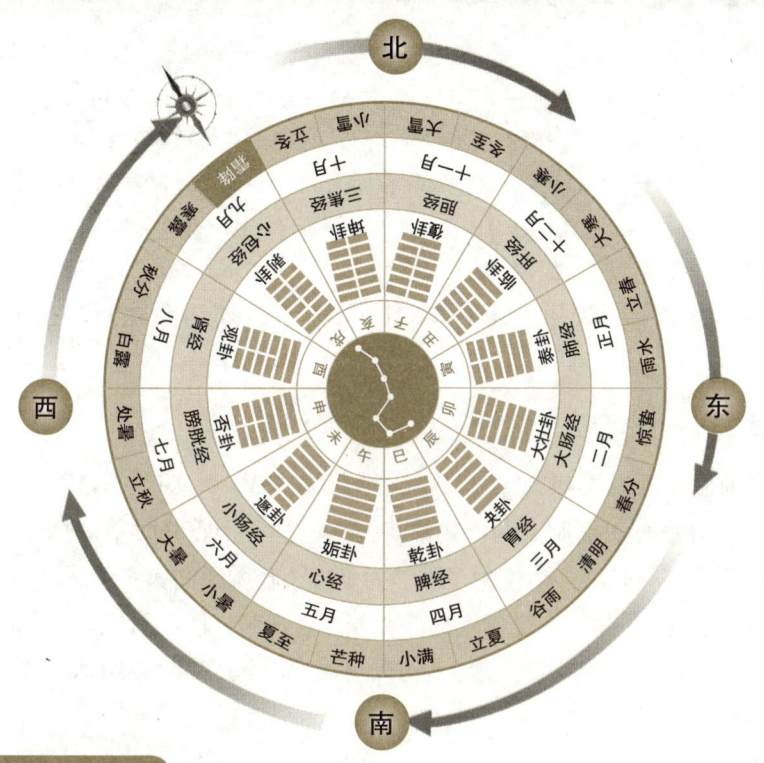

霜降季节特征

霜降分三候。初候豺乃祭兽，豺是一种野兽，猎获其他野兽时会先排列出来再吃，看起来就好像是在祭拜天地；二候草木黄落，也就是到了这个时候绿色植物纷纷枯黄掉落；三候蛰虫咸俯，指各种要过冬的小虫开始静止不动，准备封严洞口过冬了。

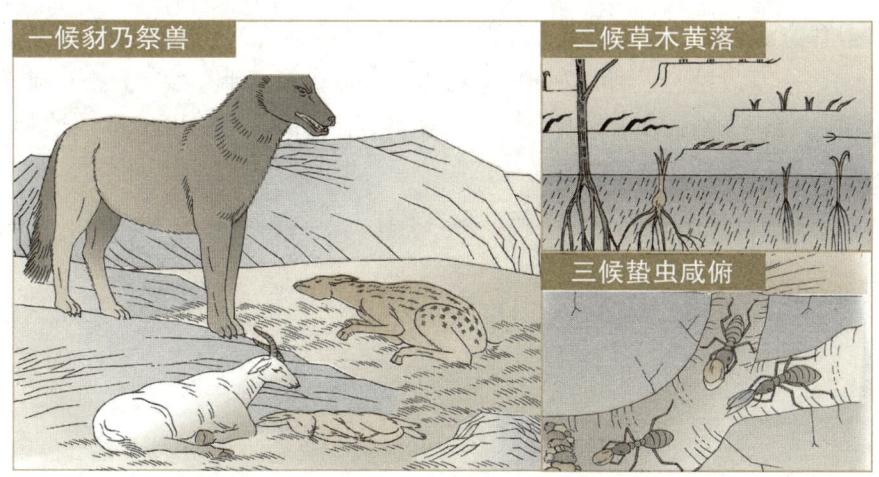

066 霜降养生勤坐功

霜降节气，是秋天的最后一个节气，按中医理论，此节气为脾脏功能处于旺盛时期，由于脾胃功能过于旺盛，易导致胃病的产生。所以此节气是慢性胃炎和胃、十二指肠溃疡病复发的高峰期。由于寒冷的刺激，人体的自主神经功能发生紊乱，胃肠蠕动的正常规律被扰乱；人体新陈代谢增强，热量消耗增多，胃液及各种消化液分泌增多，食欲改善，食量增加，必然会加重胃肠功能负担，影响已有溃疡的修复。因此，在寒冷的深秋及冬天，要特别注意自我保养，增强自我保健意识。下面介绍两种坐功方法来帮助你做好霜降的养生保健。

● 霜降九月中坐功

霜降前后，气温下降，阳气微而天地万物毕成。本功以"霜降"命名，正是顺应这一时令特点而制定的气功锻炼方法，适宜于霜降时节锻炼，可从霜降锻炼到立冬。霜降时节人体疾病多表现为足太阳膀胱经的病变。《灵枢·经脉篇》说："膀胱足太阳之脉……是动则病冲头痛，目似脱，䭋不可以屈，是主筋所生病者，痔、疟、狂、癫疾、目黄、泪出、鼽衄。"上述病症采用本法锻炼，有较好的防治作用。

具体方法：每日凌晨三至七点时，平坐，伸展双手攀住双足，随着脚部的动作用力，将双腿伸出去再收回来，如此做五至七次，然后牙齿叩动三十六次，调息吐纳，津液咽入丹田九次。

● 转腰导引功

具体方法：端坐于椅子上，两脚分开与肩同宽，大腿与小腿呈 90 度角，躯干伸直，全身放松，下颌向内微收。端坐全身放松，两手叉腰。大指在前，其余四指在后，含胸，两肩内收，向左转到极限，再向右转到极限为 1 次，共做 64 次。

适应病症：肚腹冷，气机不畅，胸闷不舒。

霜降九月中坐功

每日凌晨三至七点时，平坐，伸展双手攀住双足，随着脚部的动作用力，将双腿伸出去再收回来，如此做五至七次，然后牙齿叩动三十六次，调息吐纳，津液咽入丹田九次。

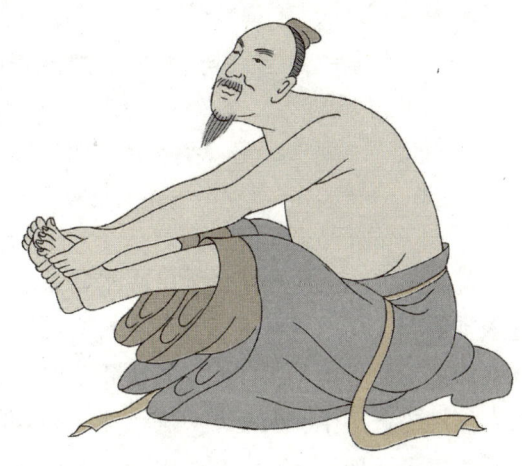

转腰导引功

端坐于椅子上，两脚分开与肩同宽，大腿与小腿呈90度角，躯干伸直，全身放松，下颌向内微收。端坐全身放松，两手叉腰。大指在前，其余四指在后，含胸，两肩内收，向左转到极限，再向右转到极限为1次，共做64次。

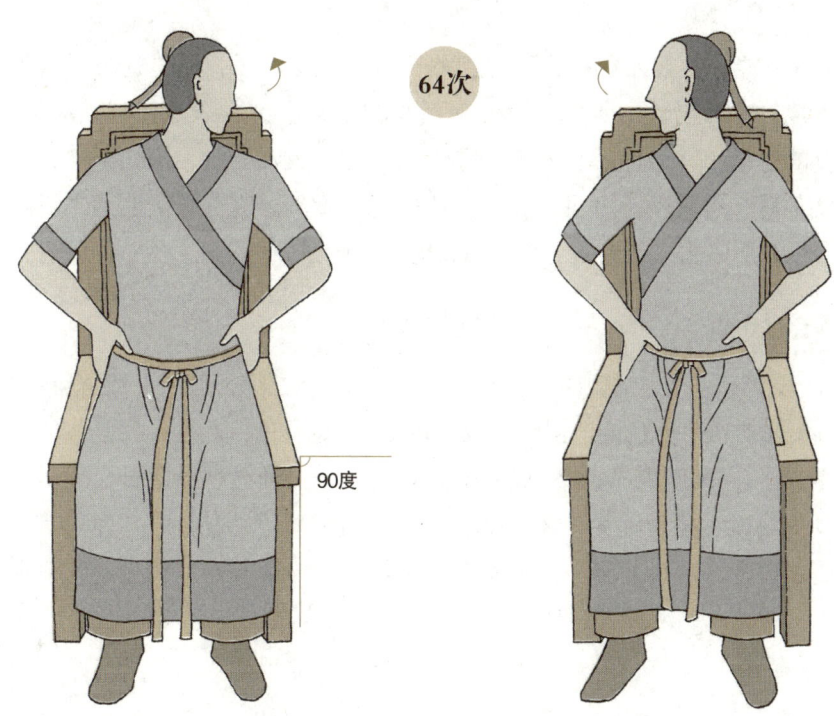

067 立冬物语（11月7日~8日）

"立冬"在每年公历的11月7日至8日，我国古时民间习惯以立冬为冬季的开始，《月令七十二候集解》说："立，建始也，"又说："冬，终也，万物收藏也。"立冬这天太阳到达黄经225度，正午用圭表测日影，影长为古尺一丈两寸三分，相当于今天的2.501米，夜观北斗七星，斗柄指向亥的方位，也就是西北方，这个阶段一般在农历的十月。

立冬前后，我国大部分地区降水显著减少。东北地区大地封冻，农林作物进入越冬期；江淮地区"三秋"已接近尾声；江南正忙着抢种晚茬冬麦，抓紧移栽油菜；而华南却是"立冬种麦正当时"的最佳时期。此时水分条件的好坏与农作物的苗期生长及越冬都有着十分密切的关系。华北及黄淮地区一定要在日平均气温下降到4℃左右，田间土壤夜冻昼消之时，抓紧时机浇好麦、菜及果园的冬水，以补充土壤水分不足，改善田间小气候环境，防止"旱助寒威"，减轻和避免冻害的发生。江南及华南地区，及时开好田间"丰产沟"，搞好清沟排水，是防止冬季涝渍和冰冻危害的重要措施。

● 立冬季节特征

立冬分三候。一候水始冰，这时河水已经开始结冰了，只是这时候看见的还是小冰凌；二候地始冻，这时节气温降到0℃以下，土地的表层已开始冻结了，随着温度的继续下降，冻层会不断加厚；三候雉入大水为蜃，雉指野鸡，蜃为大蛤，立冬后，野鸡便不多见了，而海边却可以看到外壳与野鸡的线条及颜色相似的大蛤。所以古人认为雉到立冬后便变成大蛤了。

● 立冬的民俗

在古代，立冬是相当重要的日子。在这一天，天子去郊外迎冬，并赐群臣冬衣。后来的制度也有很多效仿的。《吕氏春秋·孟冬》："是月也，以立冬。先立冬三日，太史谒之天子，曰：'某日立冬，盛德在水。'天子乃斋。立冬之日，天子亲率三公九卿大夫以迎冬于北郊。还，乃赏死事，恤孤寡。"高诱注："先人有死王事以安边社稷者，赏其子孙；有孤寡者，矜恤之。"并且在这一天还有吃倭瓜饺子的习俗，可见立冬节被人们当作十分重要的节日来过。

立冬

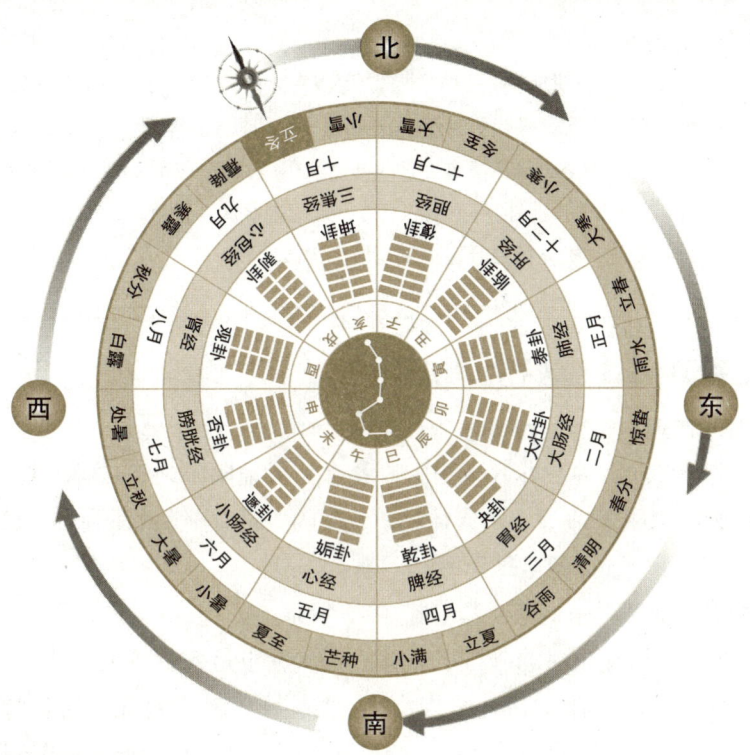

立冬季节特征

立冬分三候。一候水始冰,这时河水已经开始结冰了,只是这时候看见的还是小冰凌;二候地始冻,这时节气温降到0℃以下,土地的表层已开始冻结了,随着温度的继续下降,冻层会不断加厚;三候雉入大水为蜃,雉指野鸡,蜃为大蛤,立冬后,野鸡便不多见了,而海边却可以看到外壳与野鸡的线条及颜色相似的大蛤。所以古人认为雉到立冬后便变成大蛤了。

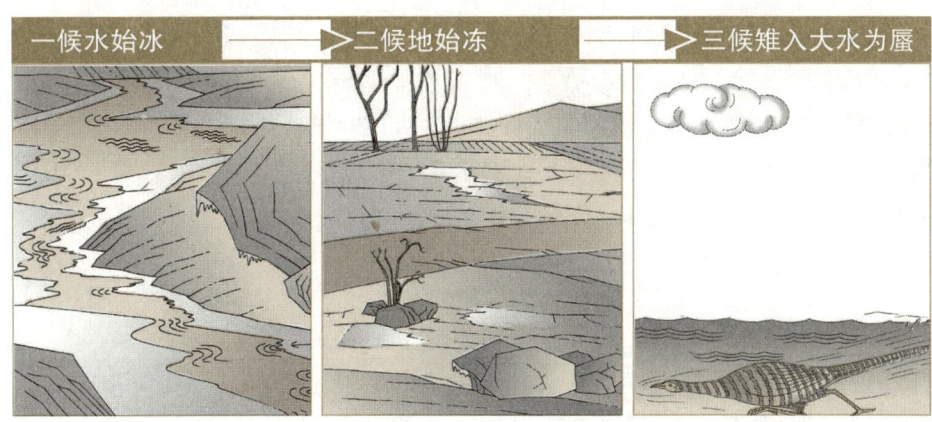

一候水始冰　→　二候地始冻　→　三候雉入大水为蜃

068 立冬时节进补注意事项

膏方是立冬之后进行进补的理想方法，它可以有效的藏养气血，恢复体内精力。所谓膏方，它是一种具有高级营养滋补和治疗预防综合作用的成药，属于中医里丸、散、膏、丹、酒、露、汤、锭八种剂型之一。立冬过后，人与自然相应，精血内藏，各脏腑功能趋于沉静内敛潜藏的状态，而阳气易呈现相对不足的状态。这时内服滋补膏方，不仅是强壮身体之法，也为来年春夏万物复苏、机体精力旺盛提供充沛的物质基础。

● 进补膏方应注意以下几点。

(1) 时间选择

最好在冬至以后的数九寒天为宜。冬至是天地阴阳之气交替的枢机，阴盛阳衰，阴极生阳，一阳萌动，是人体阴阳气交的关键时刻，此后则进入数九寒天，因此，冬令进补应选择冬至日开始。

(2) 补肾为先

我们知道，精是生命的基础，人体之根本，也是各脏腑组织器官功能活动最基本的物质基础。在五脏与季节的对应关系上，冬季对应于肾。肾主封藏，为藏精之本，内寓元阴元阳，因而冬令进补大多以补肾精为要旨。

(3) 辨证施治

应该注意药物的寒、热、温、凉，因人而异，辨证选方。冬令进补的药性属温性的较多，在温热养阳的同时，应以温而不散，热而不燥为宜。对于阴虚的病人，尤应注意阴精的填补，而阴精的充沛，也有利于阳气的化生充足。

(4) 膳药兼施，相得益彰

在进补膏方时，若结合膳食调理，疗效会更佳。在膳食调理时，建议结合各人不同的体质进行辨证选用膳食。偏于阳气亏虚者，可选食狗肉、雀肉、海虾、海参、黑枣、鸡肉等。偏于气阴两亏者，可选食一些补益气阴之品，如木耳、莲藕、鸭肉、鳖肉、兔肉等。偏于气虚者应配合选食一些健脾益气的食物，如糯米、山药、大枣、胡萝卜、粟米、粳米、泥鳅等。

立冬时令食物排行榜

立冬时令食物排行榜

食物排行榜	①	②	③	④	⑤
食物名称	鸡肉	大白菜	萝卜	海带	大枣
食物的五色	红白色	白色	白、红、绿色	绿褐色	红褐色
食物的五味	味甘	味甘	味辛、甘	味咸，有腥味	味苦
食物的性质	性微温	性平	性平	性寒	性平
食物的功效	温中补脾，益气养血，补肾益精	通利肠胃，养胃生津，利尿通便，清热解毒	消积滞、化痰清热、下气宽中、解毒	泄热利水、止咳平喘、祛脂降压、散结抗癌	补益脾胃，滋养阴血，养心安神，缓和药性
营养食谱	姜椒煨鸡块	醋熘白菜	白萝卜煲羊腩汤	海带冬瓜苡米汤	山楂大枣莲子粥
搭配禁忌	忌与芝麻、菊花、芥末、糯米、李子、大蒜、鲤鱼、鳖肉、虾、兔肉同食	忌与维生素K同食	忌与胡萝卜、橘子同食	忌与甘草同食	忌与海鲜、葱同食
不适合人群	实证、热证或邪毒未清者	腹泻者、气虚胃寒者	脾胃虚寒者、慢性胃炎、胃溃疡患者	脾胃虚寒、身体消瘦者	胃病患者、腹部胀气者

第二章 节气养生

070 小雪物语（11月22日~23日）

小雪，是反映降水变化的季节，这天太阳运行到黄经240度，用圭表测日影，影长为2.74米，也就是古尺的一丈一尺八分，杆影显然比立冬时要长了很多。这天是公历11月22日或23日。

关于小雪也有很多的历史记载，比如在《月令七十二候集解》中说："10月中，雨下而为寒气所薄，故凝而为雪。小者未盛之辞。"这是说在时间上10月中旬开始降雪，并且这时的雪并不大。另外在《群芳谱》中说："小雪气寒而将雪矣，地寒未甚而雪未大也。"这就是说，到"小雪"节由气于天气寒冷，降水形式由雨变为雪，但此时由于"地寒未甚"故雪量还不大，所以称为小雪。随着冬季的到来，气候渐冷，不仅地面上的露珠变成了霜，而且也使天空中的雨变成了雪花，但由于这时的天气还不算太冷，所以下的雪常常是半冰半融状态。这个时候除了下在地上融化的雪，由于天气的影响还有雨雪同降的情况发生，有时还会出现白色冰粒的现象，这些都与气温有关系。

● 小雪季节特征

小雪分三候。小雪三候为：一候虹藏不见；二候天气上升；三候闭塞而成冬。彩虹是雨后空气中含有水滴，并且经过太阳光折射形成的；小雪时已经告别了有雨水的时节，而天空飘下的只有纷纷扬扬的雪花，于是就不会出现彩虹了。二候时，由于天空中的阳气上升，地中的阴气下降，所以万物失去生机；三候时天气更加寒冷，家家户户只有闭门躲避寒冷。

小雪之后，田间已经没有什么农活，于是人们为过冬做各种准备。比如养羊、喂牛、整理物资等。比如在寒冷的东北地区，人们就早早地在家点起炉火闭门不出了。这个时候不仅北方地区寒冷，就是在温度相对来说比较高的地方，空气也冷了下来，所以这时节要注意防寒保暖，及时添加衣服，尤其是年老体弱者更要注意保暖。在饮食上要多食热量较高的食物，并要尽量避免吃凉食，以免胃口不适，造成消化不良。并且在冬天人们活动量比较小，所以要注意适时地外出走走呼吸一下新鲜空气，这样对身体健康比较好。

小雪

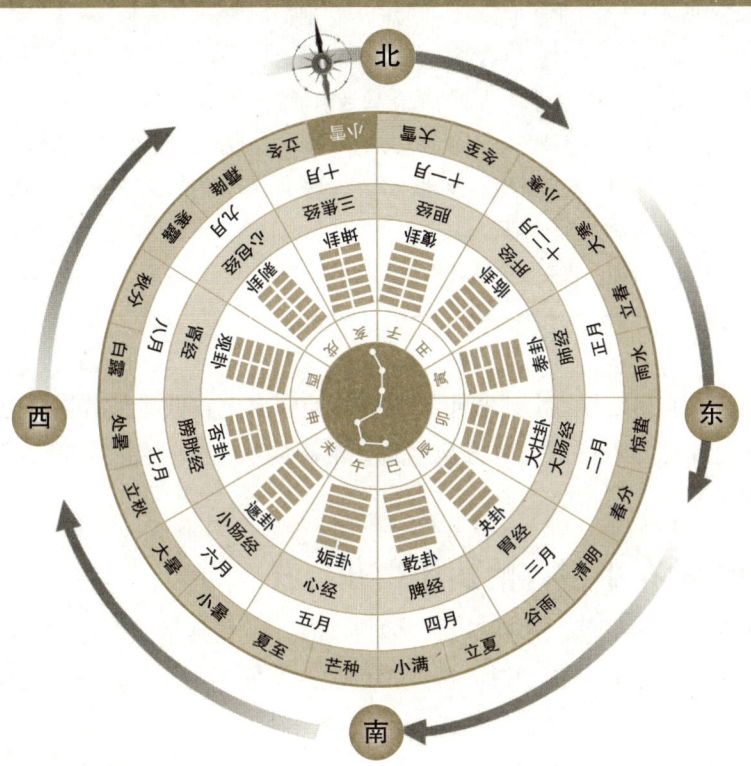

小雪季节特征

小雪分三候。小雪三候为：一候虹藏不见；二候天气上升；三候闭塞而成冬。彩虹是雨后空气中含有水滴，并且经过太阳光折射形成的；小雪时已经告别了有雨水的时节，而天空飘下的只有纷纷扬扬的雪花，于是就不会出现彩虹了。二候时，由于天空中的阳气上升，地中的阴气下降，所以万物失去生机；三候时天气更加寒冷，家家户户只闭门躲避寒冷。

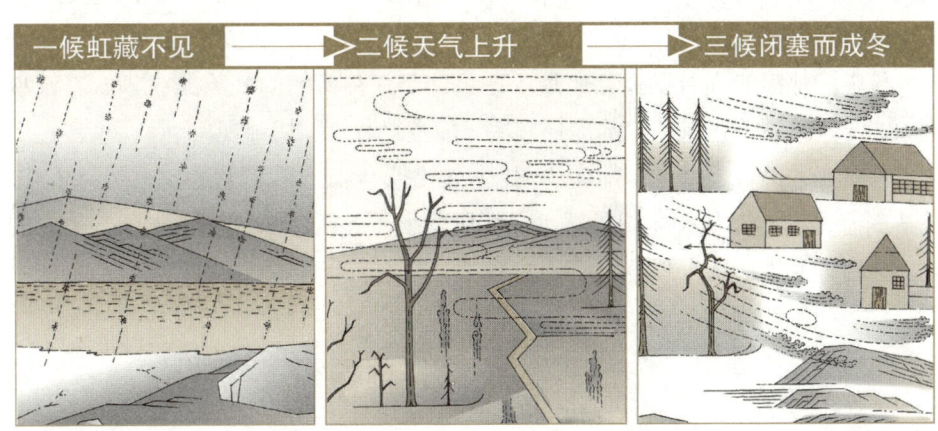

071 养肾旺气在小雪，御寒强体有门道

冬季人体阳气潜藏，养生的基本原则应以敛阴护阳为根本，因为阳气的闭藏，人体新陈代谢水平相应较低，所以要依靠生命的原动力"肾"来发挥作用，以保证生命活动适应自然界变化。传统医学也认为，人体能量和热量均来源于肾，即人们常说的"火力"。"火力"旺，反映肾脏机能强，生命力也强；反之，生命力弱。冬季时节，肾脏机能正常，则可调节机体适应严冬的变化。否则，将会使新陈代谢失调而发病。

保证肾气旺，即火力旺的方法是什么呢？专家认为，关键在于防止冬季严寒气候的侵袭，也就是要防止"寒邪"，它是以空气温度较低或气温骤降为特点的。寒为冬季之主气。在平时，如汗出当风，淋雨涉水，多食生冷常能感受寒邪而罹患寒病。

● 心随天动在小雪，治病还得在自我

冬天人们情绪低落，郁郁寡欢，懒得动弹，一些感情比较脆弱的人心里产生凄凉、苦闷、垂暮之感，进而诱发抑郁症。做好预防工作，大家可参考以下几条试一试：

(1) 劳逸结合

大家可在工作之余多到室外空气清新、场地宽敞的地方散步、跑步、练太极拳、跳健身舞等，这些活动都能调动情绪、缓解抑郁。

(2) 热爱阳光，即增加日照和光照

当阴雨天或早晚没有阳光时，尽量打开家中或办公室里的照明设施，使屋内充满阳光。充足的光线能调动人的情绪，增强兴奋性，减轻或消除抑郁感。

(3) 营养跟上

易患抑郁症的人可以适当服用一些可调节精神情绪的 B 族维生素、谷维素等。咖啡、浓茶等也有一定的提神作用，能减轻或消除忧郁现象。

总而言之，对于患有抑郁症的朋友，首先要学会自我调整心态，保持乐观，节喜制怒，经常参加一些户外活动，增强体质，多听音乐，多晒太阳，美妙的旋律会给你的生活带来乐趣。

伤寒病的发展与治疗

寒邪在体内的传播有一定顺序和规律，如下图所示。需要注意的是，如果疾病刚有好转就开始进食难消化的食物，就会在体内郁积生热，两热相交，造成余热不退的现象。

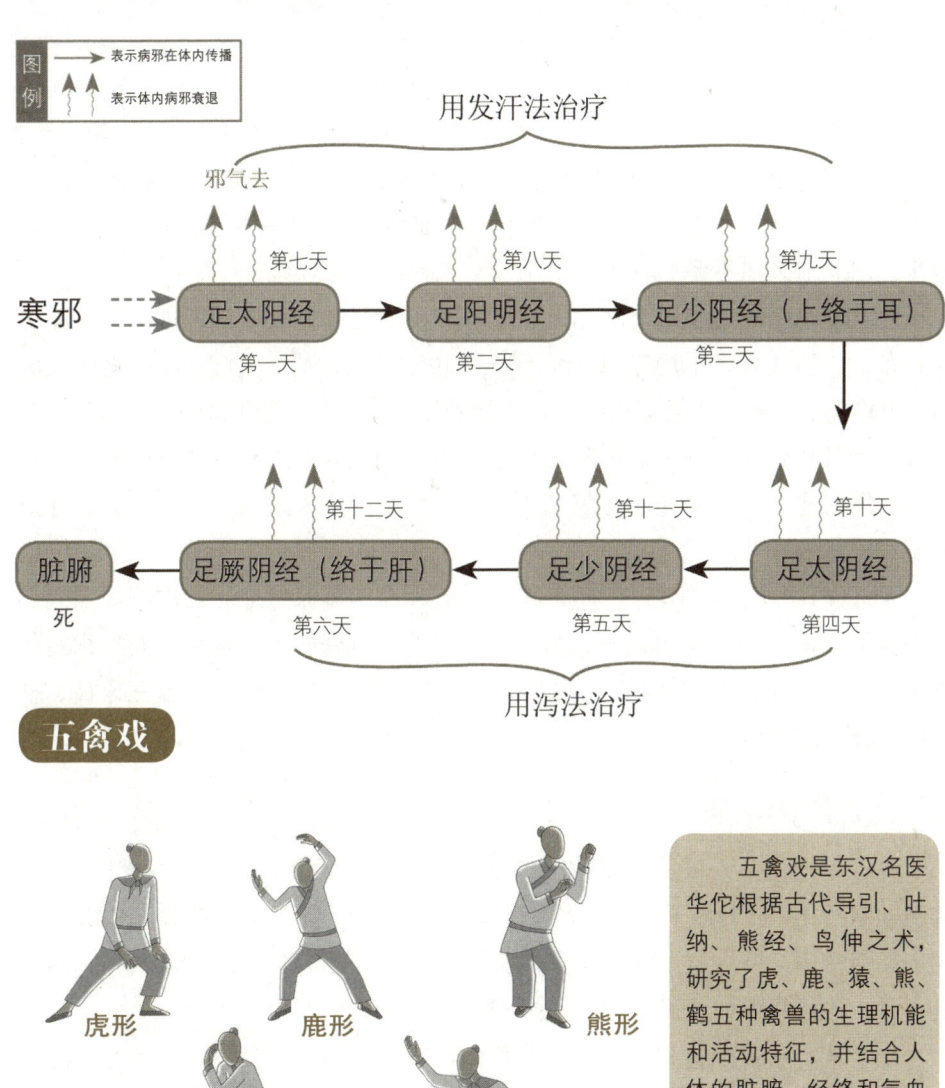

五禽戏

五禽戏是东汉名医华佗根据古代导引、吐纳、熊经、鸟伸之术，研究了虎、鹿、猿、熊、鹤五种禽兽的生理机能和活动特征，并结合人体的脏腑、经络和气血的功能，创编而成的一套独具特色的导引术，具有防病、治病、延年益寿的效果。

072 大雪物语（12月6日~8日）

大雪是每年的公历 12 月 6 日至 8 日。这天太阳运行到黄经 255 度，当日正午，用圭表测日影，影长为古尺一丈二尺四分，相当于今天的 3.05 米，夜晚观测北斗七星的斗柄指向子的方向，也就是西北方，这个阶段一般在农历的十一月。

大雪是冬季的第三个节气，这就意味着天气越来越冷。《月令七十二候集解》"十一月节，大者盛也，至此而雪盛也。"这时节降雪量可能要比小雪时大，但是，大雪后各地降水量均进一步减少，东北、华北地区 12 月平均降水量一般只有几毫米，西北地区则不到 1 毫米。

大雪时，除华南和云南南部无冬区外，我国辽阔的大地已经进入寒冷的冬季，东北、西北地区平均气温已经下降到 10℃ 以下，黄河流域和华北地区气温也在 0℃ 以下，冬小麦已停止生长。江淮及以南地区的温度相对来说要高一些，小麦、油菜仍在缓慢生长，这时要注意给予它们足够的肥料，使它们安全度过寒冬，同时也是为来春生长打好基础。华南、西南小麦进入分蘖期，应该注意施肥和排水的处理。

人常说，"瑞雪兆丰年"。严冬积雪覆盖大地，可保持地面及作物周围的温度不会因寒流侵袭而降得很低，为冬作物创造了良好的越冬环境。同时积雪待到来年春天融化，为农作物的生长提供充足的水分，所以有"麦盖三床被，枕着馒头睡"的农谚。

● 大雪季节特征

大雪三候为：一候鹖鴠不鸣；二候虎始交；三候荔挺出。一候鹖鴠不鸣，鹖鴠即寒号鸟，此时因天气寒冷，寒号鸟也不再鸣叫了；二候虎始交，虎本阴类，感一阳而交也，所以这个时候老虎有求偶的行动。三候荔挺出，"荔挺"为兰草的一种，也可简称为"荔"，也是由于感到阳气的萌动而抽出新芽。

近年来，随着旅游业的蓬勃发展和体育事业的需要，我国北方等地开办了许多的滑雪场、滑冰场，人们在这里感受冷的刺激，经受冷的锻炼，尤其是南方人，看着这洁白的大雪构成的纯净的世界，别有一番情怀，同时也享受着大雪带来的新鲜的感觉。

大雪

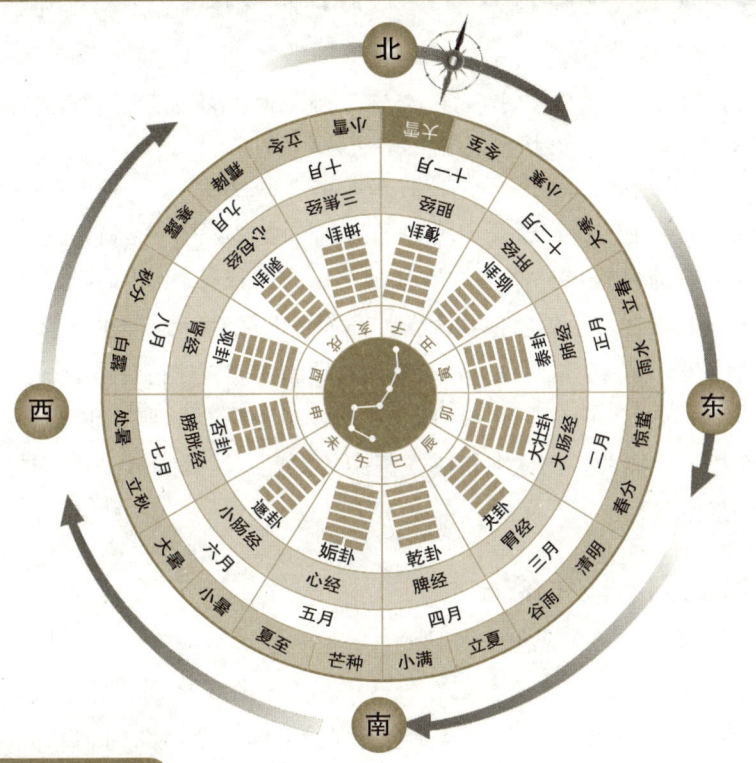

大雪季节特征

大雪三候为：一候鹖鴠不鸣；二候虎始交；三候荔挺出。一候鹖鴠不鸣，鹖鴠即寒号鸟，此时因天气寒冷，寒号鸟也不再鸣叫了；二候虎始交，虎本阴类，感一阳而交也，所以这个时候老虎有求偶的行动。三候荔挺出，"荔挺"为兰草的一种，也可简称为"荔"，也是由于感到阳气的萌动而抽出新芽。

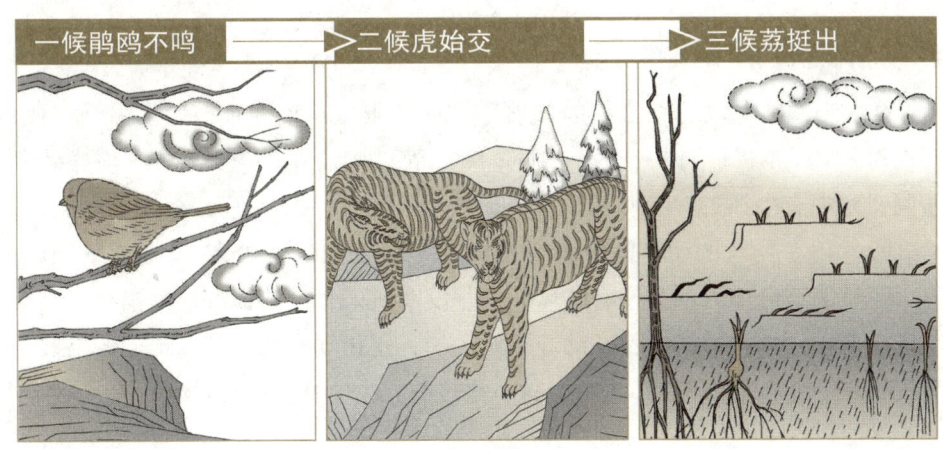

073 "大雪"纷飞养精蓄锐

俗话说"万物潜藏大雪时,养精蓄锐藏元阳"。大雪时节,顺应万物生机潜藏的物候特点,人们不要轻易扰动阳气,做到早睡晚起,保持沉静愉悦的状态。

贯穿冬季养生的要诀就在"藏"字上,冬藏为了养精蓄锐,为来年春天万物复苏、生机蓬勃提供充沛的物质基础。古曰"秋冬养阴",阳虚病人,冬季补温补阳气的同时,也应重视养阴,补充人体的阴精,这样才有利于阳气的生长。御寒保暖,保持室温在16～20℃最为理想。居室保持合适的湿度,最好在30%～40%,过低的话容易使上呼吸道黏膜水分丢失,防御功能降低,咽喉干燥。特别是使用取暖器时,应注意室内空气中的湿度,可适当放一盆水或在屋里养一些鱼,避免空气过于干燥。

● 综合调养,平衡养生

"养生"不是吃点补品就能见效的,补品只是养生的其中一个内容。它还包括保养、调养、培养、补养、护养。具体来说,就是要通过养精神、调饮食、练形体、慎房事、适温寒等综合调养达到强身健体、延年益寿的目的。

协调是养生中的重要法则,也就是说强调多种方法的互相配合。动静结合、劳逸结合是其中最常见的是两个"结合"方法。通过动静结合、劳逸结合、补泄结合、形神供养,才能达到延年益寿。

倘若在冬季寒冷之时,稍有寒暑之异便闭门不出,食之唯恐肥甘厚腻而节食少餐,都因养之太过而受到约束,不但有损健康,更无法"尽终天年"。

● 动静结合话养生

养生必须注意动静结合,静如处子,动如脱兔。该静时不静,阴气不存,该动时不动,阳气不振,容易生病;即"静过则废,动过则损"。动静结合强调"动中有静""静中有动"。

另外,我们所说的动静是相对的。动主要表现在肢体活动及肌肉骨骼的锻炼;静主要是锻炼身体内部,没有肢体活动、没有肌肉骨骼的锻炼,是指气血在安静状态下按它本身规律运行。动静是统一的,是指动有利于初步疏通经络,气血疏通,气血疏通后有利于人静。这也是传统养生中朴实的哲学辩证法。

心肾不交

　　心属火,藏神;肾属水,藏精。正常情况下,心火与肾水互相作用,互相制约,以维持正常的生理活动。肾中真阳上升,能温养心火;心火能制肾水泛滥而助真阳;肾水又能制心火,使不致过亢而益心阴。如果肾阴不足或心火扰动,两者失去协调关系,称为心肾不交。主要表现为:心烦,失眠,多梦,怔忡,心悸,遗精等。

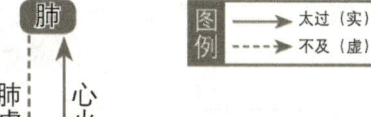

肺 — 肺虚及心 / 心火灼肺
脾 ←--- 心脾两虚 --- 心 --- 心血不足 血不养肝 → 肝
肾 — 肾阴不足 / 心肾不交 / 心火偏亢

图例：→ 太过（实）　---→ 不及（虚）

气血的逆乱与疾病的形成

　　虚实的发生是由于邪气与气血相并,导致阴阳失调,气血离开它们所应在的位置,逆行于经络。

血并于上　血为阴,而并于胸膈之上的心,则心火为阴所蔽,故心生烦惋

血并于阴　血为阴,再聚于阴,则"重阴者癫"

气并于阴　气为阳,而聚于阴分,则必伤阴液,二者相合,乃为热中

气并于上　气为阳,而并于胸膈之上的心,则心神扰而肝气虚

血并于下　血为阴,而并于胸膈之下的肝,则肝血瘀而心血虚

气并于下　气为阳,而并于胸膈之下的肝,则肝木为阳所灼折,故肝生善怒

气并于阳　气为阳,再并于阳分,则"重阳者狂"

血并于阳　血为阴,而并于阳分,血不守藏而外张

074 冬至物语（12月21日~23日）

冬至是二十四节气之一，时间大约在阳历的12月21日至23日。冬至日这天，白天最短，夜晚最长；自此之后，昼夜短长开始变化，夜消昼长，直到九九八十一天，转入春天。冬至还被人们看作是仅次于春节之后的最重要的节日。

● 冬至季节特征

我国古代将冬至分为三候："一候蚯蚓结；二候麋角解；三候水泉动"，传说蚯蚓是阴曲阳伸的生物，此时阳气虽已生长，但阴气仍然十分强盛，土中的蚯蚓仍然蜷缩着身体；古人认为麋的角朝后生，所以为阴，而冬至一阳生，麋感阴气渐退而解角；由于阳气初生，所以此时山中的泉水可以流动并且温热。

● 冬至民俗

现在，一些地方还把冬至作为一个节日来过。北方地区有冬至宰羊，吃饺子、吃馄饨的习俗，南方地区在这一天则有吃冬至米团、冬至长线面的习惯。各个地区在冬至这一天还有祭天祭祖的习俗。

在冬至这一天历史悠久，所以风俗比较多，其中有一项非常隆重的风俗，那就是祭天。古代，许多自然现象人们无法解释，于是就把它们看作是天神在操纵。原始信仰认为夏霜、冬雪、风霾、流星、彗星、日食、月食、水旱、红雨、地震等异常现象，全都是天神所为，也是天神对人世的惩罚。于是他们就想要用祭祀天神的方法来摆脱这种灾害。

冬至民间有贴绘"九九消寒图"的习俗。消寒图是记载进九以后天气阴晴的。以卜来年丰歉。关于九九消寒图的方式很多。比如格子消寒图、文字消寒图、梅花消寒图、美人晓妆消寒图等，这些消寒图的绘制方法是一样的，只是在形式上有所区别而已。分成九九八十一个，每天画去一个九九八十一天之后消寒图画完，也就说明冬天已经过去，进入了温暖的春天了。另外九九消寒歌是一种民间节令歌谣。旧时，冬季来临时，小孩子们常会吟唱这样的歌谣：一九二九不出手，三九四九冰上走，五九六九，沿河看柳，七九河开，八九雁来，九九加一九，耕牛遍地走。这便是流传于我国各地的脍炙人口的九九歌。

冬至

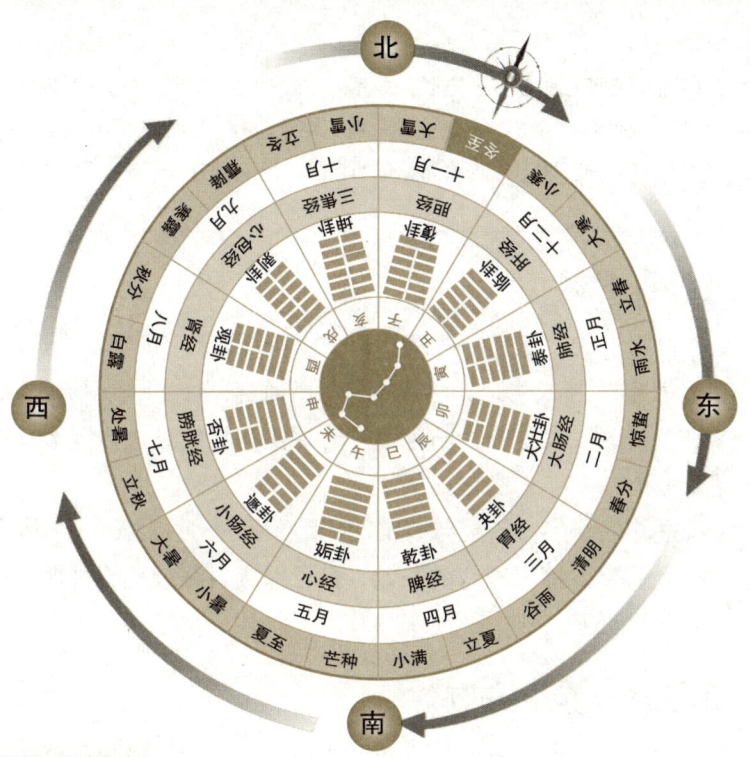

冬至季节特征

我国古代将冬至分为三候：一候蚯蚓结；二候麋角解；三候水泉动。传说蚯蚓是阴曲阳伸的生物，此时阳气虽已生长，但阴气仍然十分强盛，土中的蚯蚓仍然蜷缩着身体；古人认为麋的角朝后生，所以为阴，而冬至一阳生，麋感阴气渐退而解角；由于阳气初生，所以此时山中的泉水可以流动并且温热。

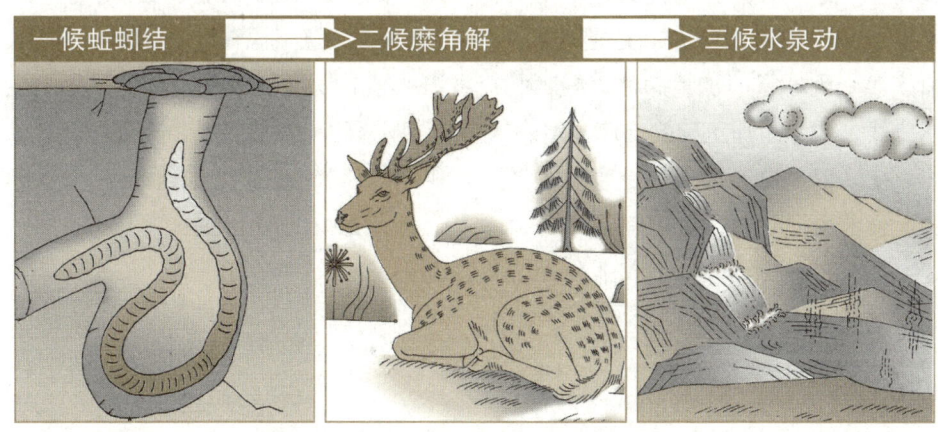

075 冬至一阳生，温补自古传

《汉书》中说："冬至阳气起，君道长，故贺。"传统养生非常重视这一时期的阳气初生，认为阳气初生时，要像农民育苗、妇人怀孕一样，需小心保护，精心调养，使其逐渐壮大。也只有人体内的阳气充足，才会达到祛病延年的目的，民间就有"冬至一阳生"的说法。

● 冬至进补好时候

冬至是人们常说的"三九"严寒，即一年中最寒冷的时期。防冻保暖也就是护阳，在生活起居上，对于中老年人和儿童而言，许多呼吸系统、泌尿系统的宿疾最易在这一时期发作，为防止这一时期疾病和促进人体健康，祖国医学特别重视冬令进补。

作为传统进补的开始，冬至与宇宙间天地阴阳气交相合，人体内此时消耗相对较少，进补后可发挥出理想的药效，且可保存封藏最长的时期，最大限度促进人体内阳气的萌生。

● 防病重在时，养生方有效

民间有"三九补一冬，来年无病痛"的说法，中医认为"冬至一阳生，夏至一阴生"，抓住时令节气的关键时刻，对人体疾病变化的影响很大，也是养生的重要原则之一，特别是某些长年疾病，抓住节令来防病的效果是很明显的。

冬至时节，某些宿疾重症患者，机体抵抗力差（阳衰），不能适应阴阳交替的急剧变化，最容易病情加重，甚至死亡。同时，在冬至节之后阳气来复，阳衰得阳气之助，病又可能会逐渐好转。因而，民间"重病难过冬至节，过了冬至可延年"的说法是有一定道理的。冬至节前后注意气温变化，可防止重病、宿疾患者因感冒而加重病情，同时配合可口的菜肴以增加食欲。合乎卫生的生活方式，加上医师正确的治疗，重病人安全度过冬至节就没什么问题了。

在认识了自然与人体健康的关系后，我们应该采取积极的防治措施来保健康。像前面提到的"夏病冬治""冬病夏治"就是很好的防治方法。

阴阳之气过盛对人体的影响

《内经》中用阴阳属性的原理诠释了人发热和发冷的原理。阳属热，阴属寒，如果阳气太盛，人就会发热，如果腠理闭塞，人有汗而不能出，人就会烦闷；相反，如果人体内阴气太盛，就会恶寒、发冷。

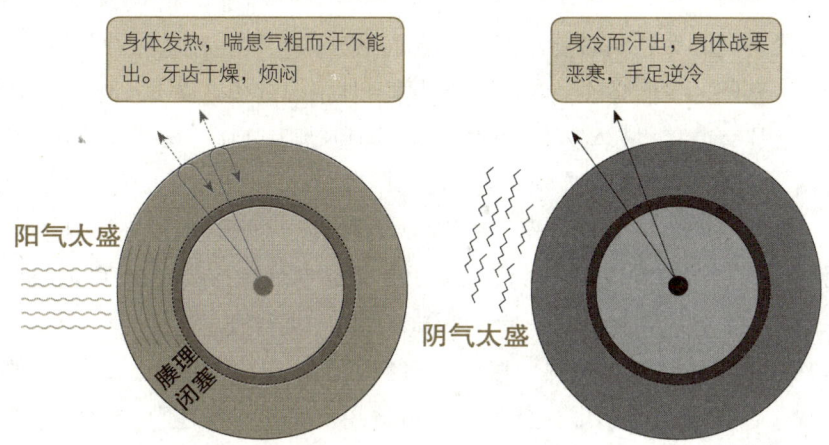

阴阳变化在脉象上的表现

阴阳之气随四时而上下，人的脉象也与之相应，呈现春规、夏矩、秋衡、冬权的浮沉变化，如图所示：

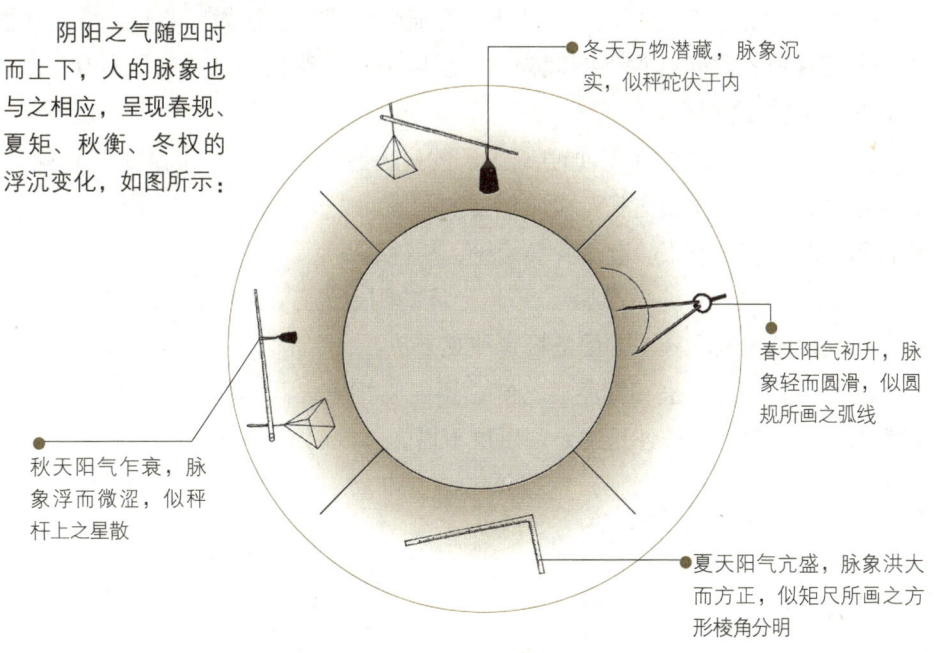

076 "数九寒天"，药补有道

冬至以后是进补的最佳时令，在我们重视食补的同时，作为另一大进补方式，药补的作用也不应忽视。这里我们讲讲如何更好地对症药补。

补药最讲究时令，同时要注意对症。通常分为补气、补血两种类型，或者说是助气、升阳，我们必须结合自己的具体身体情况选择。以下几点可供参考。

（1）大凡有畏寒、肢体发冷、腰膝酸痛、面色黯晦、自汗、阳痿、早泄、遗尿、小便清长、大便溏泻等阳虚症状的人，可选用海马、肉桂、附子、肉苁蓉、锁阳、补骨脂、鹿茸、鹿角胶、菟丝子、冬虫夏草、杜仲、狗鞭、胡桃等补阳之药。

（2）如有气喘、自汗、语言无力、头晕目眩、心悸等气虚症状的人，可选用黄芪、大枣、山药、人参、党参、太子参、西洋参、白术类补气之药。

（3）当有颧红、五心烦热、多梦、遗精、干咳少痰、盗汗、口干、喉燥、两目干燥、舌红少苔等阴虚症状的人，可选用女贞子、旱莲草、龟板、玉竹、石斛、天冬、灵芝、山萸肉、百合、麦冬、黄精、黑豆等补阴之药。

（4）对于头晕眼花、心悸、失眠、面色苍白、咽干舌燥、夜热盗汗等血虚之人，可选用阿胶、枸杞子、当归、鸡血藤、白芍、熟地黄、何首乌、桑葚类补血之药。

（5）就体质过虚的人而言，进补后可能会出现口干鼻燥，心烦不寐、面肿流鼻血等现象，这时建议以调理为主，辅以小补，注意适量，过犹不及，都可能会产生不良反应。

（6）立冬节后，我们可以加强对虚弱的病人的补益，以增强机体的抗病能力。如对怕冷、自汗、小便清长、少气懒言的阳虚病人可用鹿角、菟丝子、益智仁、补骨脂等温补药，兼服胎盘片、参蛤粉、胡桃等。

（7）对于低热盗汗、口燥咽干、尿短色赤的阴虚患者，就用沙参、天冬、麦门冬、龟板、女贞子等滋阴药，或用龟板膏和鸡子黄。

需要注意的是，进补期间应忌嘴，不能吃相克之药物和食品。倘若不分阴阳寒热，虚证实证，唯补是进，则后果不堪。

冬至时令食物排行榜

冬至时令食物排行榜

食物排行榜	1	2	3	4	5
食物名称	羊肉	萝卜	蘑菇	菠菜	山药
食物的五色	红白色	白、红、绿色	灰、褐色	绿色	白色
食物的五味	味甘	味辛、甘	味甘	味甘辛	味甘
食物的性质	性温	性平	性凉	性凉	性温
食物的功效	补虚劳，益肾气，开胃健力；补益产妇	消积滞、化痰清热、下气宽中、解毒	消食，清神，平肝阳	通血脉，开胸膈，下气调中，止渴润燥	健脾益胃，滋肾益精，益肺止咳
营养食谱	羊肉炖萝卜	白萝卜煲羊腩汤	炒双菇	麻油拌菠菜	土鸡炖山药（煨汤）
搭配禁忌	忌与西瓜同食	忌与胡萝卜、橘子同食	忌与醋同食	忌与豆腐同食	忌与甘遂同食
不适合人群	发热病人、水肿、骨蒸、疟疾、外感、牙痛及一切热性病症者	脾胃虚寒者、慢性胃炎、胃溃疡患者	便泄者	脾虚便溏者	不宜直接接触

第二章 节气养生

078 小寒物语（1月5日~7日）

小寒是一个反映气温变化的时令，这个时节是一年中最寒冷的时期。从字面上来看似乎这个时期还不是最冷的，因为在小寒后面还有大寒，可是在这个时节温度确是最低的。俗话说"热在三伏，冷在三九"一般说的就是这个时节。

小寒是每年的公历1月5至7日，当天太阳运行到黄经285度，正午用圭表测日影，影长为3.05米，等于古尺的一丈二尺四分，当晚观测北斗七星的斗柄指向丑，即东北方向，这个阶段一般是农历的十二月。

小寒时节全国都处于温度最低的时期，这个时节全国各地区的气温不同。我国东北北部地区的气温在零下30℃左右，午后最高气温平均也不过零下20℃，特殊的自然条件造就了东北这样一个冰雕玉琢的世界。黑龙江、内蒙古和新疆以北的地区及藏北高原，平均气温在零下20℃上下，而附近的河套以西地区平均气温在零下10℃上下，都是一派严冬的景象。到秦岭、淮河一线平均气温则在0℃左右，此线以南已经没有季节性的冻土，冬作物也没有明显的越冬期。这时的江南地区平均气温一般在5℃左右，虽然田野里仍是充满生机，但亦时有冷空气南下，造成一定危害。可见我国广阔的疆土使得各地区的气温呈现出不一样的景象。

● 小寒季节特征

小寒中的三候其物候反映分别是：一候雁北乡；二候鹊始巢；三候雉始鸲。古人认为候鸟中大雁是顺阴阳而迁移，此时阳气已动，所以大雁开始向北迁移；二候天气寒冷喜鹊也耐不住寒冷，不得不筑巢度过一个温暖的冬天；到了三候，野鸡接近四九时会感阳气的生长穿行于落叶枯枝中，在冰天雪地中寻找食物，不时地鸣叫，寻觅着自己的伙伴。

● 小寒民俗

小寒节中还有一个腊八节。腊八节就是腊月初八这一天，这是我国一个重要的节日。它是我国一个重要的节日，这个节日源于中国的祭祀活动，据说这一天是释迦牟尼的成佛日，所以在这一天有吃腊八粥的习俗，另外民间还腌制腊八蒜，吃腊八豆腐，腊八面的习俗。

小寒

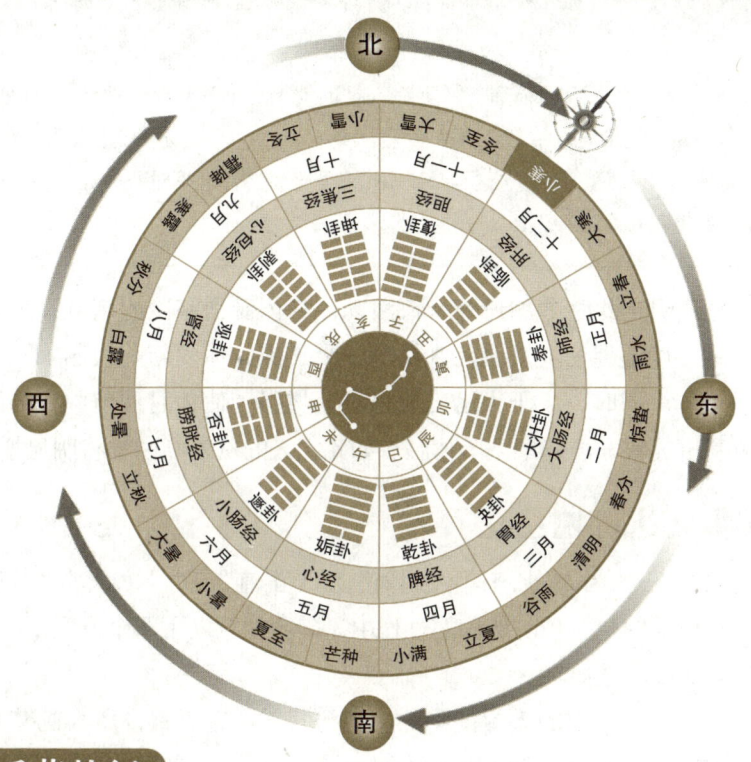

小寒季节特征

小寒中的三候其物候反映分别是：一候雁北乡；二候鹊始巢；三候雉始鸲。古人认为候鸟中大雁是顺阴阳而迁移，此时阳气已动，所以大雁开始向北迁移；二候天气寒冷喜鹊也耐不住寒冷，不得不筑巢度过一个温暖的冬天；到了三候，野鸡接近四九时会感阳气的生长穿行于落叶枯枝中，在冰天雪地中寻找食物，不时地鸣叫，寻觅着自己的伙伴。

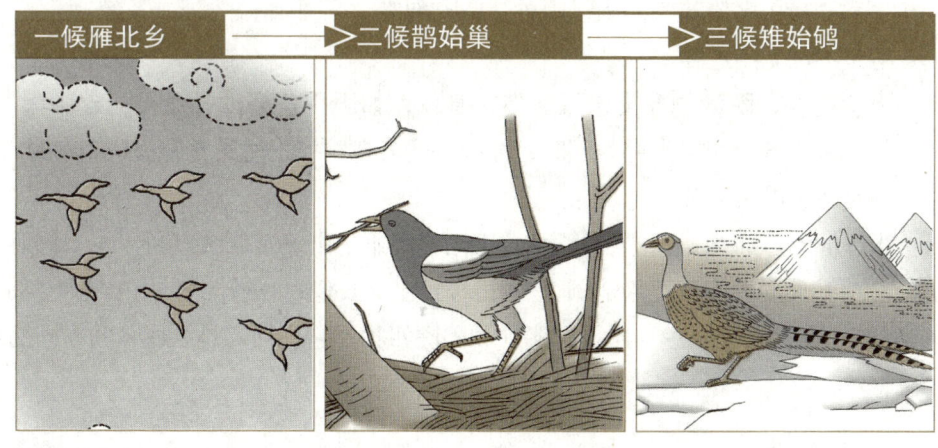

079 小寒胜大寒，"三九"进补须注意

我们通常认为大寒冷于小寒，其实在气象记录中，小寒却比大寒冷，可以说是全年二十四节气中最冷的节气。俗话说得好："冬天动一动，少闹一场病，冬天懒一懒，多喝药一碗。""夏练三伏，冬练三九。"这些都说明，冬季坚持体育锻炼对身体健康是非常有益的，即我们所说的接触寒冷。

事实也证明，此时参加户外体育活动，身体受到寒冷的刺激，肌肉、血管不停地收缩，能够促使心脏跳动加快，呼吸加深，体内新陈代谢加强，身体产生的热量增加。同时，由于大脑皮质兴奋性增强，使体温调节中枢的能力明显提高，有利于灵敏、准确地调节体温。如此，人的抗寒能力都将明显增强。

● "三九"进补四注意

人们常说"三九补一冬，来年无病痛"，对于正值"三九"寒天的"小寒"时节，在达到进补促进健康、预防疾病的过程中，需要注意以下四个方面：

一是切勿跟风进补。

例如鸡汤并非所有的人都能喝的，鸡汤营养丰富，鸡汤所含的营养物质是从鸡油、鸡皮、鸡肉和鸡骨溶解出的少量水溶性小分子，其蛋白质仅为鸡肉的7%左右，而汤里的鸡油大都属于饱和脂肪酸。正是鸡汤中这一特有的营养成分和刺激作用，所以像胆道疾病患者、肾功能不全者都不宜喝鸡汤。

二是不可盲目食狗肉。

严冬季节，多吃些狗肉是有好处的。但不宜盲目食狗肉，特别对于一些体质虚弱和患有关节炎等病的人。另外，在吃狗肉后不要喝茶。

三是不可无病进补。

无病进补，既增加开支，又会伤害身体，如服用鱼肝油过量可引起中毒，长期服用葡萄糖会引起发胖。同时，补药并非多多益善，过量服用都是有害的。

四是注意虚实之分。

中医的治疗原则是"虚者补之"。虚则补，不虚则正常饮食就可以了，同时应当分清补品的性能和适用范围，是否适合自己。我们说，进补的作用主要是"补虚益损"，而虚又分气虚、血虚、阴虚和阳虚四种，它们其实是各有各的不同的补法。

小寒十二月节气坐功图

功法：每天子时、丑时，盘坐，右小腿稍向前放，右大腿压在左小腿上，左手掌按在右脚掌上方，右手尽力向上托，手心朝上，指尖朝向右方，转头目视上托之手。然后，交换左右手足重复坐功，左右各十五次，最后叩齿、咽津、吐纳。

主治：胃脘疼痛，腹胀，身体沉重，营卫气蕴，黄疸，大小便不畅，心下急痛等。

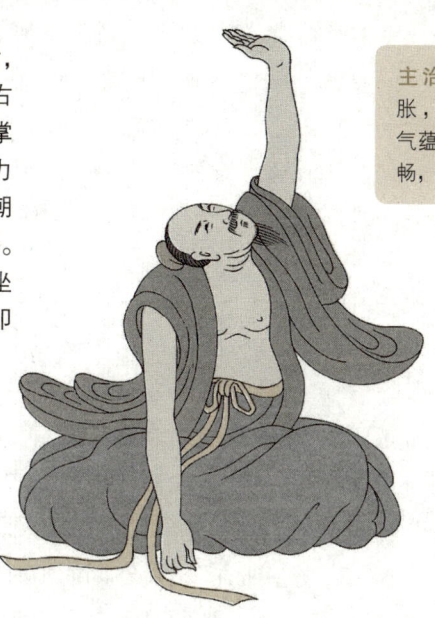

身体的虚与实

体虚或体实的人，几方面的表现必然是一致的，如果有其中一项与其他任何一项不一致，必定是身体病态的反常表现。

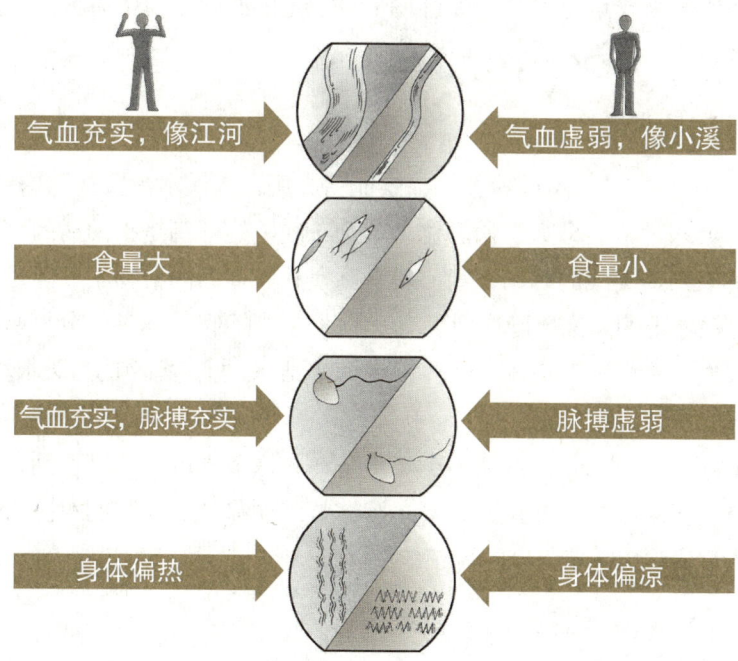

080 大寒物语（1月20日～21日）

同小寒一样，大寒也是表征天气寒冷程度的节气，并且大寒是二十四节气中的最后一个节气。大寒是每年的1月20日至21日，这一天太阳到达黄经300度，正午用圭表测日影，影长为古尺一丈一尺八分，相当于今天的2.74米，与冬至最长时相比已短了许多，说明太阳已明显地向北偏移了。夜晚观测北斗七星的斗柄指向丑的位置，也就是北偏东方向，这时是农历的十二月。

在小寒中我们提到过，低温可能会对农作物的生长造成一定的影响，但是对于某些作物来说，在一定生育期内需要有适当的低温。冬性较强的小麦、油菜就比较适宜较低的温度，否则不能正常生长发育。我国南方大部分地区常年冬暖，油菜和小麦的播种和拔节时间的差异也会对农作物的生长造成一定的影响，所以要因地制宜选择作物品种，适时播栽，并采取有效的促进和控制措施。

"大寒年年有，不在三九在四九"，大寒期间，时常有大雪降落，落地后成为厚厚的积雪，一般此时降落的大雪要等到春节之后春暖时，才会随气温的升高而慢慢融化，这种情况可能会阻碍交通，所以要注意出行安全。这时节的大雪对冬小麦是很有利的，盖在麦苗上的大雪可以保持地温，避免麦苗被严寒冻伤，麦田中的雪待来年融化时还可保证墒情。于是民间就有"腊月大雪半尺厚，麦子还嫌被不够"的说法。

● 大寒季节特征

大寒分三候。"一候鸡始乳，二候征鸟厉疾，三候水泽腹坚"，初候指动物的出生，大寒时节，母鸡开始孵化小鸡；二候中的征鸟是指凶猛的飞禽，这时天空中时有振翅高飞的鹰鸟，箭一般从高空扑向地面的猎物；三候是说天气格外寒冷，河湖上的冰冻层已冻到了很深的水的"腹部"。这三候分别从三个不同的角度来说，一候家禽，二候飞鸟，三候河水结冰，指出寒冷的冬天很快就过去，进而迎来的是温暖的春天。

"爆竹声中一岁除"，春节不少年份是在大寒节气内。节日期间，广州花市姹紫嫣红，天府红梅斗寒盛开，哈尔滨冰灯绮丽晶莹。辽阔的祖国大地，气象更新，人们将欢庆一年一度的传统佳节。

大寒

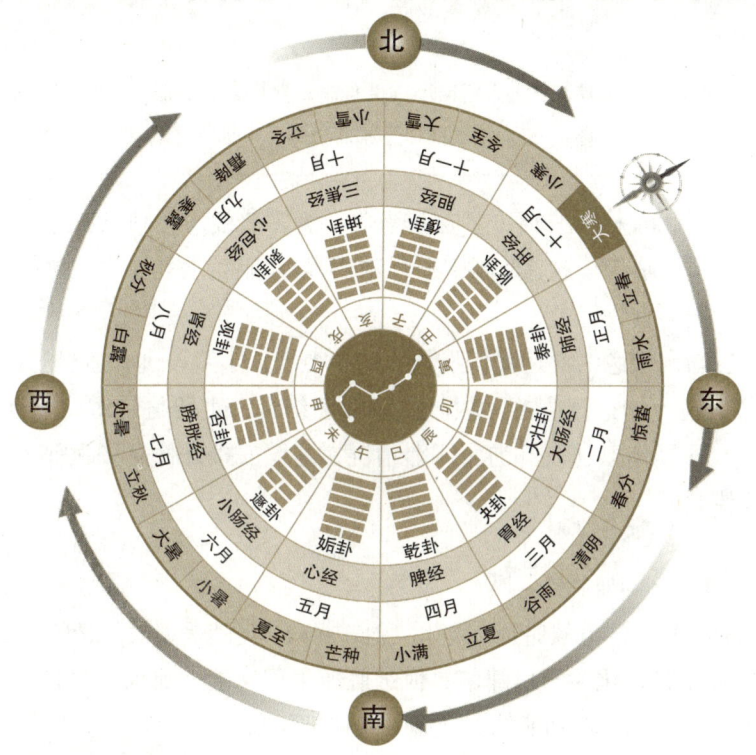

大寒季节特征

大寒分三候。一候鸡始乳,二候征鸟厉疾,三候水泽腹坚,一候指动物的出生,母鸡开始孵化小鸡;二候中的征鸟是指凶猛的飞禽,这时天空中时有振翅高飞的鹰鸟,箭一般从高空扑向地面的猎物;三候是说天气格外寒冷,河湖上的冰冻层已冻到了很深的水的"腹部"。

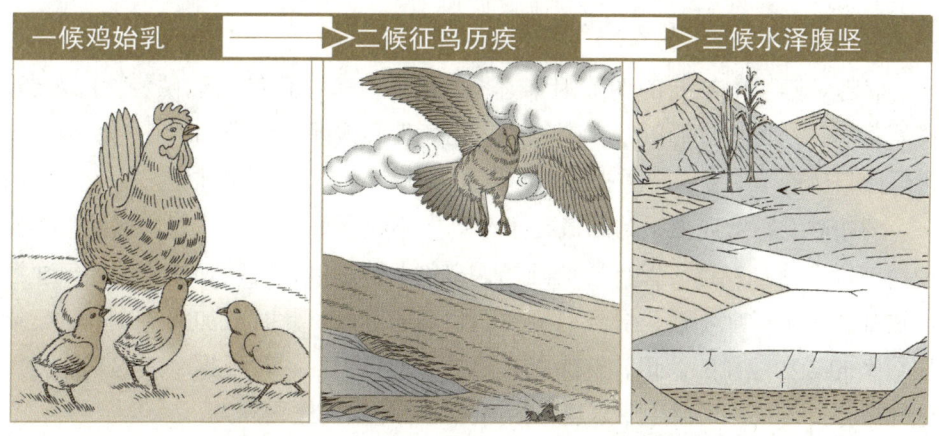

081 养生莫大意，移风易俗好过年

正值年节期间的大寒时节，人们常因过度食用动物蛋白、脂肪、甜食等丰盛佳肴，极易造成肝、肾、大脑的负担，进而诱发高血压、冠心病、中风病症的发作。

建议人们此时移风易俗，多吃些素食、鱼、杂粮、豆制品。患病体弱的中年人要防年节"热病少愈，食肉则复"。对特异体质者，要防止中医称的"发物"，如鱼、虾、蟹等食物。

适当运动，劳逸结合是我们不断强调的观点，年节日进行适当的体育活动，具有调节情趣，增进健康的功效。注意劳逸结合，主要是针对此时琐事缠身，过于繁忙，或因走亲访友和游公园等情况，建议安排好休息和睡眠，以利神经系统功能恢复。

● 固守封藏，防寒进补

根据大寒时节的气候特征，人体应固守封藏，也就是说固护精气，滋养阳气，将精气内蕴于肾，化生气血津液，促进脏腑生理功能。建议此时青壮年应适当减少房事，以适应生理功能处于低潮、人体培养精气的需要。

在进补方面，也有以下值得注意的地方：

首先，顺应季节的变化，进补量应逐渐减少。

其次，适当增添一些具有升散性质的食物，可为适应春天生发特性做准备。

最后，适当多吃一些温散风寒的食物以防御风寒邪气的侵扰。因为此时也是感冒等呼吸道传染性疾病高发期。

● 养心迎新春，大寒早准备

情志是养生中重要的调节因素之一。大寒时节，正值人们忙着除旧布新、腌制年肴、准备年货的时节。空气中也充满着春天即将到来的气息。积极主动地顺应自然规律的要求，重视身心的自我调节，对人们的影响极大。

例如对于妇女而言，情绪最易于波动，不能很好地控制七情。因此，女性在经前期和月经期都应保持心情舒畅，避免七情过度，脏腑功能失调，气血运行逆乱，加重经期不适，导致月经失调、闭经等症。此时应加强对这一生理周期到来的必然规律的认识，解除不必要的心理负担，同时根据个人的兴趣爱好选择适当的方式，增添生活乐趣，怡情养性，平安度过更年期。

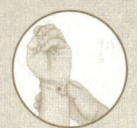
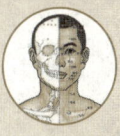
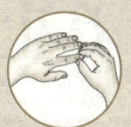
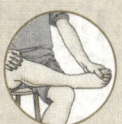

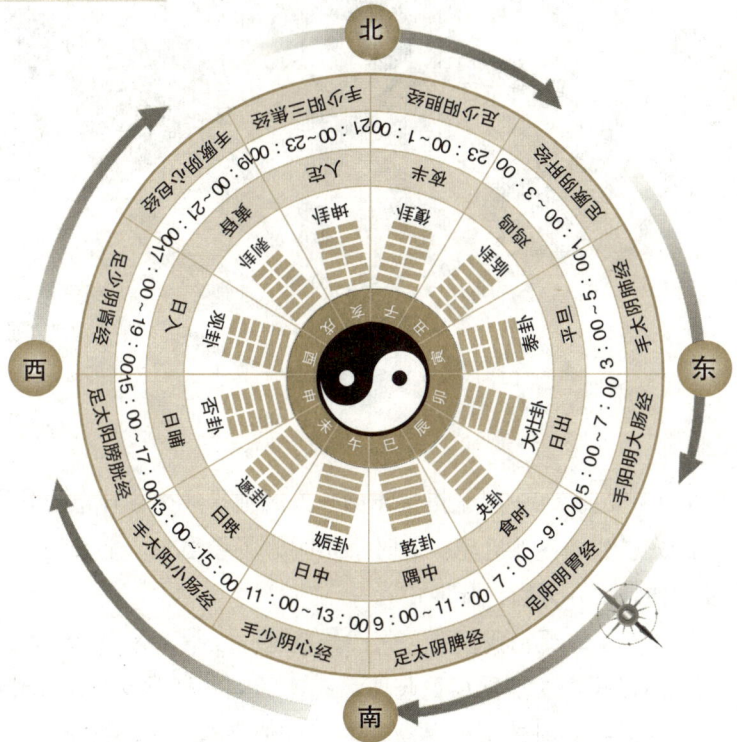

082 卯时养生（5时～7时）

卯时大肠经当令

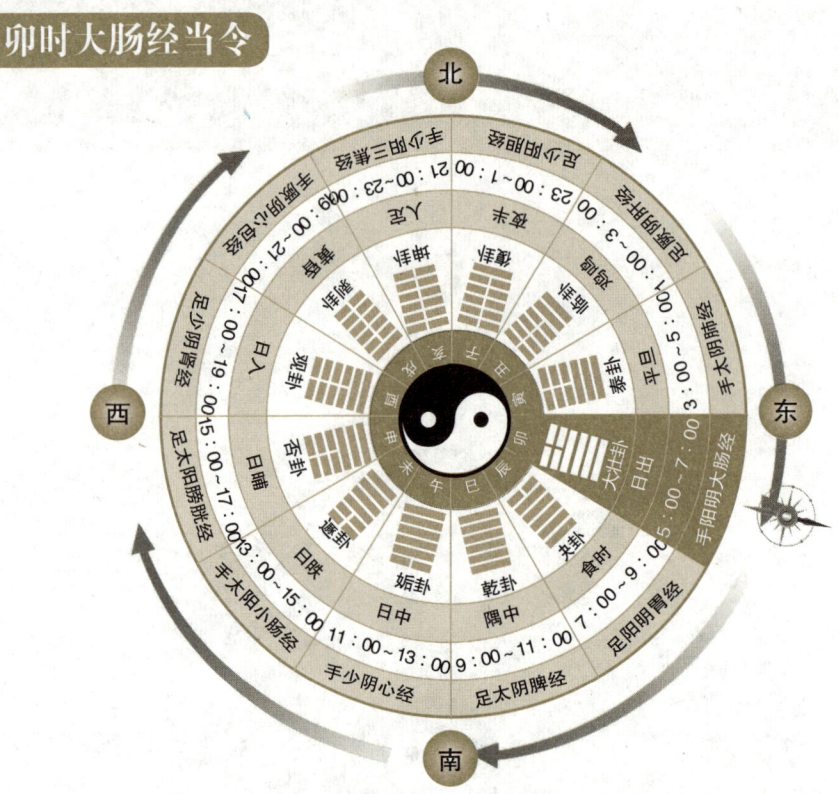

卯时（5时～7时），一般是指太阳由东方的地平线徐徐升起的时间，此时，旭日东升，给人以生机盎然之感。此时手阳明大肠经当令，是大肠的排毒时间，此时最重要的便是"开天门，开地户"。

五点多钟天亮了，提示我们要开天门，就是睁眼睛，天门一开地户也要开，开肛门排便。所以早上7点前尽量起床，起床后喝一杯常温的水，然后轻揉腹部，脑海里想一想排便时的酣畅淋漓，很快你便会有排便的感觉。再不成，教你一个小动作：挺胸抬头，站成一个"大"字，双臂自然打开，手腕由里向外作360°的旋转，反复慢做几次，促进肠道蠕动，便会有排便的感觉。排便对于整个人体的排毒至关重要。肺与大肠互为表里，肺气足自然会有便意，会促进大肠的蠕动，让大肠进入兴奋状态，通过排便把积存在体内一天的代谢废物排出体外。

大肠是传导糟粕的通道

《素问·灵兰秘典》说："大肠者，传导之官，变化出焉。"中医给大肠起了个名字叫传导之官，因为大肠有主津和传化的功能。

大肠主津，意指大肠吸收水分，参与调节体内水液代谢的功能。大肠相当于传输通道，主管变化水谷，传导糟粕。同时，大肠的传导功能与胃的降浊功能和肺的肃降功能关系密切，只有肺气充沛才可推动糟粕下行，所以《医经精意义脏腑之官》有言："大肠之所以能传导者，以其为肺之腑。肺气下达，故能传导。"大肠连通小肠，接收小肠的食物残渣，吸收其中多余的水液，形成粪便。在肺气的运动之下，将粪便传送至大肠末端，并经肛门有节制地排出体外。

大肠主传化糟粕和主津的功能，卯时是发挥得最好的时候，此时是这位传导之官在值班。它值班时我们最应该做的就是排便。排便是大肠功能最直接的表现。由于大肠是身体的末端，承载的又是消化后的食物残余，通常气味不佳，因此经常被人们忽略其对健康的重要性。也就说，我们往往只顾享受口腹之欲，却让大肠承担痛苦。有的人嗜食辛辣食物，排便时却如钻心般痛苦；有的人嗜食肥软精细、膏粱厚味之物，却因缺乏纤维质，致使残渣不易排出，积留在大肠中，成为致病因子。

大肠的结构和功能

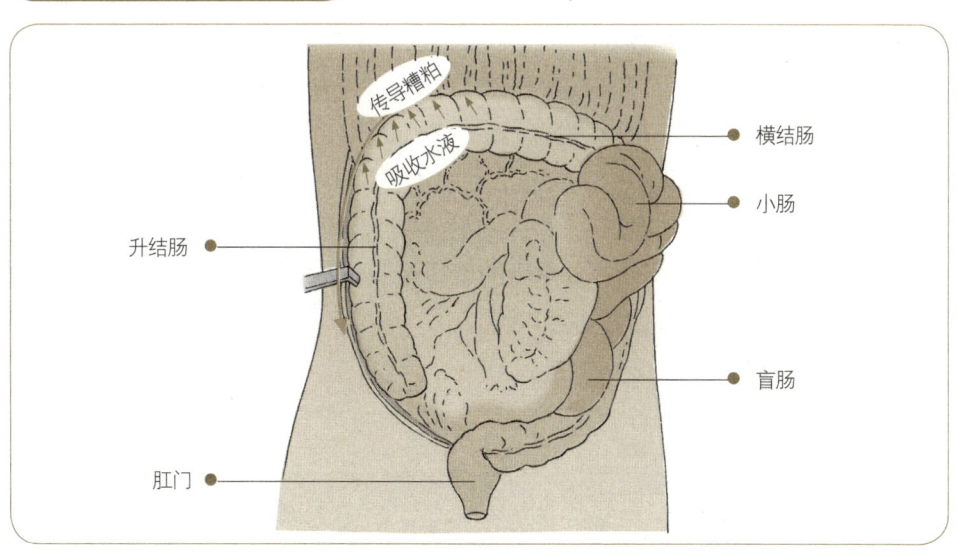

084 带你走近手阳明大肠经

《黄帝内经》上说："阳明经多气多血"，疏通此经气血，可以预防和治疗呼吸系统和消化系统的疾病。通畅大肠经就是通畅全身。手阳明大肠经主要治疗头面五官疾患、热病、皮肤病、肠胃病及经脉循行部位的其他病症。《灵枢·经脉》中记载："大肠手阳明之脉是主津，所生病：目黄，口干，鼽衄，喉痹，肩前臑痛，大指次指痛不用。"

据《针灸甲乙经》及《医宗金鉴》等书记述，手阳明大肠经所属穴共二十穴：商阳、二间、三间、合谷、阳溪、偏历、温溜、下廉、上廉、手三里、曲池、肘髎、手五里、臂臑、肩髃、巨骨、天鼎、扶突、禾髎、迎香。手阳明大肠经起始于示指的指端，沿示指的上缘，通过拇指、示指歧骨间的合谷穴，上入腕上两筋凹陷处，沿前臂上方至肘外侧，再沿上臂外侧前缘，上肩，出肩峰前缘，上出于背，与诸阳经会合于大椎穴上，再向前入缺盆联络肺，下膈又联属大肠。另有一条支脉，从缺盆处向上走至颈部，并贯通颊部，而进入下齿龈中，其后再从口内返出而绕行至口唇旁，左右两脉在人中穴处相交会，相交之后，左脉走到右边，右脉走到左边，再上行挟于鼻孔两侧，而在鼻翼旁的迎香穴处与足阳明胃经相接。

《灵枢·经脉》："大肠手阳明之脉，是动则病齿痛，颈肿，是主津液所生病者，目黄，口干，鼽衄，喉痹，肩前臑痛，大指次指痛不用，气有余则当脉所过者热肿，虚则寒栗不复。为此诸病，盛则泻之，虚则补之，热则疾之，寒则留之，陷下则灸之，不盛不虚，以经取之。"由于外邪侵犯本经而发生的病变，为牙齿疼痛，颈部肿大。手阳明大肠经上的腧穴主治津液不足的疾病，其症状是眼睛发黄，口中干燥，鼻塞或流鼻血，喉头肿痛以致气闭，肩前与上臂疼痛，示指疼痛而不能活动。气有余的实证，为在本经脉循行所过的部位上发热而肿；本经经气不足时，就会出现发冷颤抖，不易恢复温暖等病象。这些病证，属实的就用泻法，属虚的就用补法；属热的就用速刺法，属寒的就用留针法；脉虚陷的就用灸法，不实不虚的从本经取治。

手阳明大肠经的循行路线

手阳明大肠经的循行路线：起于大指次指之端（1），循指上廉，出合谷两骨之间，上入两筋之中（2），循臂上廉（3），入肘外廉（4），上臑外前廉（5），上肩（6），出髃骨之前廉（7），上出于柱骨之会上（8），下入缺盆（9），络肺（10），下膈（11），属大肠（12）。另外，手阳明经还有一分支：从缺盆上颈（13），贯颊（14），入下齿中（15）；还出挟口，交人中左右，上挟鼻孔（16）。

此经脉联系的脏腑：大肠、肺。

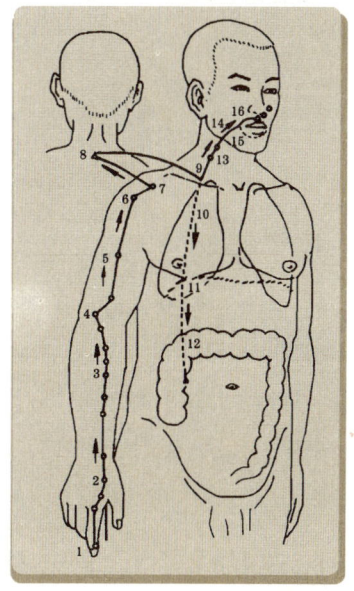

名词解释

两筋：指拇长伸肌腱、拇短伸肌腱的过腕关节处。
髃骨：髃读隅，角的意思。此指肩峰部。
会上：指大椎，为六阳经所聚会，也就是锁骨。

手阳明大肠经穴位图

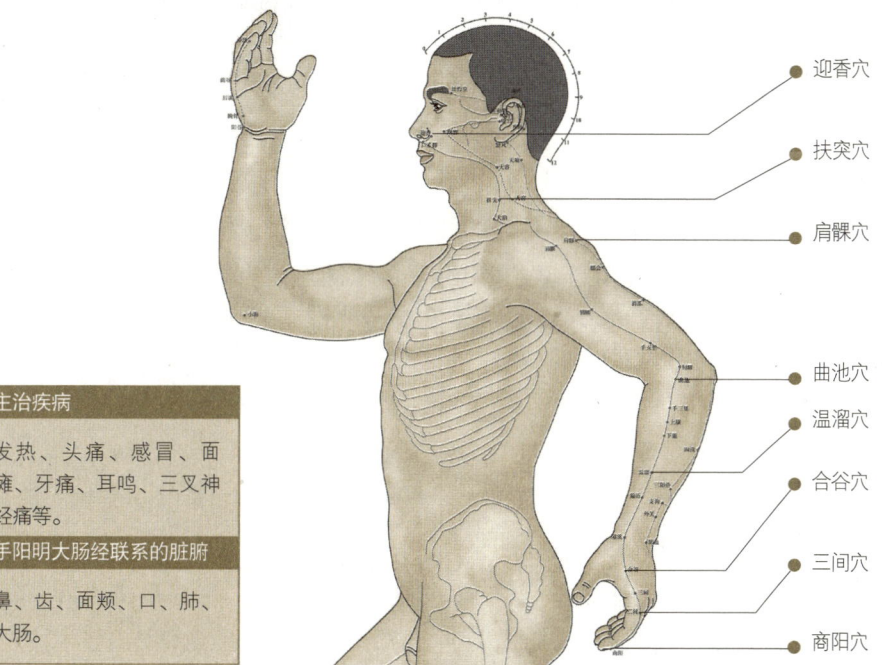

主治疾病

发热、头痛、感冒、面瘫、牙痛、耳鸣、三叉神经痛等。

手阳明大肠经联系的脏腑

鼻、齿、面颊、口、肺、大肠。

- 迎香穴
- 扶突穴
- 肩髃穴
- 曲池穴
- 温溜穴
- 合谷穴
- 三间穴
- 商阳穴

085 起床后一定要做的小按摩

要想养护好大肠经,起床时一定要做按摩,这是因为全身的器官刚刚从睡眠中清醒,进入苏醒状态,此时按摩对身体健康有着极为重要的作用。

下面我们介绍一套完整的晨起小按摩:

● 热手搓脸

卯时当你睁开双眼,不要着急起身,可以静静地躺一会,然后用手搓搓脸,而搓脸也不是胡乱地在脸上抹上一把。最好是先将双手搓热,然后用双手示指同时按摩位于鼻孔两侧的"迎香穴"一分钟;接着双手四指上行搓到额头数秒,再向两侧分开,缓缓沿着两颊向下,最后双手四指在下巴处汇合。如此反复数次,可促进面部血液循环,具有预防面瘫和感冒的功效。如若能长期坚持,还有养颜之效。

● 腹部按摩

中医将腹部比作是五脏六腑的宫城,也是气血的发源地。腹部按摩可以分理新旧、去旧生新、通和上下。特别是晨起之时腹部按摩更为有效。具体方法是:取仰卧位,放松全身,采取腹式呼吸,右手手心轻轻贴于肚脐,左手重叠于右手之上,先按照逆时针揉摸30次,接着再按照顺时针揉摸30次。按摩腹部时切忌用力过度,要适度,呼吸自然顺畅。

● 十指代梳

坐在床上,披散着头发,把十指插入发根。从前额梳到后脑勺,再从两侧梳到头顶,反复十次以上。这种按摩几乎可以涵盖到头部的所有穴位,有醒脑提神、降低血压的功效。另外,还有减少脱发、令头发乌黑发亮的功效。

● 轻弹脑勺

十指梳头之后,可以将两手掌心分别按紧两侧耳朵,用双手的四指同时轻轻弹击后脑勺数十次,此时,可以听到咚咚咚的声响。如果能坚持每天晨起轻弹脑勺,对治疗耳鸣、增强听力十分有效。

这些看似不起眼的按摩小动作,只要你掌握好方法、循序渐进、持之以恒,一定会收到意想不到的效果。按摩卯时开始,贯穿于一天的活动中,才能收到良好的养生效果。

起床后一定要做的小按摩

1 热手搓脸

搓热双手,然后用双手示指同时按摩位于鼻孔两侧的"迎香穴"一分钟;接着双手四指上行搓到额头数秒,再向两侧分开,缓缓沿着两颊向下,最后双手四指在下巴处汇合。

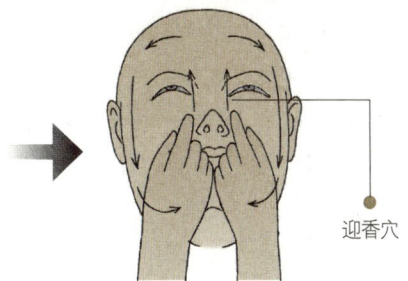
迎香穴

2 轻弹脑勺

将两手掌心分别按紧两侧耳朵,用双手的四指同时轻轻弹击后脑勺数十次。

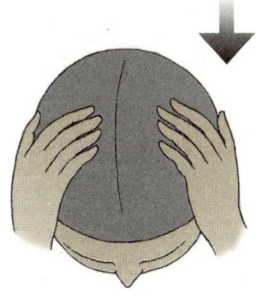

3 腹部按摩

取仰卧位,放松全身,采取腹式呼吸,右手手心轻轻贴于肚脐,左手重叠于右手之上,先按照逆时针揉摸30次,接着再按照顺时针揉摸30次。按摩腹部时切忌用力过度,要适度,呼吸自然顺畅。

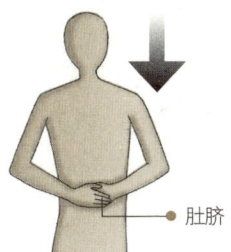
肚脐

4 十指代梳

坐在床上,披散着头发,把十指插入发根。从前额梳到后脑勺,再从两侧梳到头顶,反复十次以上。

①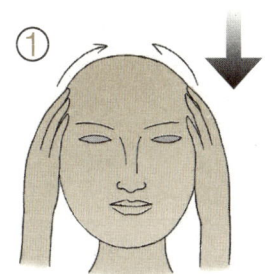

②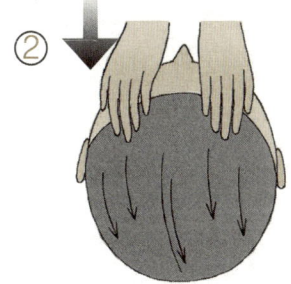

第三章 时辰养生

086 大肠经上最火的明星——合谷穴

手阳明大肠经在十二经脉中有生津、养阳的作用。如果要说手阳明大肠经上最火的明星，那肯定是非合谷穴莫属了。

合谷穴是大肠经的原穴，这个穴位名出自《灵枢·本输》，也称虎口，虎口是指手张开之后它的形状就像大大的虎口一样。合，汇也，聚也；谷，两山之间的空隙也。它是古代全身遍诊法三部九候部位之一，即中地部，以候胸中之气。因为它位于大拇指与示指之间的陷凹处，犹如两山之间的低下部分。拇指与示指的指尖相合时，在两指骨间有一处低陷如山谷的部位，所以称"合谷"。

合谷穴位于手背上第一、第二掌骨间，第二掌骨桡侧中点处。下面介绍一个简单的取穴方法：一只手轻握空拳，拇指和示指弯曲，两指的指尖轻触、立拳；另一只手掌轻轻握在拳头外，用大拇指的指腹垂直按压穴位，有酸痛胀感。掌握了按摩合谷穴的技巧和方法，就可以使合谷穴所属的大肠经经脉循行之处的组织和器官疾病减轻或消除。比如牙疼和失眠：

● 牙疼

以牙齿及牙龈红肿疼痛为主要表现的病证。多因平素口腔不洁或过食厚味、胃腑积热、胃火上冲，或风火邪毒侵犯、伤及牙齿，或肾阴亏损、虚火上炎、灼烁牙龈等引起。以合谷穴为主穴，伍配三间穴和商阳穴，按照以下按摩顺序和技法便可缓解牙疼：用一只手的大拇指的外侧缘来回刮另一手的示指的外侧边，然后依次揉按三间穴、合谷穴和商阳穴各3分钟。

● 失眠

失眠又称入睡和维持睡眠障碍，祖国医学又称其为"不寐""不得眠""不得卧""目不瞑"，是以经常不能获得正常睡眠为特征的一种病证，为各种原因引起入睡困难、睡眠深度或频度过短、早醒及睡眠时间不足或质量差等。

首先用大拇指指腹按压位于腕横纹尺侧端，尺侧腕屈肌腱的桡侧凹陷处的神门穴1分钟；然后按压上脘穴3分钟，最后按摩合谷穴3分钟。

● 注意事项

虽然按压合谷穴有很多好处，但是也不是所有人都适合按压合谷穴的，孕妇就不要按压该穴，更不能针灸、拔罐、针刺，《铜人》云："妇人妊娠不可刺之，损胎气。"

自己按摩治牙疼

以合谷穴为主穴，伍配三间穴和商阳穴，按照以下按摩顺序和技法便可缓解牙疼：用一只手的大拇指的外侧缘来回刮另一手的示指的外侧边，然后依次揉按三间穴、合谷穴和商阳穴各3分钟。

第一步
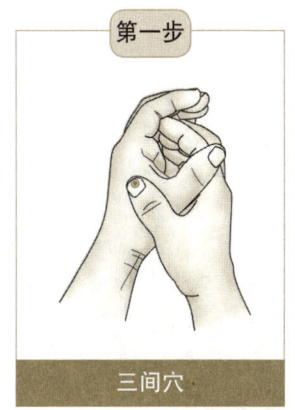
三间穴

第二步
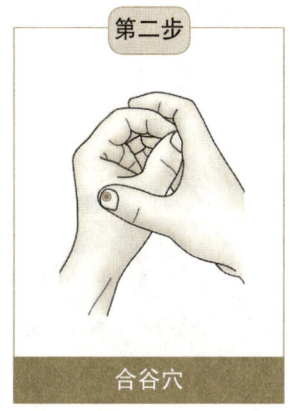
合谷穴

第三步
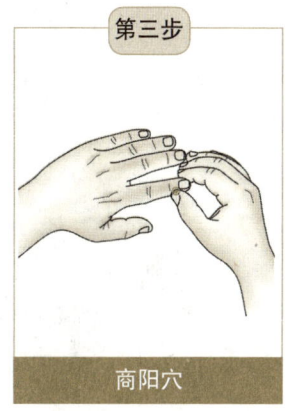
商阳穴

摆脱失眠的痛苦

首先用大拇指指腹按压位于腕横纹尺侧端，尺侧腕屈肌腱的桡侧凹陷处的神门穴1分钟；然后按压上脘穴3分钟，最后按摩合谷穴3分钟。

第一步
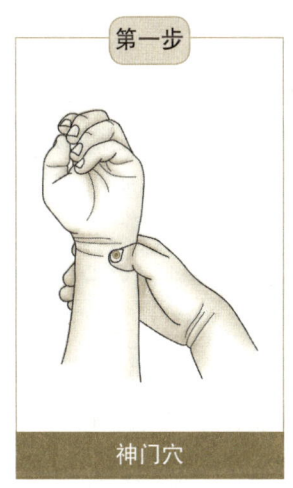
神门穴

第二步
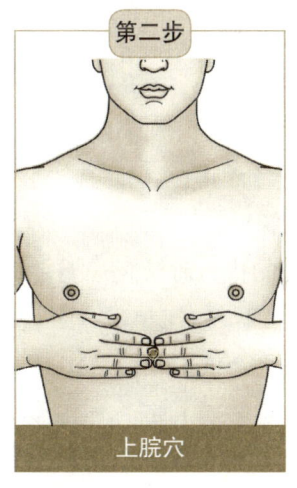
上脘穴

第三步
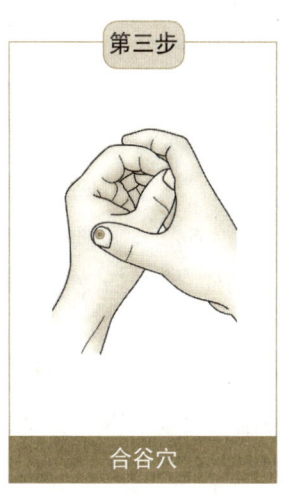
合谷穴

087 辰时养生（7时~9时）

辰时胃经当令

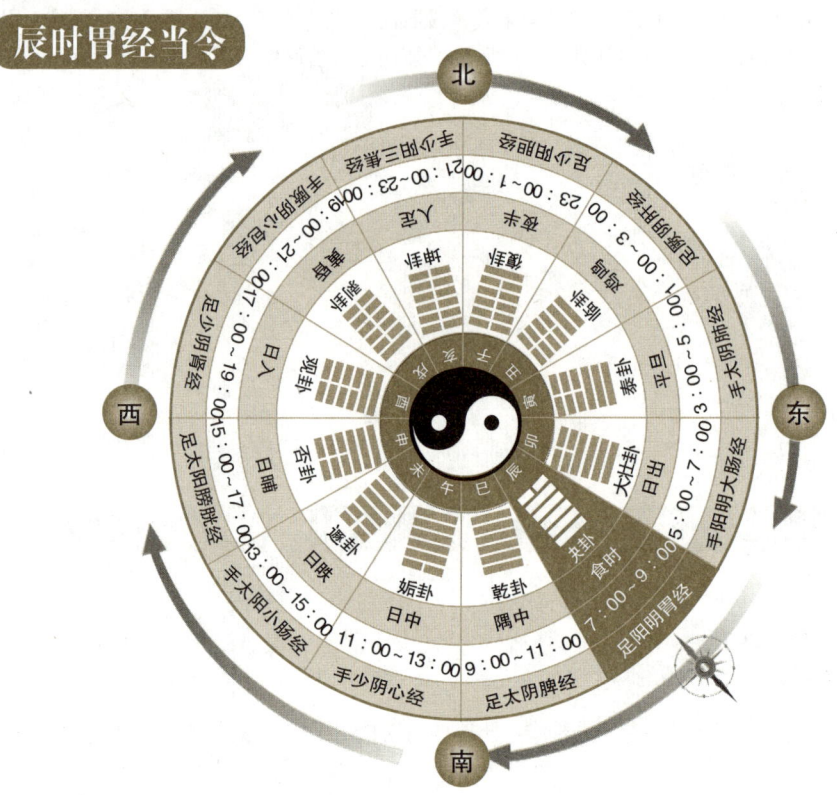

辰时（7时~9时），古人称之为"食时"，也叫作"朝时"，也就是吃早饭的时间。此时，胃的阳气达到顶峰，胃的消化吸收功能最旺，相应的足阳明胃经主时当令。黄帝内经《素问·五脏别论篇》指出："胃者，水谷之海，六腑之大源也。"说的是，胃是存放食物的器官，有"水谷之海"之称，是生成营养物质供给五脏六腑活动力量的源泉。

辰时胃经当令，是胃经的排毒时间，最重要的便是适量吸收水谷精微等营养物质。建议大家7点半之前最好吃早餐，早餐不在于多，而在于营养均衡。吃得太多，反而会由于上午工作忙（无论是脑力劳动还是体力劳动），不易充分消化与吸收。胃经要是被毒素堵塞了通路，不仅会导致胃疼，还会引起膝盖疼、脚面疼，因为胃经是人体正面很长的一条经脉，胃、膝盖、脚面等正面部位都是胃经循行路线。

胃是人体的"仓禀之官"

《类经·脏象类》:"胃司受纳,故为五谷之府。"说的是,胃主受纳,腐熟水谷。

受纳,接受和容纳。受纳于胃的水谷,在胃中阳气的蒸化下及胃的不断蠕动中,慢慢变成食糜,中医称这个过程为腐熟,接着胃还要将经过加工的食物传递给小肠,这样小肠就可以进一步消化吸收食糜的精华物质,食糜的精华物质被吸收后,形成的大便传递到大肠,通过大肠运动排出体外。因此,胃还必须具备主通降的功能,即向下传递食物。胃的通降功能十分重要,如果胃的通降功能发生紊乱,就会导致饮食滞留在胃中而无法传递到小肠,这样就会出现胃胀、胃痛、食欲不振等症状;如果胃气上逆,则发生恶心、呃逆、嗳气、呕吐等症状。

容纳、消化食物,使之转化为人体可以吸收利用的营养物质是胃在人体中的主要作用。但是,胃的受纳、腐熟食物的功能少不了与脾的运化功能相配合。只有脾胃功能相互配合,才能更好地消化和吸收食物,为人体新陈代谢、生长发育提供必要的物质来源。可见脾胃在人体中的重要性,所以中医称脾胃为"后天之本"。

胃的结构和功能

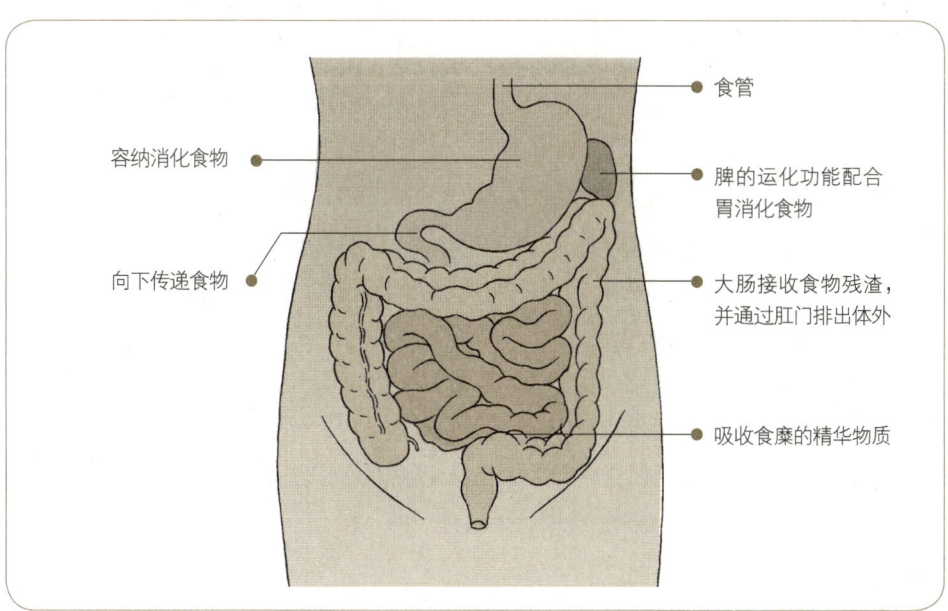

- 食管
- 容纳消化食物
- 脾的运化功能配合胃消化食物
- 向下传递食物
- 大肠接收食物残渣,并通过肛门排出体外
- 吸收食糜的精华物质

089 胃经的循行与疾病治疗

　　胃的经脉叫足阳明胃经，起于鼻旁，由此上行，左右相交于鼻梁上端凹陷处，缠束旁侧的足太阳经脉，至目下睛明穴，由此下行，沿鼻外侧，入上齿龈，复出环绕口唇，相交于任脉的承浆穴，再沿腮部后方的下缘，出大迎穴，沿耳下颊车上行至耳前，过足少阳经的客主人穴，沿发际至额颅部。

　　胃经有一条支脉，从大迎穴的前方，向下走，行至颈部的人迎穴处，再沿喉咙进入缺盆，向下贯穿横膈膜而联属于本经所属的脏腑——胃腑，并联络于与本经相表里的脏腑——脾脏；其直行的经脉，从缺盆下走乳内侧，再向下挟脐，入毛际两旁的气冲部。另有一条支脉，起始于胃的下口处（即幽门，大约相当于下脘穴所在的部位），再沿着腹部的内侧下行，到达气街的部位，而与前面所讲的那条直行的经脉相会合，再由此下行，沿着大腿外侧的前缘到达髀关穴处，而后直达伏兔穴，再下行至膝盖，并沿小腿胫部外侧的前缘，下行至足背部，最后进入足次趾的外侧间（即足中趾的内侧部）。再有一条支脉，自膝下三寸处别出，向下行入足中趾外侧。又有一条支脉，从足背面（冲阳穴）别行而出，向外斜走至足厥阴肝经的外侧，进入足大趾，并直行到大趾的末端，而与足太阴脾经相接。

　　由于外邪侵犯本经而发生的病变，为发寒战抖，好呻吟，频频打哈欠，额部暗黑。病发时会有厌恶见人和火光，听到击木的声音就会惊怕，心跳不安，喜欢关闭门窗独居室内等症状，甚至会登高唱歌，脱掉衣服乱跑，且有肠鸣腹胀，这叫"骭厥"。

　　足阳明胃经上的腧穴主治血所发生的疾病，如高热神昏的疟疾，温热之邪淫胜所致的出大汗，鼻塞或鼻出血，口角㖞斜，口唇生疮，颈部肿大，喉部闭塞，腹部因水停而肿胀，膝部肿痛，足阳明胃经沿着胸膺、乳部、气街、大腿前缘、伏兔、胫部外缘、足背等处循行的部位都发生疼痛，足中趾不能屈伸等。本经气盛，胸腹部发热，胃热盛则消谷而容易饥饿。本经经气不足时，就会出现胸腹部发冷而战栗；若胃中阳虚有寒，以致运化无力，水谷停滞中焦，就会出现胀满的病象。这些病证，属实的就用泻法，属虚的就用补法；属热的就用速刺法，属寒的就用留针法；脉虚陷的就用灸法，不实不虚的从本经取治。

足阳明胃经循行图

主治疾病
胃病、头痛、牙痛等。
足阳明胃经联系的脏腑
脾、心、小肠。

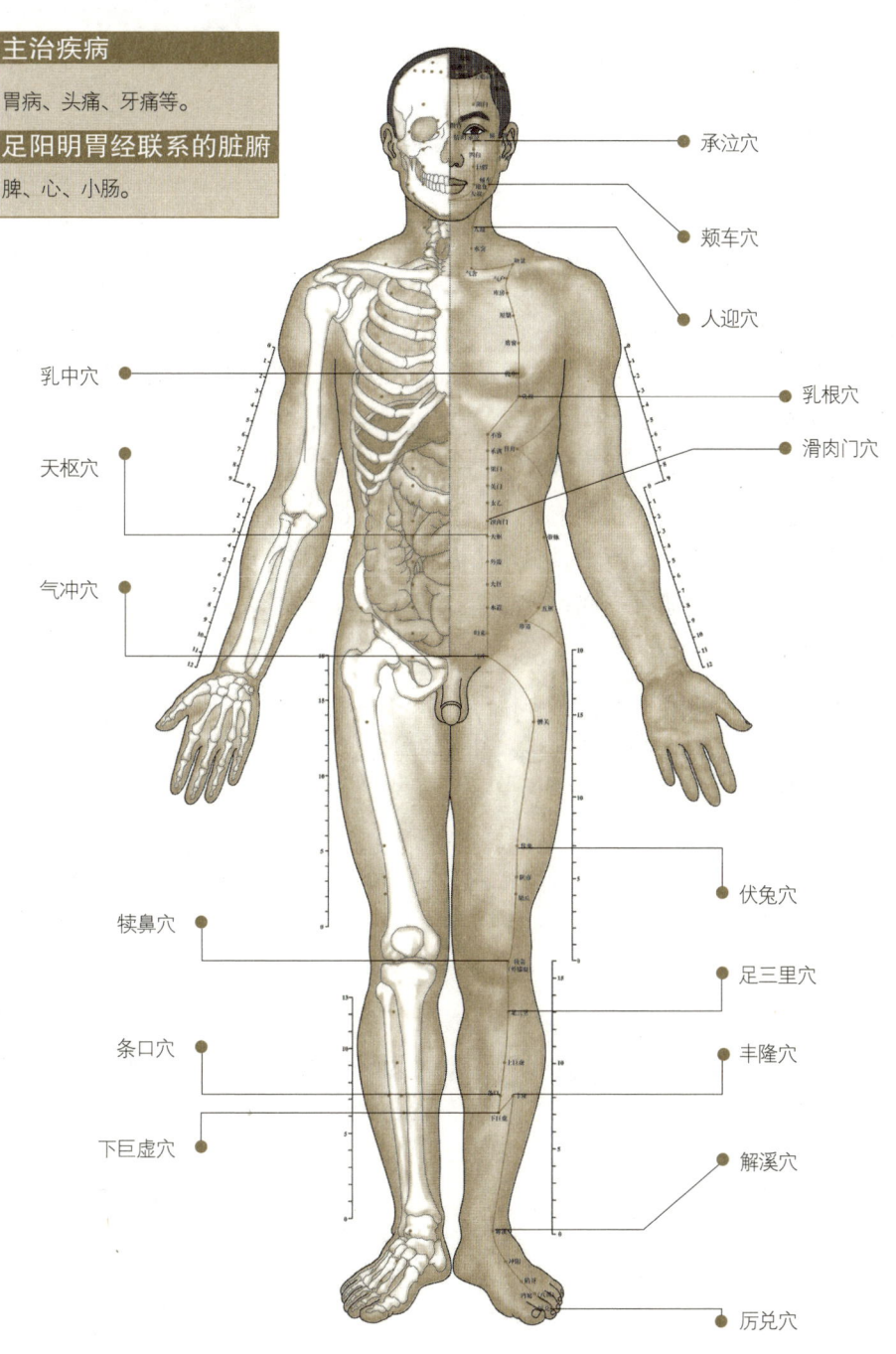

090 胃经上的长寿穴——足三里穴

胃经上有众多的穴位，可要说到能力最强的一定要数足三里穴了。这是为什么呢？足三里是胃经的合穴，也就是胃脏精气功能的聚集点，主治腹部上、中、下三部之症，因此名为"三里"。此穴位于人体下肢，为了和手三里相区别，所以称为"足三里"。

足三里位于外膝眼下约3寸，距胫骨前缘一横指处。常敲足三里穴可增加胃肠蠕动，强壮脾胃。中医五行学认为，脾胃属土，胃经上的足三里是土经中的土穴，具有健脾和胃的功效。

《黄帝内经》中指出，灸足三里能增进食欲、促进机体生长。《针灸大成》载有"若要身体安，三里常不干"的谚语。化脓灸，又称为"灸花、灸疮"，用艾条灸灼足三里穴时，灸到该处皮肤起水疱，产生无菌性的化脓，结痂，可以把脾胃的寒湿祛除，强壮脾胃，使后天生化有源。因留有瘢痕，为避免影响美观最好采用艾条悬灸的方法，这种方法就是艾灸时用艾条对准穴位，保持一定的距离，不要直接接触皮肤，只要等到足三里穴上的皮肤出现红晕就可，艾灸足三里穴最好选在辰时。

据说，有个日本长寿家族，他们的长寿秘诀就是常灸胃经足三里穴，该家族成员凡年届三十者必奉行此法，年寿皆能逾百而无病。中医也将胃经要穴的足三里称为强壮要穴，认为经常艾灸足三里穴，有养生保健的功能，能够增强体力、消除疲劳、强壮神经、预防衰老，对结核病、伤风感冒、高血压、低血压、动脉硬化、冠心病、心绞痛、风心病、肺心病、脑溢血后遗症具有预防治疗的作用。

经常按摩足三里穴能够理脾胃、调气血、补虚弱，防治肠胃疾病，对胃肠虚弱、胃肠功能低下、食欲不振、羸瘦、腹膜炎、肠雷鸣、腹泻、便秘、消化吸收不良、肝脏疾患、胃痉挛、急慢性胃炎、口腔及消化道溃疡、急慢性肠炎、胰腺炎、腹水膨胀、肠梗阻、痢疾、胃下垂等，都具有很好的疗效，所以人们也将足三里穴称为长寿穴。

教你按摩足三里

正坐，屈膝90度，将大拇指除外，其余四指并拢，置于外膝眼，直下四横指处，大约在外膝眼下方3寸处，以无名指指腹垂直着力按压，有酸痛、胀、麻的感觉。并且因人不同感觉会向上或向下扩散。

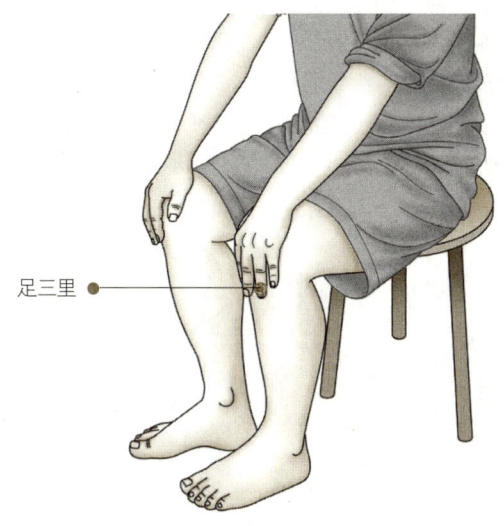

足三里

艾灸疗法

艾灸是用艾绒做成大小不同的艾炷，或用纸卷成艾条，在穴位上烧灼熏蒸的一种治疗方法，一般适用于慢性和虚汗的病证。下面是几种常用的灸法。

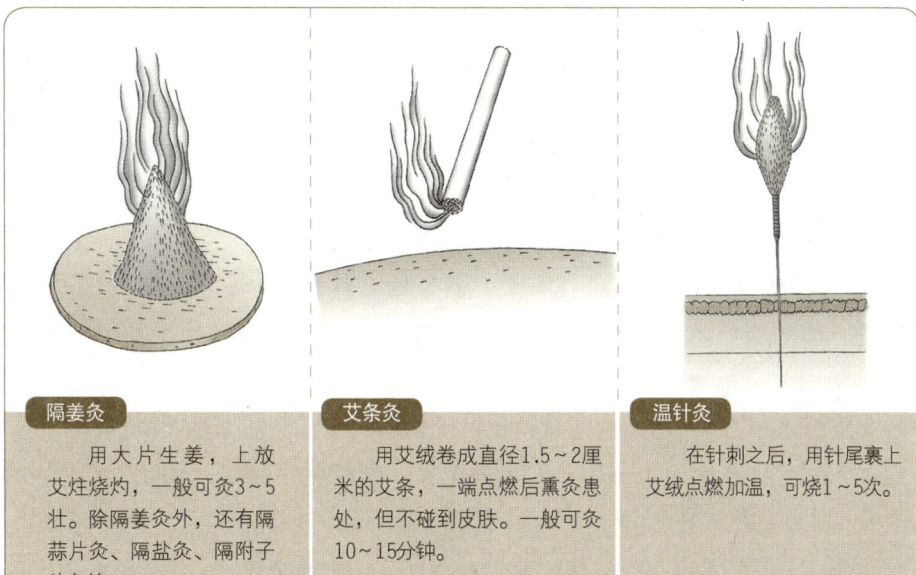

隔姜灸
用大片生姜，上放艾炷烧灼，一般可灸3~5壮。除隔姜灸外，还有隔蒜片灸、隔盐灸、隔附子片灸等。

艾条灸
用艾绒卷成直径1.5~2厘米的艾条，一端点燃后熏灸患处，但不碰到皮肤。一般可灸10~15分钟。

温针灸
在针刺之后，用针尾裹上艾绒点燃加温，可烧1~5次。

091 足阳明胃经特效穴按摩

辰时，一定要照顾好胃经，如果此时忽略了对胃经的照顾和养护，胃经的功能就不能得到很好的发挥，就会引发身体诸多的不适。比如，现代人最易患的头痛、胃病、肠胃炎等。下面我们就介绍一些简便的穴位按摩方法来帮助你摆脱这些难缠的小病痛，只要每天坚持按摩肯定会收到意想不到的效果。

● 脚上穴位治头痛

在中医理论当中有"头病脚来医"的观点，而且也是经过医者证实并行之有效的方法。足阳明胃经在脚上有个穴位叫内庭穴，深处曰内，居处为庭，本穴主治喜静卧，恶闻声，有似深居内室，闭门独处，不闻人声；又因其所治症多不在穴近处，而在头、脑、腹、心者居多，故名内庭。每日可用热水泡脚并揉按位于足背第2、3趾间缝纹端处内庭穴，可缓解头痛症状。

● 明眸亮眼特效穴

《千金方》中记载承泣穴能够治疗"目不明,泪出,目眩瞢,瞳子痒,远视漠漠,昏夜无见,目瞤动,与项口参相引,喎僻口不能言"。承泣穴位于面部,瞳孔直下,当眼球与眶下缘之间。

坚持按摩承泣穴可以治疗各种眼部疾病，如近视、远视、夜盲、眼颤动、眼睑痉挛、角膜炎、眼睛疲劳、迎风流泪、老花眼、白内障、急慢性结膜炎、散发、青光眼、睑缘炎、视神经炎、眶下神经痛等。

● 止咳化痰丰隆穴

有的人胸闷有痰，整天都在咳嗽，而且经常喉咙感到瘀塞，等到好不容易咳出了一口浓痰后，却又不知道该吐到哪里。或者夜里等到好不容易睡着了，却突然感到喉咙里有一口浊痰，不得不从床上爬起来，把痰咳出来吐出去后，才能安心再睡。这种情形已经非常严重地干扰到了日常生活,成为现代人的梦魇。不过，遇到这种情况也不用担心，只要坚持长期按摩丰隆穴，就能够使情况得到改善。因为丰隆穴是一个疗效很好的化痰穴，对人体具有很好的调理保健功能。《甲乙经》曰："厥头痛，面浮肿，烦心，狂见鬼，善笑不休";《千金方》曰："主胞痛如刺，腹若刀切痛"。

止咳化痰丰隆穴

正坐、屈膝、垂足，按取外膝眼到外踝尖连线中点，用示指、中指、环指的指腹按压（中指着力）穴位，有酸痛感。每天早晚各按揉一次，每次1~3分钟。

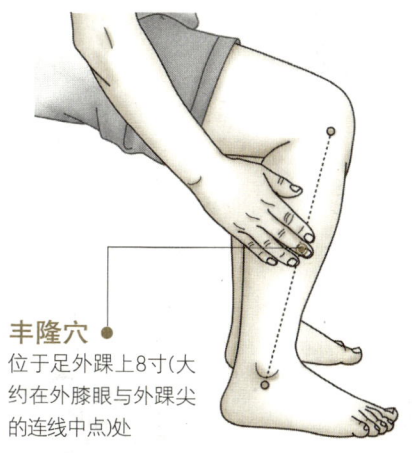

● 丰隆穴
位于足外踝上8寸（大约在外膝眼与外踝尖的连线中点）处

按揉内庭穴治头痛

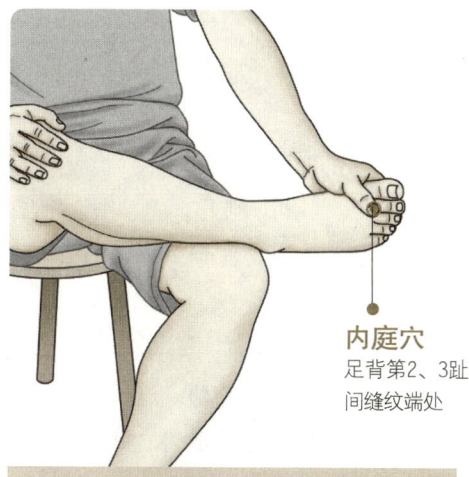

● 内庭穴
足背第2、3趾间缝纹端处

先将双脚浸泡在温水中10分钟左右，接着进行按摩。正坐屈膝，把脚抬起，放另一腿上，用对侧手之四指置脚掌底托着，手大拇指在脚背，弯曲大拇指，用指尖下压揉按内庭穴约3分钟，有胀痛的感觉。早晚各一次，可有效缓解头痛症状。

按揉承泣穴防眼疾

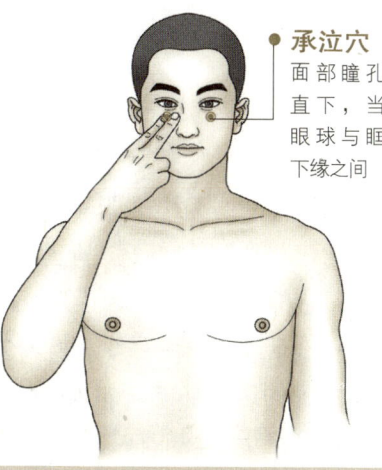

● 承泣穴
面部瞳孔直下，当眼球与眶下缘之间

正坐、仰靠或者仰卧，眼睛直视前方，示指和中指伸直并拢，中指贴在鼻侧，用示指的指尖按压下眼眶的边缘处，有酸痛感。双手的示指伸直，用示指的指腹按揉左右穴位，每次各按揉3~5分钟。

092 巳时养生（9时~11时）

巳时脾经当令

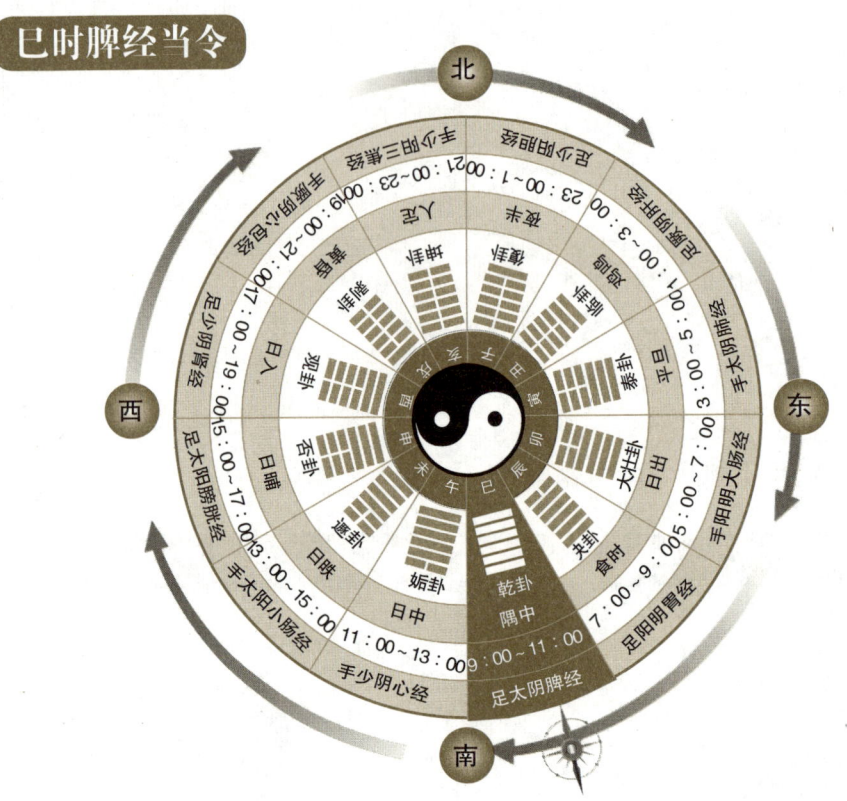

巳时，也叫"隅中"，即9时~11时这个时间段，隅，斜角，中，接近中午，说明此时已经快到中午了。胃里的早餐食物已经被研磨成食糜，下面就要轮到脾来履行它的职责了，中医认为，脾主吸收五谷的精华。

巳时是足太阴脾经当令，脾开始运化，是脾脏的排毒时间，最重要的便是不要影响脾的运化功能，如果此时做剧烈运动，情绪过于激动，过于忧伤，劳累过度，吃过于冰冷的食物等，这些都会成为脾正常运化的阻碍。此时，应该保持愉悦的心情，静思养脾，以保证脾胃功能的正常发挥。

脾系统负责将进入人体的食物，运化为人体可以吸收的水谷精微物质。"脾"左半部分的"月"代表脾主肌肉；右半部分的"卑"表示脾如同其他脏腑的卑女、丫环，不断地做好了饭菜送给它们。尤其是对胃，胃如同一口大锅，吃的食物都在这口锅里，此时脾变成了烧火的丫环，要做熟这一整锅的美食。

脾统血，主运化

中医认为，脾统血，主运化，脾胃为"后天之本""脏腑之本"，脾胃功能的正常与否关系到其他脏腑的功能，五脏六腑的能量来源完全依靠脾胃运化。下面一起来了解一下脾与其他五脏六腑的密切关系。

脾与胃：脾喜燥恶湿，胃喜润恶燥；脾主升，胃主降。胃为水谷之海，主消化；脾为胃行其津液，主运化。二者燥湿相济，升降协调，胃纳脾化，互相为用，共同完成水谷的消化、吸收和传输的任务。

脾与心：心血必须依赖脾所吸收和传输的水谷精微所生成，而脾所运化的精微，需要借助血液的运行，才能传输到全身。脾统血，心主血，脾的功能正常，才能统摄血液。若脾气虚弱，可导致血液循环不畅。

脾与肺：脾将水谷的精气上输于肺，与肺吸入的精气相结合，形成肺气。肺气的强弱与脾的运化精微有关，故脾气旺则肺气足。所谓"脾为生痰之源，肺为贮痰之器"，是脾与肺关系的体现。

脾与肾：脾阳依赖肾阳的温养，才可发挥运化作用。若脾阳虚衰，可导致肾阳不足，出现腰膝冰凉、水肿等症状；若肾阳不足则脾阳虚弱，运化失常，容易出现泄泻、不消化等症状。

脾与五脏六腑的关系

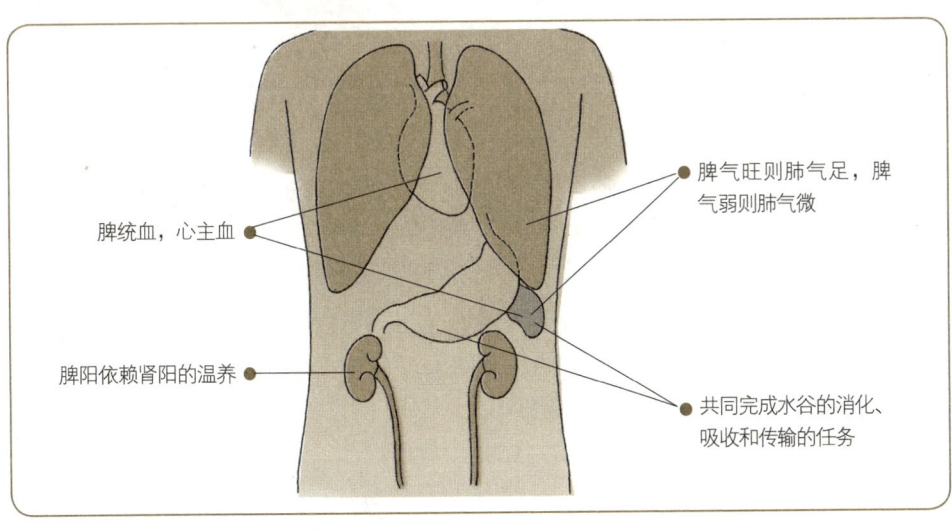

- 脾气旺则肺气足，脾气弱则肺气微
- 脾统血，心主血
- 脾阳依赖肾阳的温养
- 共同完成水谷的消化、吸收和传输的任务

094 脾经的循行与疾病治疗

脾的经脉叫足太阴脾经，起始于足大趾的末端，沿大趾内侧赤白肉分界处，通过足大趾本节后方的核骨，上行至足内踝的前面，再上行入小腿肚内侧，沿胫骨后方，穿过足厥阴经，复出足厥阴之前，此后再上行经过膝部、大腿内侧的前缘，进入腹内，属脾络胃，再上穿过横膈膜，挟行咽喉，连舌根，散于舌下。它的支脉，在胃腑处分出，上行穿过膈膜，注入心中，而与手少阴心经相接。它与心、肺等脏腑都有直接联系。

● 脾经上的穴位

足太阴脾经一共有二十一个穴位，分别是：隐白穴、大都穴、太白穴、公孙穴、商丘穴、三阴交穴、漏谷穴、地机穴、阴陵泉穴、血海穴、箕门穴、冲门穴、府舍穴、腹结穴、大横穴、腹哀穴、食窦穴、天溪穴、胸乡穴、周荣穴和大包穴。

● 外邪侵犯脾经而发生的病变

由于外邪侵犯脾经而发生的病变表现为：舌本强痛，食则呕，胃脘痛，腹胀善噫，身重乏力，活动不利，股膝内肿胀厥冷，足大趾麻木，活动欠佳，食不下，烦心，水肿，黄疸，大便溏薄，或泄泻，一旦排出大便或矢气后，就觉得轻松如病减轻一样，但全身仍感觉沉重。

● 脾经上穴位可主治的疾病

足太阴脾经上的腧穴主治脾脏所发生的疾病，这些疾病会出现胃脘痛，腹胀，呕吐嗳气，便溏，黄疸，身体沉重无力，膝股部内侧肿胀，厥冷，舌根疼痛，身体不能动摇，饮食不下，心烦，心下掣引作痛，大便稀薄或下痢，或小便不通，不能安卧，勉强站立时，就会出现股膝内侧经脉所过之处肿胀而厥冷的病象。此外，还有足大趾不能活动等症状。这些病证，属实的就用泻法，属虚的就用补法；属热的就用速刺法，属寒的就用留针法；脉虚陷的就用灸法，既不属于经气亢盛也不属于经气虚弱，而仅仅只是经气运行失调的，就要用本经所属的腧穴来调治。本经气盛，寸口脉比人迎脉大三倍；而属于本经经气虚弱的，其寸口脉的脉象反而会比人迎脉的脉象小。

足太阴脾经穴位图

主治疾病

胃脘痛，腹胀，呕吐嗳气，便溏，黄疸，身体沉重无力，膝股部内侧肿胀，厥冷，舌根疼痛，身体不能动摇，饮食不下，心烦，心下掣引作痛，大便稀薄或下痢等。

足太阴脾经联系的脏腑

胃、心、肺。

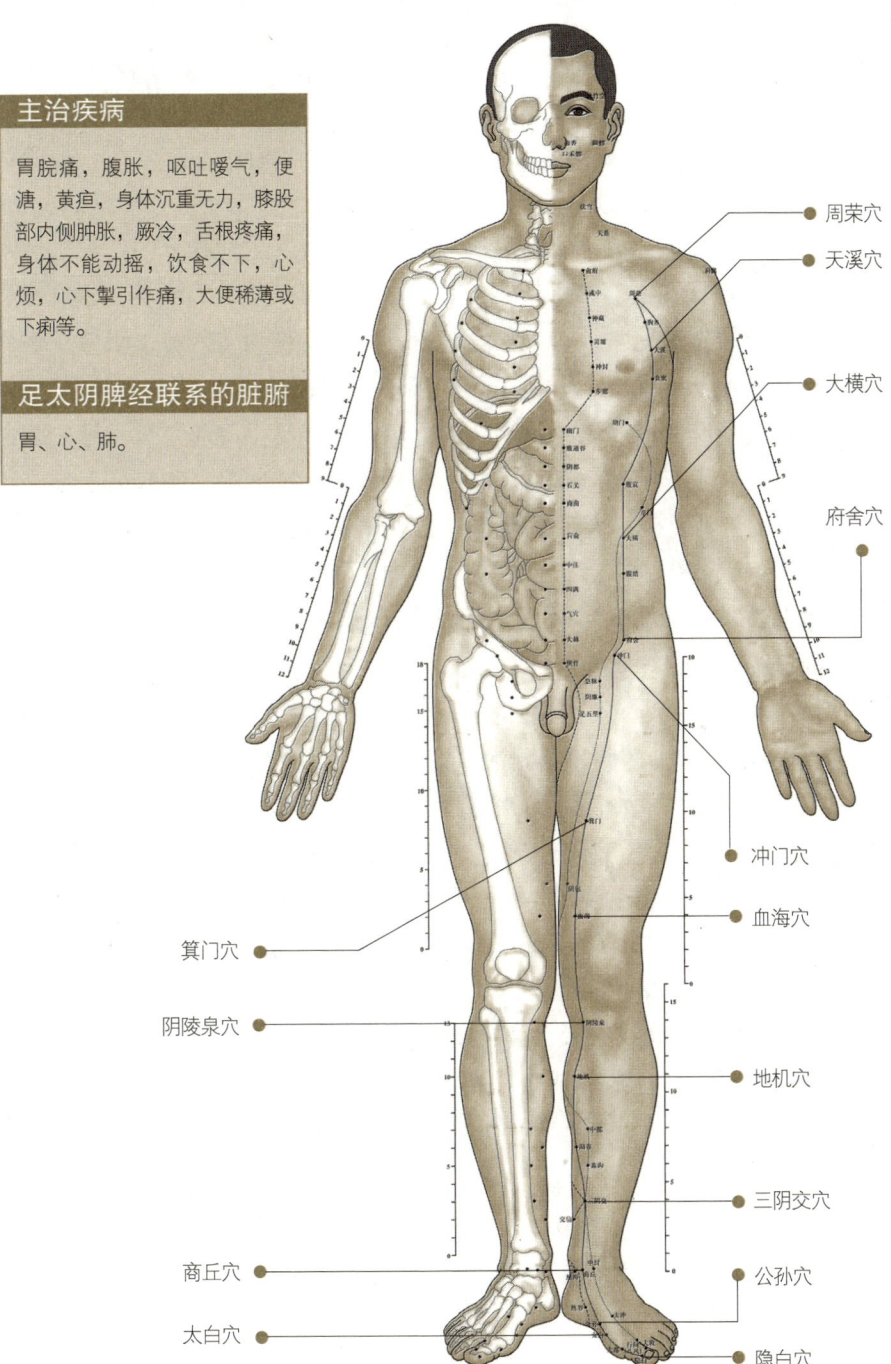

周荣穴
天溪穴
大横穴
府舍穴
冲门穴
血海穴
箕门穴
阴陵泉穴
地机穴
三阴交穴
商丘穴
公孙穴
太白穴
隐白穴

095 互为表里的脾经与胃经

巳时，是足太阴脾经当令，它与胃经有什么联系呢？足太阴脾经与足阳明胃经互为表里，但所引起的疾病各不相同。脾经属阴，胃经属阳，循行的线路不同，或虚或实，或顺或逆。其病或从内生，或从外来。因为有这些不同，所以产生的疾病也就各不相同。

阳气相当于天气，主护卫于外，阴气相当于地气，主营养于内。阳气性刚强多实，主外；阴气性柔弱多虚，主内。所以外界邪气伤人，首先侵袭阳分；饮食不节制，起居作息无常，首先伤及阴分。阳分受伤内传六腑，阴分受伤累及五脏。邪气侵袭六腑则全身发热，不能安卧，气喘；邪气侵入五脏则腹部胀满，泄泻，病久形成肠澼。所以阳经易受风邪之气，阴经易受湿邪之气。足三阴经从脚上行到头部，手三阴经从胸沿上肢下行到手指指端；手三阳经从手指指端上行到头部，足三阳经从头部下行到脚。因此，阳经的病先向上行，行到极点转向下行，阴经的病先向下行，行到极点转向上行。因此，感受风邪之气，首先伤及人体上部；感受湿邪之气，首先伤及人体下部。

脾发生了病变，四肢功能会失常，四肢功能正常必须依赖胃中水谷精气的滋养，但胃脏中水谷精气必须靠脾脏的传输才能到达四肢。现在脾脏发生了病变，不能替胃传输水谷精气，四肢得不到水谷精气的滋养，经气日渐衰弱，脉道不畅，筋骨肌肉都得不到滋养，久而久之四肢便失去了正常的功能。

脾与胃仅以一膜相连，为什么脾能替胃传输散布水谷精气呢？足太阴脾经属三阴，贯穿于胃，隶属于脾，上络于咽喉，所以足太阴经能替胃将水谷精气传输到手足三阴经。足阳明胃经与足太阴脾经互为表里，是五脏六腑营养的来源，能够将脾经之气传输到手足三阳经。五脏六腑都依靠脾经的输送以获得胃的水谷精气，所以脾能替胃输送水谷精气。

如果脾脏病了，四肢得不到水谷精气的滋养，经气日渐衰弱，脉道不畅，筋骨肌肉都得不到滋养，日久，四肢便失去了正常的功能。

胃经和脾经互为表里

　　胃经属阳，阳气相当于天气，主护卫于外，脾经属阴，阴气相当于地气，主营养于内。胃经性刚强多实，主外；脾经性柔弱多虚，主内。足太阴脾经与足阳明胃经互为表里，二者升降协调，胃纳脾化，互相为用，才能身体和谐，颐养天年。

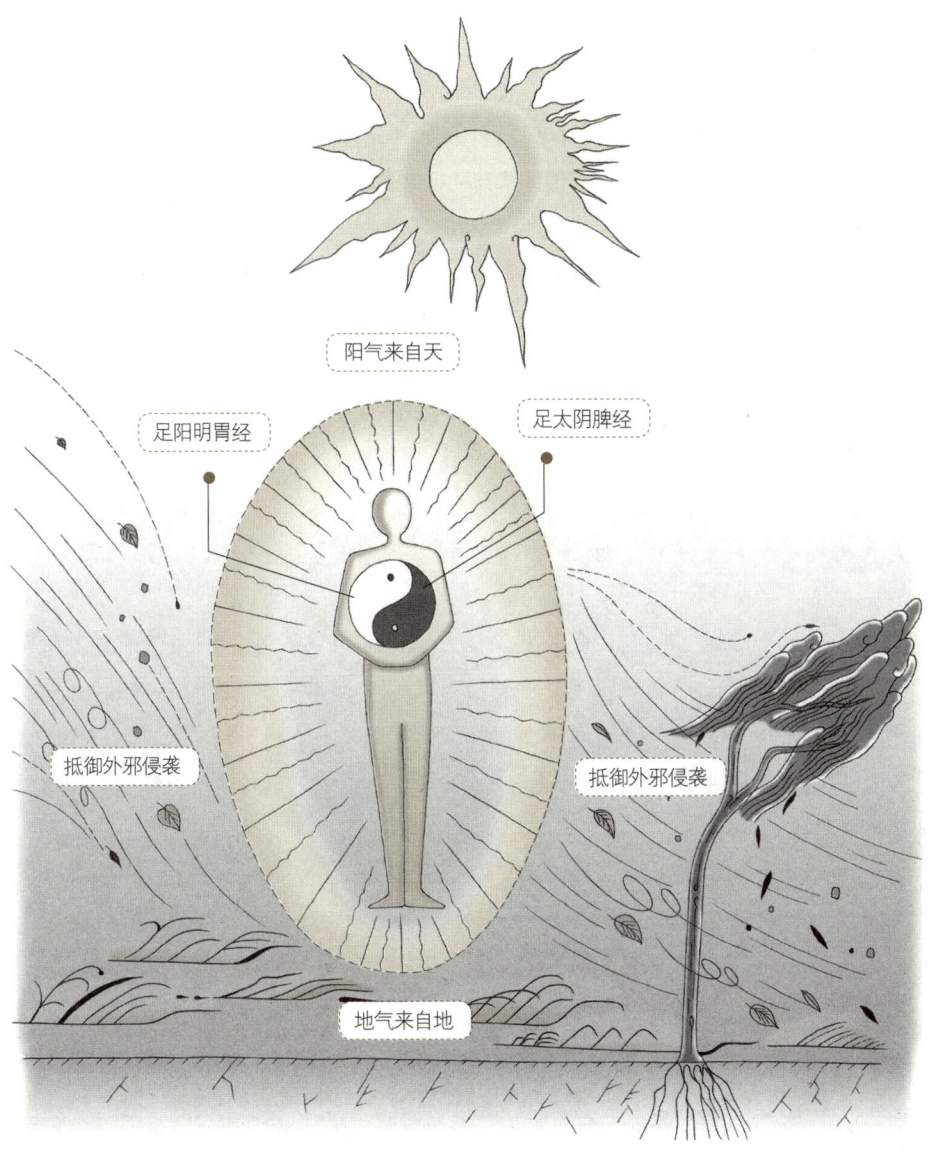

096 口唇是脾经健康的晴雨表

中医认为，脾开窍于口。如《内经》中说："脾之合肉也，其荣唇也。"脾之华在唇，所以，脾的病变会在口部反映出来。足阳明胃经环绕口唇，所以诊口唇，可知脾胃之病变。《素问·六节脏象论》中说："脾、胃、大肠、小肠、三焦、膀胱者，仓廪之本，营之居也，名曰器，……其华在唇四白。"

口以开阖为用，为心之外候，饮食均从口入，四通八达，为脏腑之要冲。大肠之经脉挟口交人中；肝络之脉络环唇内；冲脉络唇口；任脉至承浆；督脉上颐环唇。所以，唇诊之形与色的变化，肌肉之荣枯、皮之薄厚等都可测知其有关脏腑的功能状态。

如果从脏腑在唇部的分布来看，唇其实是一个翻转了（由上翻下）的八卦图，脏腑与唇为对应关系，脏腑在八卦方位上所占的区域就是唇相对应的部位。具体的对应关系如下：

将口微闭，自两口角画一横线，再自鼻中沟经上下唇中央画一垂直于两口角的竖线，将口唇分成四等份，再画两条过直角中点的斜线，将口唇分成了等份，每份为一个八卦方位，每个脏或腑分配在一个方位上，然后根据每个方位上的形态、色泽等来判断生理、病理变化。

1. 乾 1——属肺、大肠。肺热发热病人，多在口唇下方起疱疹。
2. 坎 2——属肾、膀胱。急性肾炎的病人此处红紫，慢性肾炎的病人此处暗黑。
3. 艮 3——属上焦、膈以上，胸背部、胸腔内脏器官、颈项、头颅、五官。凡是上焦火旺的病人此处易起疱疹、口角溃烂。
4. 震 4——肝胆区。凡是肝胆有湿热、瘀热、肝胆火旺者，均有疱疹或肿胀、痛、痒等。
5. 巽 5——属中焦。凡是中焦疾患（包括膈肌以下、肚脐以上，上肢部，腰背部及其内脏器官）均在此处有胀肿、疱疹等。
6. 离 6——属心、小肠。凡心经有热、小肠经有热，鼻唇沟右侧起疱疹。
7. 坤 7——属脾和胃。凡是脾、胃有病均在此处有疱疹或红肿。
8. 兑 8——属下焦（包括脐水平以下小腹部、腰骶部、盆腔、泌尿生殖系统）。凡是下焦有湿热、瘀血者，均易在此处起疱疹、肿胀、烂口角等。

唇八卦全息图

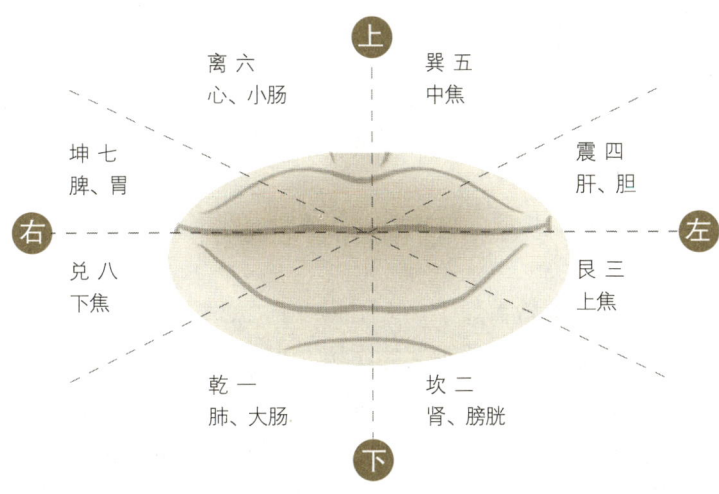

口唇是身体健康的晴雨表

健康的唇应为淡红色,圆润饱满而不干燥,无溃疡、开裂等。当身体发生病变时,口唇会第一时间将其暴露出来,把握口唇的颜色变化,也就是把握了自己的健康。

口唇颜色	征 象	防治方法
嘴唇为红色或深红色或紫红色	预示体内火比较大,颜色越深,火越大。常见不适有:牙痛、头痛、头晕、便秘、尿黄等。	减少辛辣食物、糖类、鸡肉、羊肉等物质的摄入。将玄参30g,生地黄30g,麦冬30g,肉桂2g,用水煎服。
嘴唇为青黑(紫)色	预示体内有比较明显的血瘀气滞的情况。常见不适有:胸闷、爱叹气、胸部偶有刺痛、噩梦等。	每天半小时慢跑,适当喝点醋,能起到活血化瘀和改善心情的作用。
嘴唇为淡白色	预示身体里的气血处于相对匮乏的状态。常见不适有:乏力、困倦、背痛、性欲低下等。	加强鱼肉、鸡肉、牛肉、羊肉、鸡蛋等高营养物质的摄入,不过度熬夜。
嘴唇周围的皮肤泛起一圈黑色	预示身体内有湿气,也意味着肾和脾胃都开始亏虚了。常见不适有:食欲下降、消化较差、下肢沉重感、小便频多等。	尽量避免食用各种甜食、油腻、生冷食品等。饭后一定不要急于卧或是睡眠,每天用热水泡一下脚。

097 按摩脾经特效穴，小病不求医

足太阴脾经上共有穴位21个，其中有几个关键的特效穴位，是我们必须要了解的，比如，能够调理脾胃的保健穴—太白穴，还有治疗腹痛、腹胀的公孙穴，以及有滋补肝肾、健脾利湿，补养精血功能的三阴交穴。下面我们就来重点介绍一下脾经上的这3个特效穴位。

◉ 调理脾胃寻太白

太白穴出自《灵枢·本输》，属于足太阴脾经。"太白"是中国古代星宿的名称，传说这颗星具有平定战乱、利国安邦的作用。在人体穴位上，它是土经之土穴，也是脾经的原穴，是健脾的重要穴位，能够治疗由各种原因引起的脾虚。在中医理论中，脾主肌肉，如果人突然运动或者搬提了过重的物品，就会导致脾气耗损太多，使得肌肉内部气亏，此时敲打或用力揉按太白穴，能调理疏通经气，迅速消除肌肉酸痛等症状，人体运动过度造成的局部受伤也可用此方法治疗。

◉ 腹胀腹痛找公孙

《史记·五帝本纪》说："黄帝者，少典之子，姓公孙，名曰轩辕。"公孙就是黄帝，黄帝位居中央，统治四方，就犹如人体中的公孙穴，总督脾经和冲脉，统领全身。而作为统领全身的穴位，它最直接、最明显的效果就体现在人体的胸腹部。出现在人体胸腹部的所有问题，例如腹胀、不明原因的腹痛、心痛、胃痛、胸痛，都可以通过按压公孙穴得到缓解。而且经常按摩公孙穴，也是养生保健的核心。此外，像婴儿初生、胎毒未尽，或者在换乳的时候，脾胃没法适应新的食物，有大便绿或者腹泻、便秘等现象，除了要尽快送医院检查，还可以同时按压公孙穴，就能使症状得到缓解。

◉ 补养精血三阴交

"三阴交"这个穴位的名称最早出现于《黄帝明堂经》。从唐代开始，"三阴"被理解为太阴、少阴、厥阴，并被视为三阴经交会穴，沿袭至今。它是肝、脾、肾三条阴经的交会穴，肝藏血、脾统血、肾藏精。肾为先天之本，脾为后天之本，先天依赖于后天的滋养，后天来自先天的促动，所以，经常按揉三阴交穴，可以调补肝、脾、肾三经的气血，达到健康长寿的目的。

足太阴脾经特效穴

调理脾胃寻太白

把脚抬起，放在另外一条大腿上，用另一侧的手的大拇指按压脚的内侧缘，靠近足大趾的凹陷处的太白穴，有酸胀感。两侧穴位每天早晚各按压一次，每次按压1~3分钟。

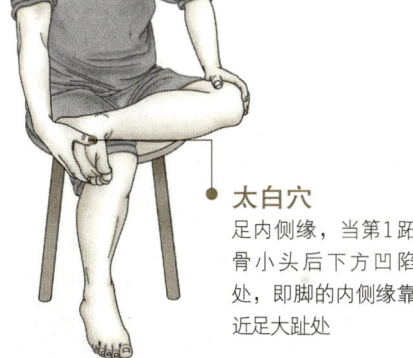

太白穴
足内侧缘，当第1跖骨小头后下方凹陷处，即脚的内侧缘靠近足大趾处

腹胀腹痛找公孙

正坐，将左足跷起放在右腿上，用右手轻握左足背，大拇指弯曲，指尖垂直揉按穴位，有酸、麻、痛的感觉。每天早晚各揉按一次，每次揉按3~5分钟。

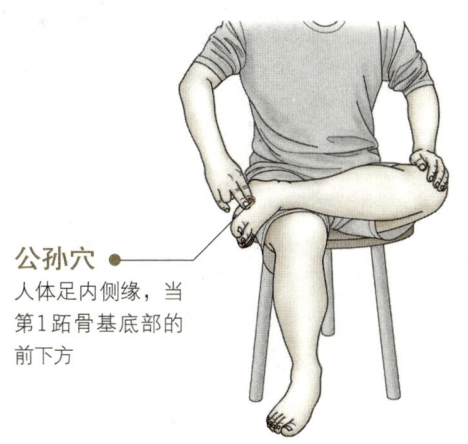

公孙穴
人体足内侧缘，当第1跖骨基底部的前下方

补养精血三阴交

正坐，抬起一只脚，放置在另一条腿上；一只手的大拇指除外，其余四指轻轻握住内踝尖，大拇指弯曲，用指尖垂直按压胫骨后缘，会有强烈的酸痛感。每天早晚各按一次，每次揉按1~3分钟。注意：孕妇禁按此穴位。

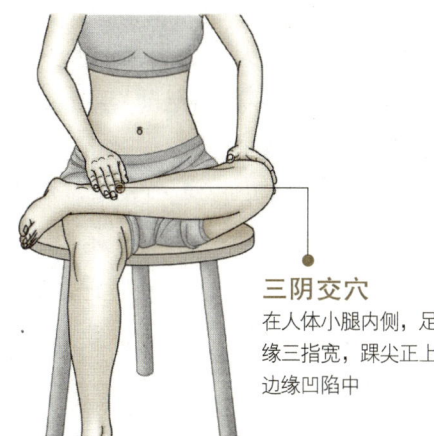

三阴交穴
在人体小腿内侧，足内踝上缘三指宽，踝尖正上方胫骨边缘凹陷中

第三章 时辰养生

098 午时养生（11时~13时）

午时心经当令

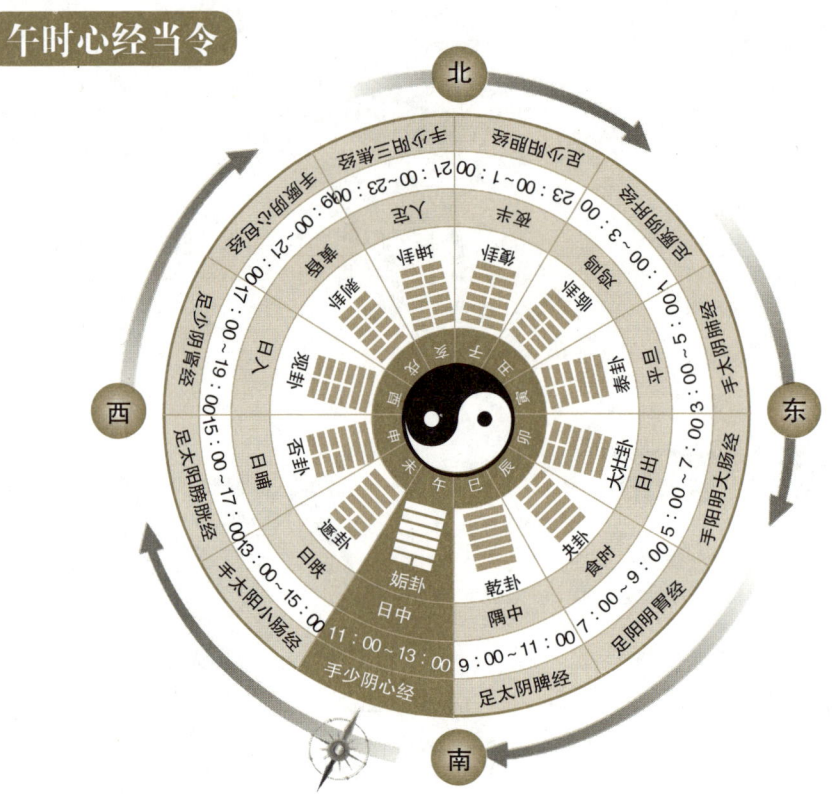

午时（11时~13时），又叫日中、日正、中午。这时候太阳最猛烈，阳气达到极限，阴气将会产生。古人则选择在这个时辰到集市去交易，《易·系辞下》中记载："日中为市，致天下之民，聚天下之货，交易而退，各得其所。"这是根据古代人的社会制度和生活活动规律而定的，而现代人的作息方式已经发生了很大的变化，所以，我们应该与时俱进地选择更加适合现代人养生的方式和方法，那么，在午时我们应该如何养生呢？

午时是手少阴心经当令，阴气开始生起，与子时刚好相对应，是心经的排毒时间，此时不要做剧烈的运动，最好是静卧，闭目养神或睡子午觉，这是因为子时与午时是天地气机的转换点，要想顺天应地，天人合一，我们唯一要做的便是午睡休息。

心是气血运行的发动机

心主血脉，心主神志，这是心的主要生理功能，心开窍于舌。

心主血脉。《黄帝内经》中说："心主血脉，脉者，血之府也，诸血者皆属于心。"心主血，血行于脉中，脉是血液运行的通道，心可推动血液在脉管中运行，心与脉关系密切。这种功能是由心气的作用来实现的。心气的盛衰，可以通过血脉的盈虚表现出来，《黄帝内经》中说："心之合脉也，其荣色也。"如果心气不足，则血脉节律不整或细弱。如果心气旺盛，则血脉节律整齐而有力。

心主神志。神志，是指人的思维活动和精神意识。《灵枢·本神篇》说："所以任物者谓之心。"任，就是接受，担任的意思，说明接受外来事物而产生思维活动的过程是由心来完成的。中医学认为人的思维活动与脏腑关系密切，联系最密切的要数"心"，心可藏神，心主神明。

如果心的功能正常，则人的思考敏捷，神志清晰，精力充沛。如果心的功能不能很好地发挥，就可能出现心神方面的疾病，如失眠多梦，心悸不安，躁动狂妄和痴呆健忘，哭笑无常，甚至昏迷不省人事等症状。

心的生理功能

心主血脉指的是心气推动血液在脉中运行，这样五脏六腑、形体官窍才能得到血液的濡养，以维持生命活动。

心主神志，指的是心主宰脏腑形体官窍的生理活动和人体的心理活动。无论生理活动还是心理活动，都是由五脏六腑尤其是五脏共同完成的，都是人体的生命活动，在这些生命活动中，心起着主宰作用，心的这种主宰作用皆心神之所为。

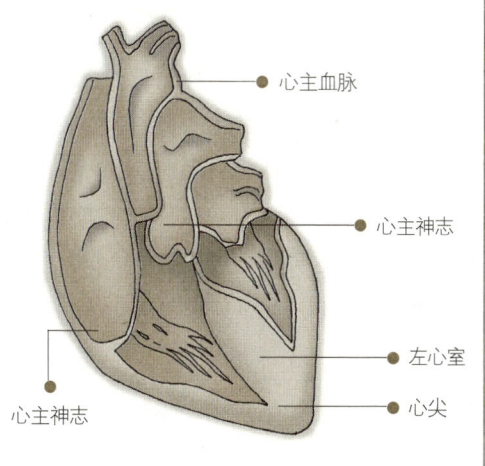

100 舌为心之窍

中医认为，舌为心之窍，脾胃之外候。人体的五脏六腑通过经络和经筋的循行，直接或间接地与舌有联系。如《灵枢·经脉》中说："手少阴之别……循经入于心中，系舌本。""厥阴者，肝脉也……而脉络于舌本也。""脾足太阴之脉，上膈挟咽，连舌本，散舌下。""肾足少阴之脉……循喉咙，挟舌本。"

《灵枢·营卫生会》中说："上焦出于胃上口……上至舌，下足阳明。"《灵枢·经筋》中指出："足太阳之筋，其支者，别入结于舌本。"说明舌通过经脉、经别或经筋，与心、肝、脾、肾、胃、膀胱、三焦诸脏腑有着直接的联系，因为心主舌，心气通于舌，所以心与舌的联系最为密切。至于肺、胆、小肠、大肠等，与舌虽无直接联系，但手太阴肺经起于中焦，络于脾胃；足少阳胆经络于肝；手太阳小肠经与心互为表里；手阳明大肠经又联络于肺，故肺、胆、小肠、大肠等脏腑之经气，亦可间接联系于舌。由于舌与脏腑的这种千丝万缕的联系，才使舌能客观地反映出体内各种生理、病理变化，显示机体的外在表现和功能状态。可以说，舌蕴涵了生命活动的内在信息，是反映机体信息的一个窗口，所以舌被认为是机体系统中包含它在内的整个信息贮存库的一个全息元。舌分为舌尖、舌中、舌根、舌边四部分，中医舌诊中又把舌体划分为上、中、下三焦，其尖部为上焦，中部为中焦，根部为下焦。其脏腑分属，因心肺居上，故舌尖候心和肺；脾胃居中，舌中则候脾胃；肝胆之脉布胁肋，故舌之两边候肝胆；肾居下焦，则舌根候肾。

国外有学者通过针刺测量仪测量得出：躯体在舌的投影中，其上部相当于舌体前部，其下部相当于舌体的后部。这与中医将舌体的前、中、后部分别对应上、中、下三焦的理论是基本一致的，舌尖主心肺，舌中主脾胃，舌边主肝胆，舌根主肾。通过以舌的部位候脏腑的理论，以观察其部位的变化情况，测得五脏六腑、四肢九窍的病理变化，反映气血、津液的输布状况，观测疾病的性质及病位所在，对临床具有重要的指导意义。

舌部脏腑分区图

中医认为，舌为心之窍，脾胃之外候。人体的五脏六腑通过经络和经筋的循行，与心、肝、脾、肾、胃、膀胱、三焦诸脏腑有着直接的联系，因为心主舌，心气通于舌，所以心与舌的联系最为密切。

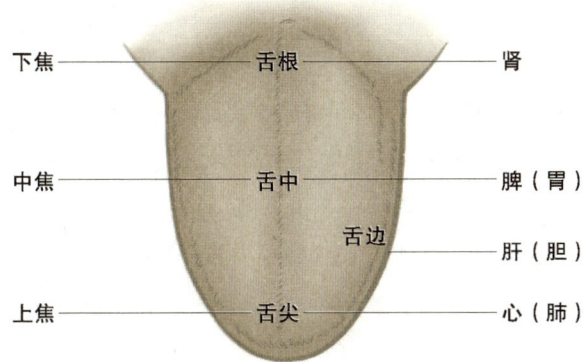

舌的颜色能反映身体变化

舌色即舌质的颜色，一般可分为淡白、淡红、红、绛、紫、青几种。除淡红色为正常舌色外，其余都是主病之色。

舌色	征象
淡红舌	舌色白里透红，不深不浅，淡红适中，乃气血上荣之表现，说明心气充足，阳气布化，为正常舌色。
淡白舌	舌色较淡红舌浅淡，甚至全无血色。是由于阳虚生化阴血的功能减退，以致血液不能营运于舌中。主虚寒或气血双亏。
红舌	舌色鲜红，较淡红舌为深。是因热盛致气血沸涌、舌体脉络充盈，故主热证。可见于实证，或虚热证。
绛舌	舌色深红，较红舌颜色更深浓之舌。主病有外感与内伤之分。在外感病为热入营血。在内伤杂病，为阴虚火旺。
紫舌	紫舌是由血液运行不畅，瘀滞所致，主寒或热。热盛伤津，气血壅滞，多表现为绛紫而干枯少津；寒凝血瘀或阳虚生寒，舌淡紫或青紫湿润。
青舌	舌色如皮肤暴露之"青筋"，全无红色。是由阴寒邪盛，阳气郁而不宣，血液凝而瘀滞，故舌色发青。主寒凝阳郁，或阳虚寒凝，或内有瘀血。

101 心经的循行与疾病治疗

心的经脉叫手少阴心经，手少阴心经属于心，因此和心脏有密切的关系，它是主宰人体的重要经脉。此经脉从心中开始，出于小指末端，接手太阳小肠经。主要循行在上肢内侧后缘。

本经腧穴主治心、胸、神志及经脉循行部位的其他病症，如眼睛昏黄、胸胁疼痛、上臂内侧后边痛或厥冷、手掌心热等症。《灵枢·经脉》中记载：心手少阴之脉是主心所生病者：目黄、胁痛、臑臂内后廉痛、厥、掌中热、痛。手少阴心经一共有九个穴位联通心经，它们分别是：极泉穴、青灵穴、少海穴、灵道穴、通里穴、阴郄穴、神门穴、少府穴和少冲穴。

● 心经的循行

手少阴心经起于心中，由心的络脉而出，向下通过膈膜，联络小肠。它的支脉，从心的脉络向上走行，并夹行于咽喉的两旁，此后再向上行而与眼球联络与脑的脉络相联系。直行的脉，从心与他脏相联系的脉络上行至肺，横出胁下，沿上臂内侧后缘，行手太阴经和手厥阴经的后面，下行肘内，沿臂内侧后缘，到掌内小指侧高骨尖端，入手掌内侧，沿小指内侧至尖端，与手太阳经相接。

● 心经的病变

手少阴心经发生异常的变动，就会出现咽喉干燥，头痛，口渴而想要喝水等症状，这叫作臂厥证。手少阴心经支脉从心系上夹于咽部，心经有热则咽干；阴液耗伤则渴而欲饮；心之经脉出于腋下，故胁痛；心经循臂臑内侧入掌内后廉，心经有邪，经气不利，故手臂内侧疼痛，掌中热痛。心脉痹阻则心痛；心失所养，心神不宁，则心悸、失眠；心主神明，心神被扰，则神志失常。

本经所主的心脏发生病变，为眼睛发黄，胁肋胀满疼痛，上臂和下臂内侧后缘疼痛、厥冷，或掌心热痛。治疗上面这些病证时，属于经气亢盛的就要用泻法，属虚的就用补法；属热的就用速刺法，属寒的就用留针法；脉虚陷的就用灸法，不实不虚的从本经取治。属于本经经气亢盛的，其寸口脉的脉象要比人迎脉的脉象大两倍；气虚，寸口脉反小于人迎脉。

手少阴心经循行路线

手少阴心经的循行路线：心手少阴之脉，起于心中，出属心系（1），下膈，络小肠（2）。其支者：从心系（3），上挟咽（4），系目系（5）。其支者：复从心系，却上肺，下出腋下（6），下循臑内后廉，行太阴、心主之后（7），下肘内，循臂内后廉（8），抵掌后锐骨之端（9），入掌内后廉（10），循小指之内，出其端（11）。

此经脉联系的脏腑器官：心、小肠、肺。

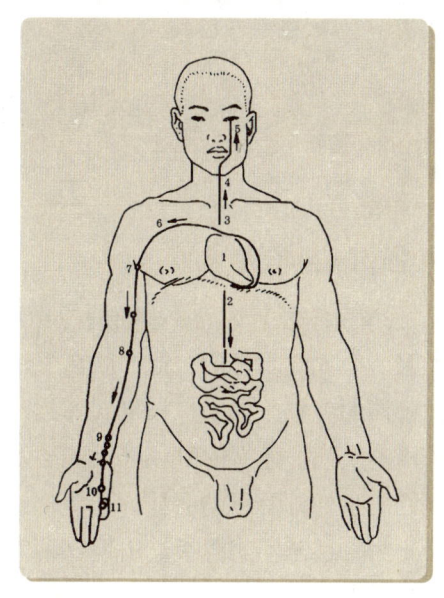

手少阴心经穴位图

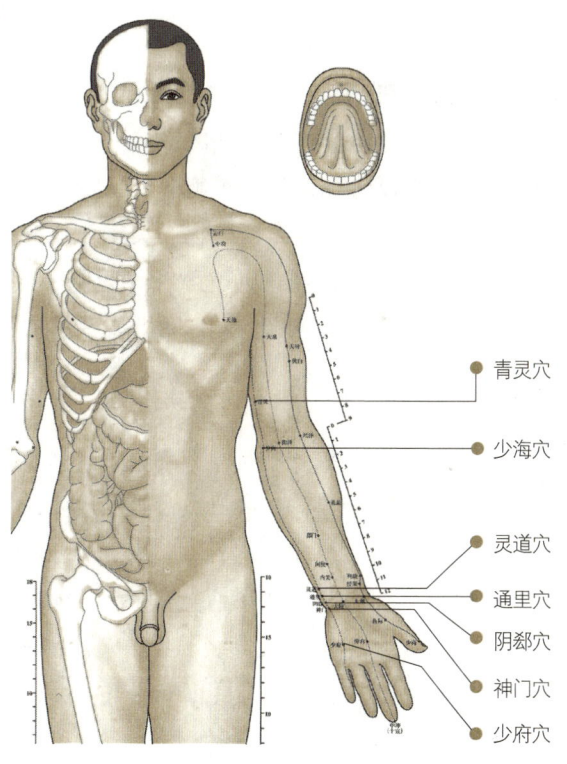

- 青灵穴
- 少海穴
- 灵道穴
- 通里穴
- 阴郄穴
- 神门穴
- 少府穴

主治疾病

心痛，胸闷，心悸，气短，悲愁不乐，目黄肩臂疼痛，胁肋疼痛，臂丛神经损伤等。

手少阴心经联系的脏腑

心、小肠、肺、喉咙。

102 熟记心经特效关键穴

手少阴心经上共有穴位9个，其中有3个特别有效的关键穴，它们分别是可强健心脏的极泉穴；具有安神、宁心和通络功效的神门穴；以及可以急救突发心脏病的少冲穴。下面我们就来重点介绍一下心经上的这3个特效穴位。

● 强健心脏极泉穴

《黄帝内经》认为，心经是君主之官，君主之官有个特性，就是君主不受邪。如果一个人经常郁闷，他的腋窝下，即极泉穴上，就会长出一个包，这是心气被郁滞的现象。如果把极泉穴弹拨开了，就能把包块化解掉，就能够缓解心经郁滞的疾病。还有的时候你可能会发现，别人突然的一个小动作，或者一件突发性的事件，有可能会让你心跳加快，并且感到胸闷、头晕、头痛、出汗、浑身无力，甚至不想吃饭。出现这种情况就是心悸，它是过度疲劳及情绪不稳定的一种表现。此时，只要弹拨腋窝下面的极泉穴，就能够让心脏得到放松。

● 宁心提神神门穴

神门，神，神魂、魂魄、精神的意思；门，指出入之处为门。此处穴位属于心经，心藏神，因此能够治疗神志方面的疾病。治疗此处穴位，能够打开心气的郁结，使抑郁的神志得以舒畅，使心神能够有所依附，所以名叫"神门穴"。在现代社会中，繁忙的生活方式、高度的物质文明、激烈的工作竞争、紧张的生活节奏，使得现代人为了生存，经常通宵熬夜，睡眠不足、精神疲累，对他们来说，经常按压神门穴，能够提神解乏，有助于改善精神状况。

● 急救卒中少冲穴

少，阴也；冲，突也；"少冲"的意思是指此穴中的气血物质从体内冲出。此穴为心经体表经脉与体内经脉的交接之处，体内经脉的高温水气以冲射之状外出体表，所以名"少冲"。当心脏病发作的时候，只要用力按压小指的指尖，就可以使病情得到缓解。如果有人突然卒中倒下，牙关紧闭，不省人事，或者突然心脏病发作，在这种紧急状况下，一边要将病人迅速送往医院急救，一边可以掐按病人的少冲穴，该穴具有流通气血，起死回生的作用。

手少阴心经特效穴

按摩极泉强心脏

正坐，手平伸，举掌向上，屈肘，掌心向着自己头部，以另手中指，指尖按压腋窝正中陷凹处，有特别酸痛感觉。每天早晚，左右各揉按1～3分钟，先左后右。

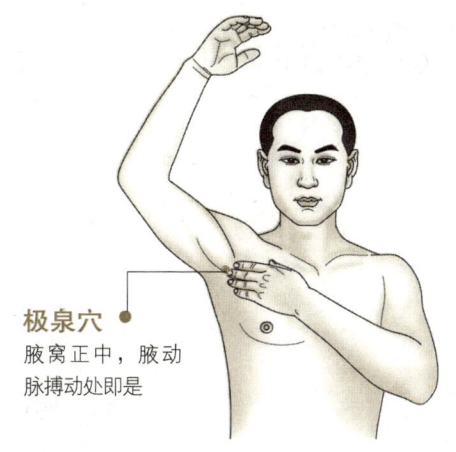

极泉穴
腋窝正中，腋动脉搏动处即是

宁心提神神门穴

正坐，伸手、仰掌，屈肘向上约45度，在环指和小指掌的侧向外方，用另一只手的四指握住手腕，大拇指弯曲，用指甲尖垂直掐按豆骨下、尺骨端的神门穴，会有酸痛感。先左后右，每天早晚两穴位各掐按一次，每次掐按3～5分钟。

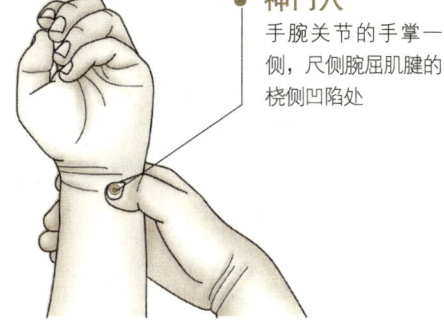

神门穴
手腕关节的手掌一侧，尺侧腕屈肌腱的桡侧凹陷处

急救卒中少冲穴

正坐，手平伸，掌心向下，屈肘向内收，用另一只手轻握这只手的小指，大拇指弯曲，用指甲尖垂直掐按穴位，有刺痛的感觉。先左后右，每日早晚掐按左右穴位各一次，每次掐按3～5分钟。

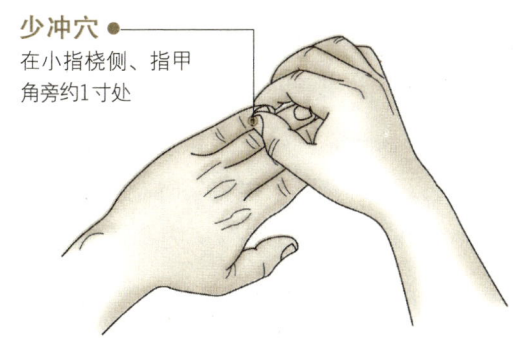

少冲穴
在小指桡侧、指甲角旁约1寸处

103 未时养生（13时～15时）

未时小肠经当令

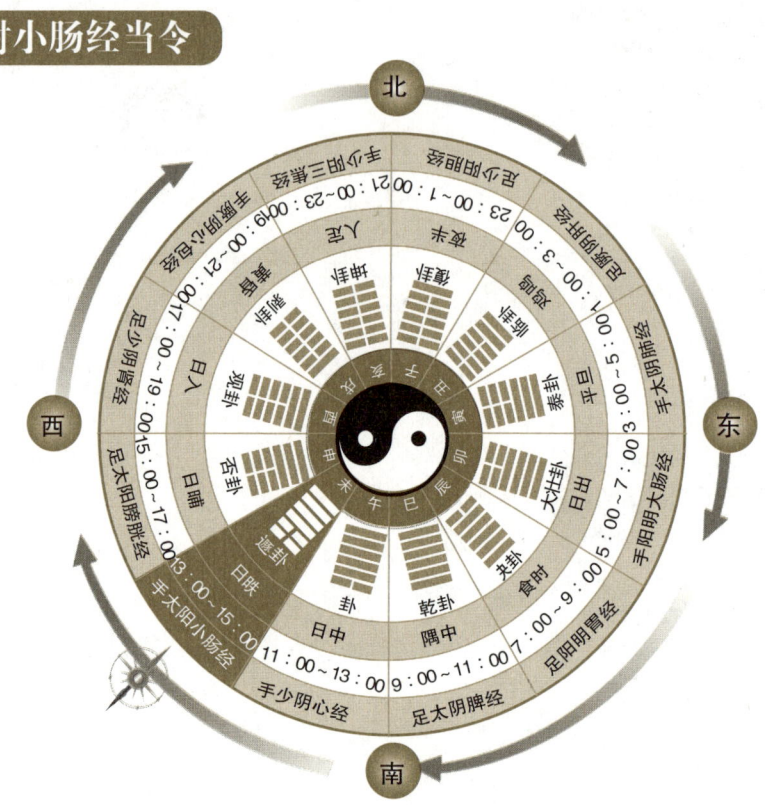

未时（13时～15时），也叫作日昳，日昳最早见于《史记·天官书》："且至食，为麦；食至日昳，为稷。"这时太阳开始偏西了，古人会在这个时间从事农业劳动和商业贸易活动，而对于现代人来说，此时要开始紧张的下午工作了。

从养生意义上来说，未时是手太阳小肠经当令，是小肠经的排毒时间，小肠开始吸收养分，这时也是保养小肠的最佳时段。《素问·灵兰秘典论》中说："小肠居胃之下，胃之运化者，赖以受盛，而凡物之所化者，从是出焉。"说明胃初步消化的食物要让小肠来进行进一步的消化，然后将这些营养物质分配给各个脏器。所以，午餐最好要在午时吃完，这样才能在小肠精力最旺盛的未时把营养物质都吸收进人体。中医认为"过午不食"，这段时间尽量避免再进食，让小肠充分吸收午饭的营养。

小肠是人体的"受盛之官"

小肠位于腹中,上端接幽门与胃相通,下端通过阑门与大肠相连。小肠与心互为表里,是食物消化吸收的主要场所,盘曲于腹腔内,上连胃幽门,下接盲肠,全长约3～5米,张开有半个篮球大,分为十二指肠、空肠和回肠三部分。

小肠为人体的六腑之一,它的主要生理功能是:受盛化物和泌别清浊。《素问·灵兰秘典论》中说:"小肠居胃之下,胃之运化者,赖以受盛,而凡物之所化者,从是出焉。"受,接受,就是说小肠是接受经过胃加工消化过的食物,然后进一步将食物精微细化转化为人体各脏器所需要的营养物质,所以,小肠有"受盛之官"的美名。另外,小肠还具有泌别清浊的作用,指的是小肠把食物中的精华吸收通过脾的运化滋养脏腑,其中的水液则通过其他脏腑的作用而渗入膀胱,最后将消化后的垃圾传送到大肠,可见小肠有分清精华和糟粕的泌别清浊的作用。

小肠的结构和功能

小肠为人体的六腑之一,它的主要生理功能是:受盛化物和泌别清浊。

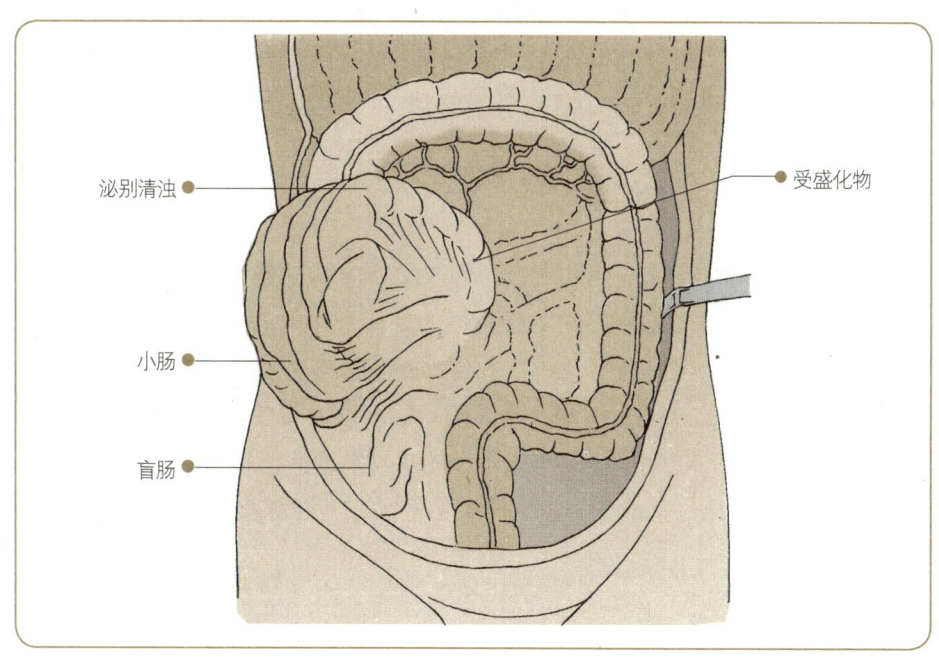

105 小肠经的循行、病变与治疗

手太阳小肠经是具有宁心安神、舒筋活络功效的经脉，按摩小肠经上的穴位可以疏通经气，缓解疲劳。小肠经起于手小指尺侧端，最后经由其支脉到达颧部，与足太阳膀胱经相接，主要循行于上肢、肩膀及头部部分地方。手太阳小肠经一共有 19 个穴位，它们分别是：少泽穴、前谷穴、后溪穴、腕骨穴、阳谷穴、养老穴、支正穴、小海穴、肩贞穴、臑俞穴、天宗穴、秉风穴、曲垣穴、肩外俞穴、肩中俞穴、天窗穴、天容穴、颧髎穴和听宫穴。

本经所属腧穴主治耳聋、眼睛昏黄、面颊肿、颈部、颌下、肩胛、上臂、前臂的外侧后边痛等病症。《灵枢·经脉》中记载："小肠手太阳之脉是主'液'所生病者：耳聋，目黄，颊肿，颈、颌、肩、肘臂外后廉痛。"

● 小肠经的循行

小肠的经脉叫手太阳小肠经，起于小指外侧的尖端，沿着手外侧的后缘循行而向上，到达腕部，过腕后小指侧高骨，直向上沿前臂后骨的下缘，出于肘后内侧两筋的中间，再向上沿上臂外侧后缘，出肩后骨缝，绕行肩胛，再前行而相交于肩上，继而进入缺盆，深入体内而联络于与本经相表里的脏腑 心脏，沿咽喉下行，穿过膈膜至胃，再向下联属于本腑小肠。它的支脉，从缺盆沿颈上颊，至眼外角，转入耳内。它的另一条支脉，从颊部别行而出，走入眼眶下方，并从眼眶下方到达鼻部，然后再至内眼角，最后再从内眼角向外斜行并络于颧骨，而与足太阳膀胱经相接。

● 小肠经的病变

由于外邪侵犯本经所发生的病变，为咽喉疼痛，颌部肿，头项难以转侧回顾，肩痛如被扯拔，臂痛如被折断。本经所主的液所发生的病变，则出现耳聋，眼睛发黄，颊肿，颈、颌、肩、臑、肘、臂后侧疼痛等症状。治疗上面这些病证时，属于经气亢盛的就要用泻法，属虚的就用补法；属热的就用速刺法，属寒就用留针法；脉虚陷的就用灸法，不实不虚的从本经取治。属于本经经气亢盛的，其人迎脉的脉象要比寸口脉的脉象大两倍；气虚，人迎脉反小于寸口脉。

手太阳小肠经的循行路线

手太阳小肠经的循行路线：起于小指之端（1），循手外侧上腕，出踝中（2），直上循臂骨下廉，出肘内侧两骨之间（3），上循臑外后廉（4），出肩解（5），绕肩胛（6），交肩上（7），入缺盆（8），络心（9），循咽（10），下膈（11），抵胃（12），属小肠（13）。其支者：从缺盆（14）循颈（15），上颊（16），至目锐眦（17），入耳中（18）。其支者：别颊上𦜗，抵鼻（19），至目内眦，斜络于颧（20）。

本经脉联系的脏腑器官：胃、心、小肠。

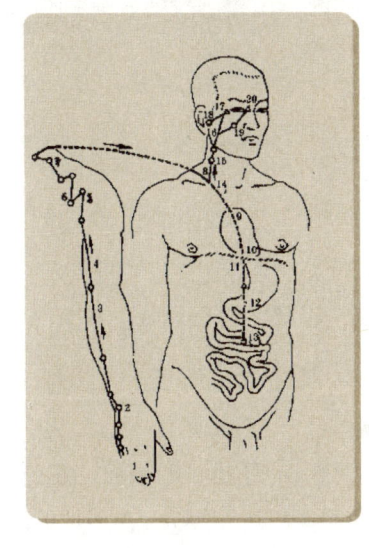

手太阳小肠经穴位图

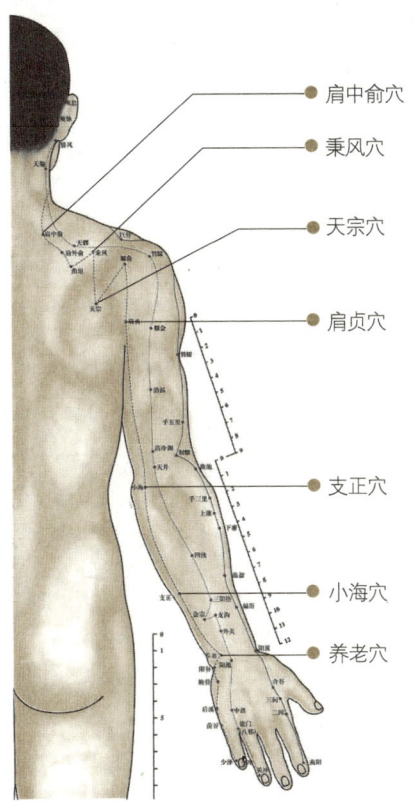

主治疾病

头项、五官病证、热病、神志疾患及本经部位的病变。

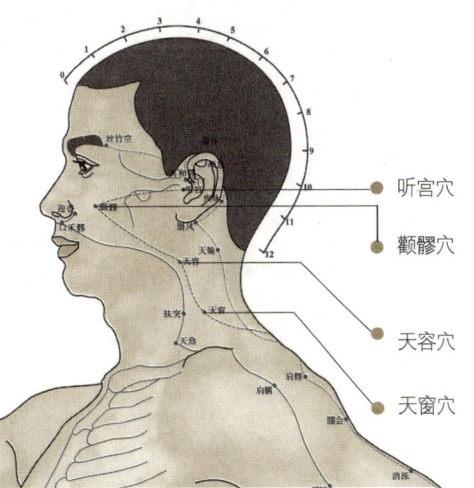

106 按摩小肠经穴位可治大病

手太阳小肠经是具有宁心安神、舒经活络功效的经脉，按摩本经上的穴位可以疏通经气，缓解疲劳。手太阳小肠经上共有穴位19个，例如：可以治疗颈椎、腰椎痛的后溪穴；治疗老年疾病的养老穴；还有可以有效改善听力的听宫穴。下面我们就来重点介绍一下小肠经上的这3个特效穴位。

● 颈椎、腰椎病患找后溪

后溪穴最早见于《灵枢·本输》。《金鉴》中说："盗汗后，后溪穴先砭"。后溪穴位于小肠经上，是人体奇经八脉的交汇穴，与督脉相通，能泻心火、壮阳气、调颈椎、利眼目、正脊柱。在中医的临床上，不管是人体颈椎出了问题，还是腰椎出了问题，在治疗的时候都会用到这个穴位，而且治疗的效果非常明显。而且它对长期伏案工作或者在电脑前长时间久坐带来的不利影响具有调理作用。对于平时缺乏运动的人，如果在走路或者搬抬重物的时候，不小心闪到了腰，在疼痛难忍的时候，如果用手指甲掐按此穴位，同时轻轻转动痛处，可以快速地止痛。

● 晚年疾病靠养老

益者为养，有益于老人易患的各种疾病，主要是因为小肠的功能为吸收水谷所化之精微，以供养全身，又因本穴主治目视不明，耳闭不闻，肩臂疼痛，手不能上下自如等老年病，为供养老人，调治老人疾病的要穴，故名养老穴。养老穴对目视不清、肩、背、肘、臂酸痛、呃逆、落枕、腰痛不可转侧等疾病，有很好的保健调理效果，并有舒筋、通络、明目的效能。

● 常按听宫改善听力

听宫，听，闻声；宫，宫殿，本穴物质为颧髎穴传来的冷降水湿云气，到达本穴后，水湿云气化雨降地，雨降强度比颧髎穴大，犹如可闻声，而注入地之地部的经水又如同流入水液所处的地部宫殿，所以名"听宫"。随着年龄渐长，听人讲话的声音，却是渐行渐远，模糊不清，甚至于听不到了，像这一类耳朵产生耳鸣、重听，听力的障碍，长期按压听宫穴有很好的改善效果。

手太阳小肠经特效穴

后溪穴取穴技巧

伸臂屈肘向头，上臂与下臂约45度角。轻握拳，手掌感情线之尾端在小指下侧边突起如一火山口状即是后溪穴。

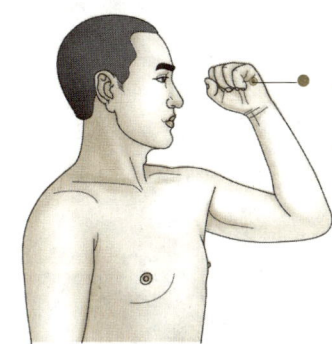

后溪穴
微握拳，第5指掌关节后尺侧的远侧掌横纹头赤白肉际处即是

晚年体健靠养老

举臂屈肘，手掌心朝向颜面，以另手示指指尖垂直向下按揉位于尺骨基状突起部的养老穴，有酸胀感。每次左右各揉按1～3分钟。

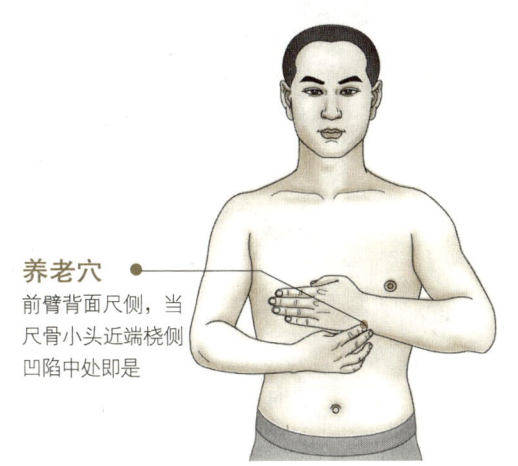

养老穴
前臂背面尺侧，当尺骨小头近端桡侧凹陷中处即是

常按听宫改善听力

正坐目视前方，口微张开。举双手，指尖朝上，掌心向前。将大拇指指尖置于耳屏前凹陷正中处，则拇指指尖所在之处即是该穴，以大拇指指尖轻轻揉按，每次左右各(或双侧同时)按揉1～3分钟。

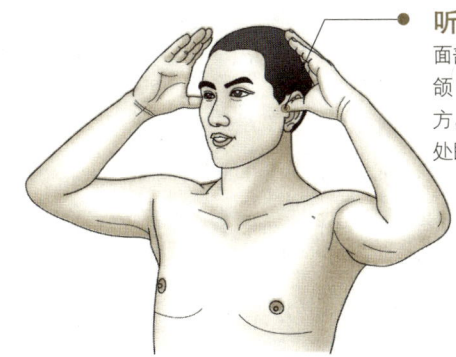

听宫穴
面部，耳屏前，下颌骨髁状突的后方，张口时呈凹陷处即是

第三章 时辰养生

107 申时养生（15时~17时）

申时膀胱经当令

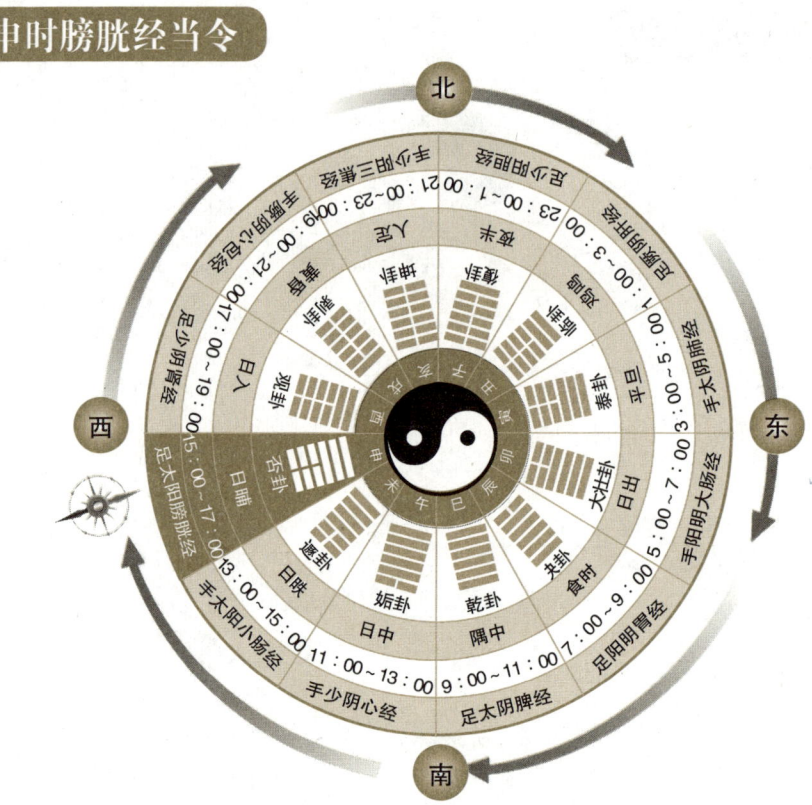

申时（15时~17时），也叫作日晡，古代，"晡"就是吃饭的意思，《说文段注》中说："晡，申时食也。"意思是古人在申时要吃第二顿饭了，对于古人来说，两餐相隔6、7个小时，是合理的，但是对于现代人的生活规律来说，一日三餐才是更符合我们人类消化道的消化吸收规律的。所以，我们要遵循人体经络在申时的走向规律来安排养生的方法，此时是足太阳膀胱经当令，要从养护膀胱经开始我们的养生之旅。

申时是足太阳膀胱经当令，是膀胱的排毒时间。膀胱经运行之时，有助于利尿排毒，所以人体最佳的喝水时间段有两个：一个是起床后空腹饮水，另一个便是下午三点到五点。同时，膀胱经当令时也是抓紧学习的好时候，因为膀胱经是人体背部一条大经脉，从脚后跟沿着后小腿、后脊柱两旁，一直到后脑部，所以说小腿疼、后背疼、后脑疼、记忆力下降都有可能是膀胱经的问题。

膀胱是人体的"津液之府"

膀胱属六腑病候之一。

中医称膀胱为净府。《素问·汤液醪醴论》："开鬼门，洁净府。"张志聪注："洁净府，泻膀胱也。"《灵枢·本输》中说："肾合膀胱，膀胱者，津液之府也。"说明膀胱是水液汇聚之所和排泄尿液的脏器，所以膀胱有"津液之府、州都之官"的称号。在西医上，膀胱就像个罐子，一般储存300～600毫升的尿液，在膀胱外侧有一条括约肌，括约肌一松弛，储存的尿液就会自动地排出体外。如果膀胱的功能受到破坏，就会出现尿急、尿频、尿失禁、遗尿等症状。据《诸病源候论·膀胱病候》记载："其气盛为有余，则病热，胞涩、小便不通，小腹偏肿痛，是为膀胱之气实也，则宜泻之；膀胱气不足，则寒气客之，胞滑、小便数而多也，面色黑，是膀胱之虚也，则宜补之。"

膀胱的结构和功能

膀胱为锥体形囊状肌性器官，位于小骨盆腔的前部。膀胱底的内面有三角形区，称为膀胱三角，位于两输尿管口和尿道内口三者连线之间。膀胱的下部，有尿道内口，膀胱三角的两后上角是输尿管开口的地方。

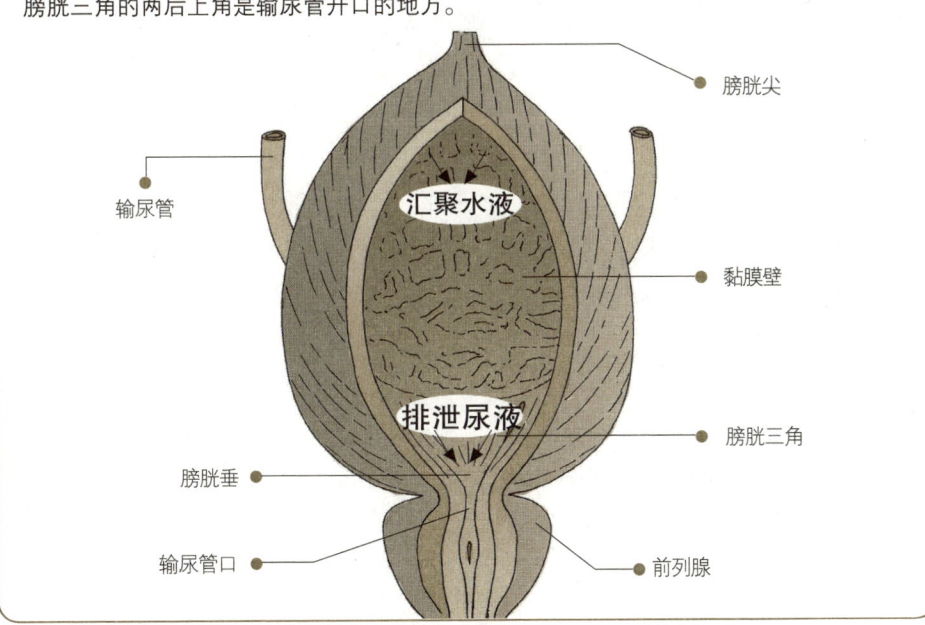

109 膀胱经的循行、病变与治疗

足太阳膀胱经是十四经络中最长的一条经脉，几乎贯穿整个身体。它运行人体中宝贵的体液，因此关系到全身的健康。此经脉起于内眼角睛明穴，止于足小趾端至阴穴，循行经过头、颈、背部、腿足部。《灵枢·寒热病》提到："足太阳有通项入于脑者，正属目本，名曰眼系，……在项中两筋间，入脑乃别阴跷、阳跷，阴阳相交，阳入阴，阴入阳，交于目锐。"

● 膀胱经的循行

膀胱的经脉叫足太阳膀胱经，起于眼内角的睛明穴，上行额部，交会于头顶。它的一条支脉，从头顶下行至耳的上角。它直行的经脉，从头顶向内深入而联络于脑髓，然后返还出来，再下行到达颈项的后部，此后就沿着肩胛的内侧，挟行于脊柱的两旁，抵达腰部，再沿着脊柱旁的肌肉深入腹内，而联络于与本经相表里的脏腑——肾脏，并联属于本经所属的脏腑——膀胱腑。又一支脉，从腰部下行挟脊通过臀部，直入腘窝中。还有一条支脉，从左右的肩胛骨处分出，向下贯穿肩胛骨，再挟着脊柱的两侧，在体内下行，通过髀枢，然后再沿着大腿外侧的后缘下行，而与先前进入腘窝的那条支脉在腘窝中相会合，由此再向下行，通过小腿肚的内部，出于外踝骨的后方，再沿着足小趾本节后的圆骨，到达足小趾外侧的末端，而与足少阴肾经相接。

● 膀胱经的病变

由于外邪侵犯本经所发生的病变，为气上冲而头痛，眼球疼痛像脱出似的，项部疼痛像被扯拔，脊背疼痛，腰痛像被折断，大腿不能屈伸，腘窝部像被捆绑而不能随意运动，小腿肚疼痛如裂，这叫作踝厥病。足太阳膀胱经上的腧穴主治筋所发生的疾病，如痔疮、疟疾、狂病、癫病、囟门部与颈部疼痛，眼睛发黄，流泪，鼻塞或鼻出血，项、背、腰、尻、腘、小腿肚、脚等部位都发生疼痛，足小趾不能活动。这些病证，属实的就用泻法，属虚的就用补法；属热的就用速刺法，属寒的就用留针法；脉虚陷的就用灸法，不实不虚的从本经取治。属于本经经气亢盛的，其人迎脉的脉象要比寸口脉的脉象大两倍；气虚，人迎脉反小于寸口脉。

足太阳膀胱经穴位图

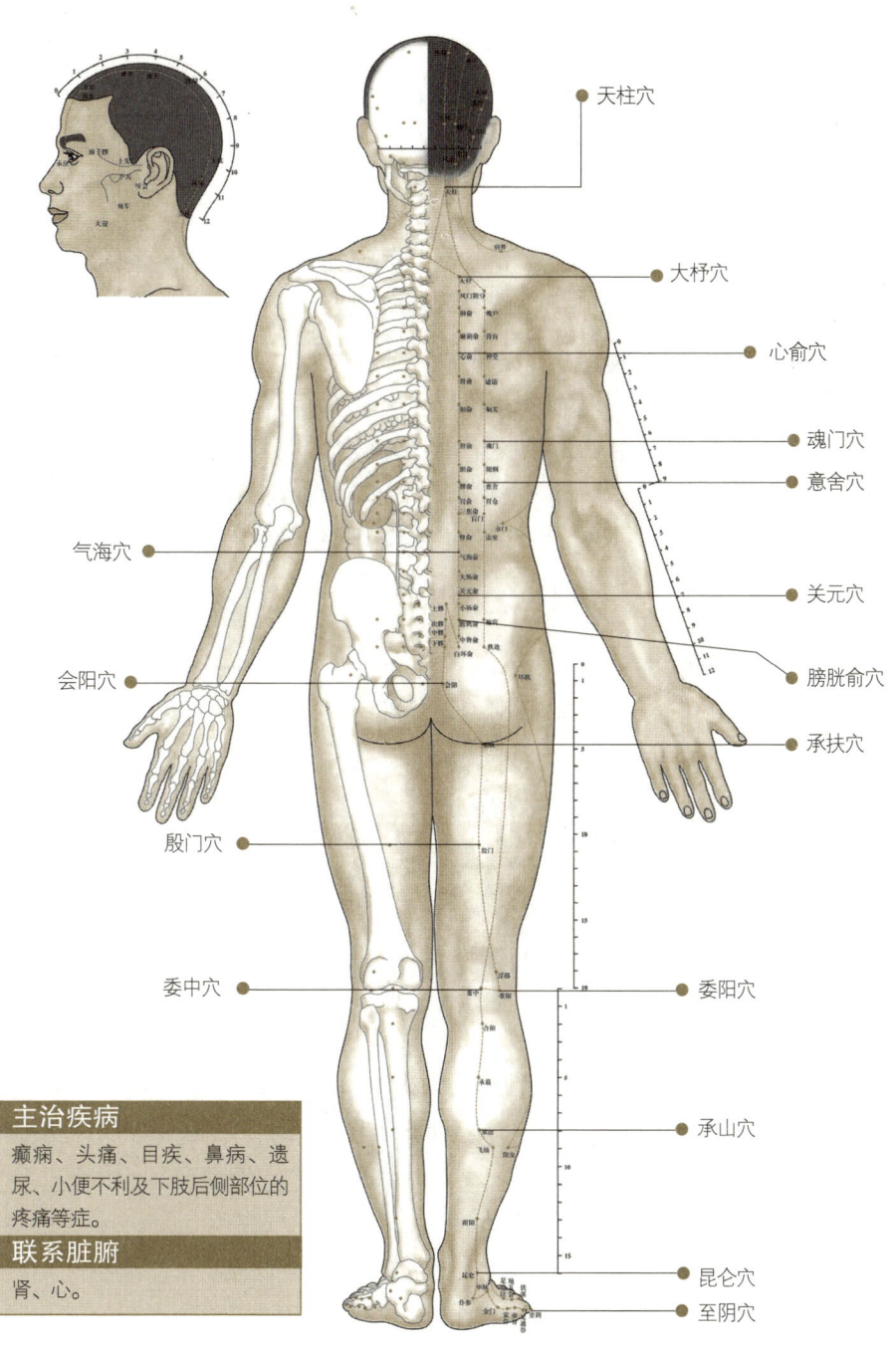

主治疾病
癫痫、头痛、目疾、鼻病、遗尿、小便不利及下肢后侧部位的疼痛等症。

联系脏腑
肾、心。

第三章 时辰养生

110 养护膀胱经的好办法

膀胱是储藏尿液和排泄尿液的器官。中医认为,膀胱与肾相表里,主一身水气之通调,水分不足或过剩都会导致尿频、尿急、尿潴留、遗尿等病症。又因为"肾主骨,肝主筋,肾水滋养肝木,水少则木枯,水亏则筋病。"所以如果我们的身体出现像筋骨酸痛、坐骨神经痛、颈椎病、腰椎病、腿痛等病症,这些都与膀胱经有着密不可分的联系。

申时是足太阳膀胱经当令,这时我们应该如何养护膀胱经才能减少和避免各种疼痛的发生呢?《素问·咳论》中说:"肾咳之状,咳则腰背引而痛,甚则吐涎……肾咳不已,则膀胱受之,膀胱咳状,咳而遗尿。"这说明"小便不通和遗尿"是膀胱经功能失常最易出现的两种表现。如果膀胱排泄尿液功能失调,就会出现小便不尽,甚至小便癃闭不通等问题;如果膀胱储藏尿液功能出现问题,就会出现遗尿、尿频、尿失禁等问题。所以,为了让膀胱经的两大功能能得到良好的发挥,我们应该好好地爱护我们的膀胱经,这样才能使我们的身体畅通无阻,一身清爽。

● 治疗尿潴留的小方法

"癃闭",也就是常说的尿潴留,就是排尿不通。《素问·宣明五气篇》说:"膀胱不利为癃,不约为遗溺。"排尿不痛快,点滴而短少,病势较缓者为"癃";小便不利,点滴全无,病势较急者为"闭"。一旦发生"癃闭"的情况,我们应该及时采取治疗措施。例如,经常按摩三阴交穴、足三里穴、中极穴和阳陵泉穴,对小便不通也有不错的疗效;还可以采取假装打喷嚏的方法来开肺气、举中气,通利下焦之气,使小便通利、顺畅。

● 摆脱尿失禁的烦恼

对于因咳嗽或大笑时无法控制尿,以致尿液自动流出的情形,称之为尿失禁。这是因为肾气不足导致的,治疗时应该以提升中气为主。我们可以试试经常艾灸神阙穴、中极穴和涌泉穴的方法:用点燃的艾条,在这3个穴位上方1厘米左右的地方轮流熏灸,每个穴位处感到灼热难忍时换穴再灸。坚持一周效果自现。

膀胱经功能失调的表现

如果膀胱排泄尿液功能失调，就会出现小便不尽，甚至小便癃闭不通等问题；如果膀胱储藏尿液功能出现问题，就会出现遗尿、尿频、尿失禁等问题。如果不及时治疗还会引发筋骨酸痛、坐骨神经痛、颈椎病、腰椎病、腿痛等病症。所以，为了让膀胱经的两大功能得到良好的发挥，我们应该好好地爱护我们的膀胱经，这样才能使我们的身体畅通无阻，一身清爽。

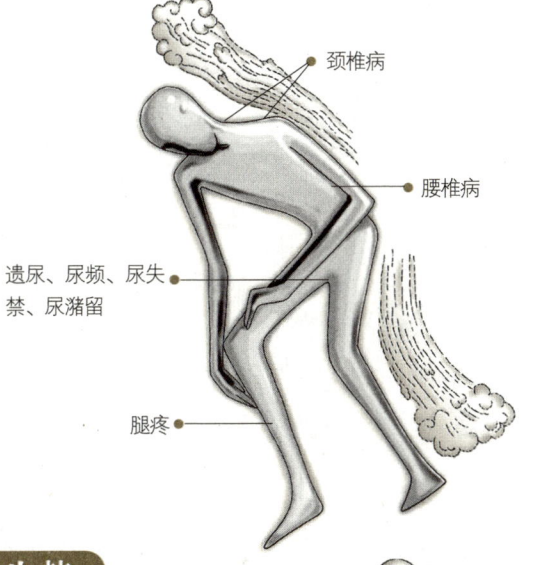

艾灸治疗尿失禁

艾灸可以治疗尿失禁，我们可以试试经常艾灸神阙穴、中极穴和涌泉穴。具体方法：用点燃的艾条，在这3个穴位上方1厘米左右的地方轮流熏灸，每个穴位处感到灼热难忍时换穴再灸。坚持一周效果自现。

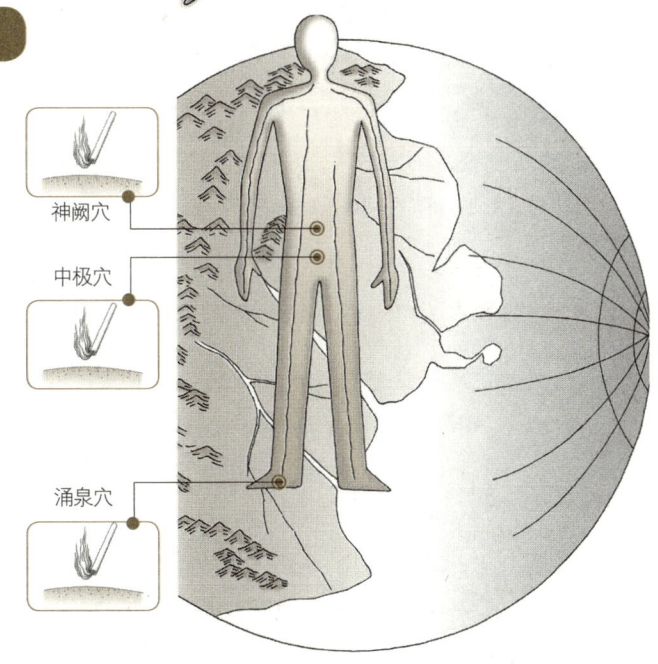

第三章 时辰养生

111 膀胱经上对付疾病的特效穴

足太阳膀胱经是人体十二经脉中最长的一条经脉，本经上的常用穴位多达67个，而其中的3个特效穴是我们必须了解的，它们分别是：能够治疗各种眼病的睛明穴，治疗风寒感冒、肩背酸痛的风门穴以及活血通络、宁神止痛的申脉穴。下面我们就来重点介绍一下膀胱经上的这3个特效穴位。

● 眼部疾病找睛明

据文献考证，睛明穴最早见于《素问·气府论》，又名泪空，泪腔等，能够治疗各种眼病、面瘫、呃逆、急性腰扭伤等症。在《腧穴学》中，记载这个穴位可以主治十一种病证，其中十种为眼病。经常按摩睛明穴不但对老年人的老花眼有疗效，而且还能治疗轻度近视，对中高度近视也有缓解作用。当你发现自己的眼睛有视力不佳，眼前如有薄雾，双眼畏光，迎风流泪，眼睛酸涩，双眼红肿等不适症状，只要经常按摩这处穴位，就可以有所改善。

● 风寒感冒揉风门

风门穴，出自《针灸甲乙经》："风眩头痛，鼻不利，时嚏，清涕自出，风门主之"。《会元针灸学》中说"风门者，风所出入之门也"，"风门穴在第二椎下两旁，为风邪出入之门户，主治风疾，故名风门。"这个穴位是中医临床驱风最常用的穴位之一。比如，天冷的时候，总是很容易受风寒感冒，咳嗽不断、颈项僵硬、肩背酸痛，遇到这种情况后，如果每天能够按摩风门穴，就会有意想不到的保健作用。

● 止痛安神点申脉

申，指这个穴位在八卦中属金，因为穴内物质为肺金特性的凉湿之气；脉，脉气的意思。"申脉"的意思是指膀胱经的气血在此变为凉湿之性。中国古代的《医宗金鉴》中，有一首关于申脉穴的歌诀："腰背脊强足踝风，恶风自汗或头痛，手足麻挛臂间冷，雷头赤目眉棱痛，吹乳耳聋鼻出血，癫痫肢节苦烦疼，遍身肿满汗淋漓，申脉先针有奇功。"这首歌诀，说的就是申脉穴的作用和功效。在人体的穴位中，这是一个非常有用的穴位，它对于足踝红肿、手足麻木、乳房红肿、头汗淋漓等症，都具有良好的疗效。

膀胱经上特效穴

眼部疾病找睛明

正坐,轻闭双眼,两只手的手肘撑在桌面上,双手的手指交叉,除大拇指外,其余八指的指尖朝上,大拇指的指甲尖轻轻掐按鼻梁旁边与内眼角的中点。每天左右两穴位分别掐按一次,每次1~3分钟,也可以两侧穴位同时掐按。

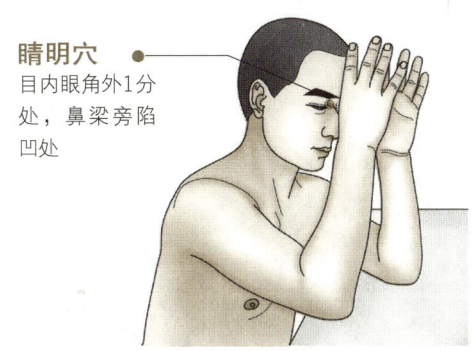

睛明穴
目内眼角外1分处,鼻梁旁陷凹处

风寒感冒揉风门

正坐,头微微向前俯,举起双手,掌心向后,示指和中指并拢,其他手指弯曲,越过肩伸向背部,将中指的指腹放置在大椎下第二个凹陷的中心,即示指的指尖所在的位置就是该穴,举手抬肘,用中指的指腹按揉穴位,每次左右两侧穴位各按揉1~3分钟,或者两侧穴位同时按揉。

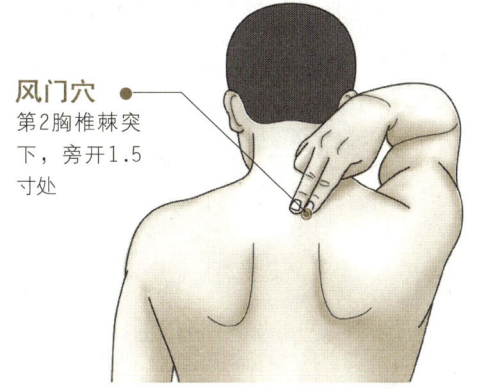

风门穴
第2胸椎棘突下,旁开1.5寸处

止痛安神点申脉

正坐垂足,把要按摩的脚稍微向斜后方移动到身体的旁侧,脚跟抬起,用同侧的手,四指在下,掌心朝上,扶住脚跟底部,大拇指弯曲,指腹放在外脚踝直下方的凹陷中,垂直按压有酸痛感,左右两穴,每次各按揉1~3分钟。

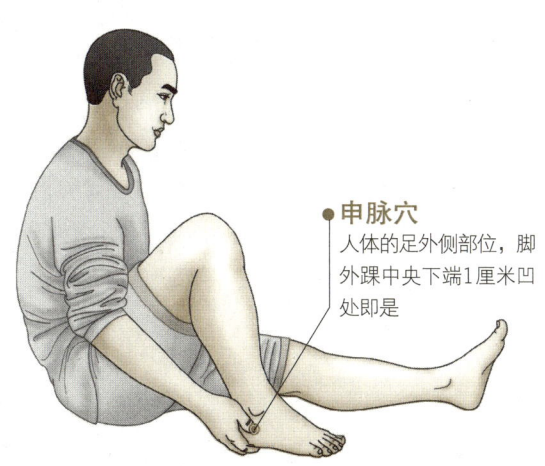

申脉穴
人体的足外侧部位,脚外踝中央下端1厘米凹处即是

第三章 时辰养生

111

112 酉时养生（17时~19时）

酉时肾经当令

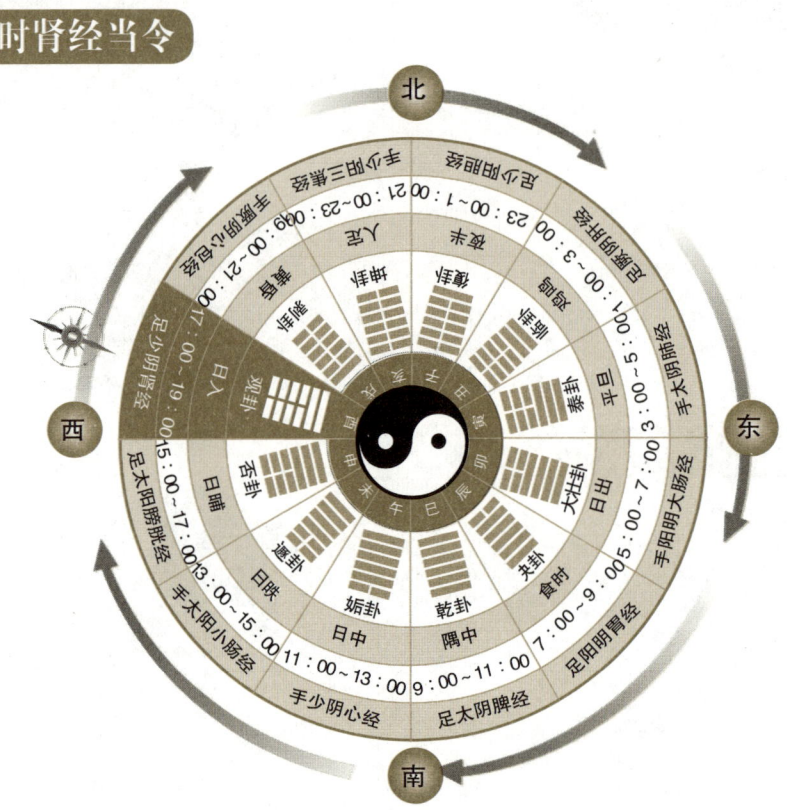

酉时（17时~19时），又叫作日入，古人将它定为足少阴肾经运行的时间，这个定时是十分关键的。日入，即夕阳西下，太阳落山的时候，此时因为没有了太阳光的照射，所以温度开始下降，天地生成阴凉之气，如果此时肾不封藏阳气，很容易就会被阴气侵袭，而导致肾气阴阳失调，引发各种各样的肾脏疾病。所以，酉时我们要爱护我们的肾脏，养肾着眼于"藏"。

酉时是足少阴肾经当令，是肾经的排毒时间。肾经是人体协调阴能量的经脉，也是维持体内水液代谢平衡的主要经络，由于酉时是工作结束的时间，所以不宜过劳。肾是人体的小金库，里面既存着先天的元气，又存着后天五脏六腑的精气，还存着人体生殖的精气，所以，养护好肾至关重要。

肾是藏经、主水和纳气的宝库

肾脏是泌尿系统中最主要的器官，也是人体的重要脏器，位于腹后壁脊柱的两旁，左右各一个，外形像蚕豆。每个肾的大小为长10～12厘米，宽5～6厘米，厚3～4厘米，重量约为150克，每个肾单位由肾小球和肾小管两部分组成。肾脏是人体的重要器官，它的基本功能是生成尿液，借以清除体内代谢产物及某些废物，同时通过吸收功能保留水分及其他有用物质，如葡萄糖、蛋白质、氨基酸、钠离子等，以调节水、电解质平衡及维护酸碱平衡。肾脏同时还有内分泌功能，生成肾素、促红细胞生成素、前列腺素等。肾脏的这些功能，保证了机体内环境的稳定，使新陈代谢得以正常进行。

肾脏的结构和功能

肾脏有三大基本功能是：(1) 生成尿液、排泄代谢产物。机体在新陈代谢过程中产生多种废物，绝大部分废物通过肾小球过滤过、肾小管的分泌，随尿液排出体外。(2) 维持体液平衡及体内酸碱平衡。肾脏通过肾小球的滤过，肾小管的吸收及分泌功能，排出体内多余的水分，调节酸碱平衡，维持内环境的稳定。(3) 内分泌功能。肾脏分泌肾素、前列腺素能调节血管的收缩或舒张状态及血容量的多少，从而调节血压；肾脏还会制造红细胞生成素，以刺激骨髓中红细胞的生长，维持正常的红细胞形成，防止贫血。可见，肾脏在维持机体内环境稳定方面发挥着重要的功能。

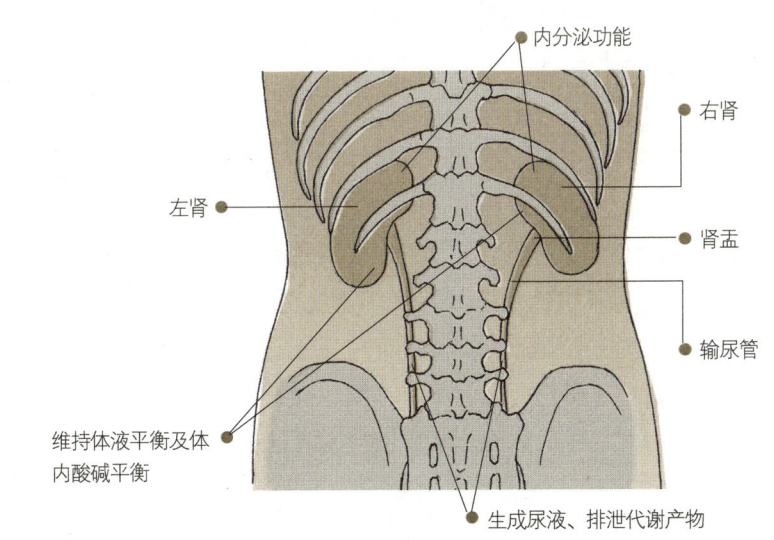

114 足少阴肾经的循行、病变与治疗

足少阴肾经是人体的先天之本，是与人体脏腑器官有最多联系的一条经脉，它起于足底涌泉穴，止于胸前的俞府穴，主要循行于下肢的内侧和躯干的前面，沿前正中线的两侧。在《灵枢·经脉》有关此经的病候记载："咳唾则有血，面喘，坐而欲起目。"本经主要治疗妇科、前阴、肾、肺、咽喉病证。如月经不调、阴挺、遗精、小便不利、水肿、便秘、泄泻，以及经脉循行部位的病变。

● 肾经的循行

肾的经脉叫足少阴肾经，起于足小趾下，斜走足心，出内踝前大骨的然谷穴下方，沿内侧踝骨的后面转入足跟，由此上行经小腿肚内侧，出腘窝内侧，再沿大腿内侧后缘，贯穿脊柱，联属肾脏，联络与本脏相表里的膀胱。其直行的经脉，从肾脏向上行，贯穿肝脏和横膈膜，而进入肺脏，再从肺脏沿着喉咙上行并最终挟于舌的根部。另有一条支脉，从肺脏发出，联络于心脏，并贯注于胸内，而与手厥阴心包经相接。

● 肾经的病变

由于外邪侵犯本经所发生的病变，虽觉饥饿而不想进食，面色黑而无华，咳吐带血，喘息有声，刚坐下就想起来，两目视物模糊不清，心像悬吊半空而不安。气虚不足的，就常常会有恐惧感，发作时，患者心中怦怦直跳，就好像有人追捕他一样，这叫作骨厥病。

本经脉所主的肾脏发生病变，则出现口热，舌干，咽部肿，气上逆，喉咙发干而痛，心内烦扰且痛，黄疸，痢疾，脊背、大腿内侧后缘疼痛，足部痿软而厥冷，好睡，或足心发热而痛。治疗上面这些病证时，属于经气亢盛的就要用泻法，属于经气不足的就要用补法；属热的就用速刺法，属寒的就用留针法；脉虚陷的就用灸法，不实不虚的从本经取治。要使用灸法的患者，应当增加饮食以促进肌肉生长，同时还要进行适当的调养，放松身上束着的带子，披散头发而不必扎紧，从而使全身气血得以舒畅。本经气盛，寸口脉比人迎脉大两倍；而属于本经经气虚弱的，其寸口脉的脉象反而会比人迎脉的脉象小。

足少阴肾经的循行路线

足少阴肾经的循行路线：起于小指之下，循走足心（1），出于然谷之下（2），循内踝之后（3），别入跟中（4），以上腨内（5），出腘内廉（6），上股骨内后廉（7），贯脊属肾（8），络膀胱（9）。其直者：从肾（10），上贯肝、膈（11），入肺中（12），循喉咙（13），挟舌本（14）。其支者：从肺出，络心，注胸中（15）。

本经脉联系的脏腑器官：肾、膀胱、肝、肺、心。

足少阴肾经穴位图

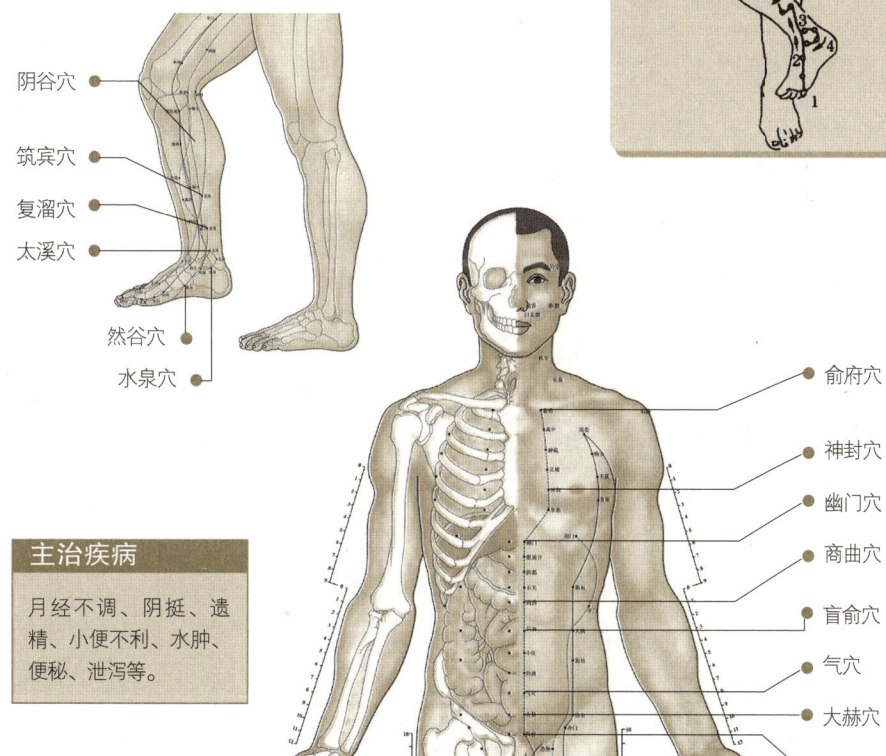

阴谷穴
筑宾穴
复溜穴
太溪穴
然谷穴
水泉穴

俞府穴
神封穴
幽门穴
商曲穴
肓俞穴
气穴
大赫穴
横骨穴

主治疾病

月经不调、阴挺、遗精、小便不利、水肿、便秘、泄泻等。

第三章 时辰养生

115 肾经上的三大特效穴

足少阴肾经是人体十二经脉中最重要的一条经脉，本经上的常用穴位共有27个，而其中的3个特效穴是我们必须了解的，它们分别是：可强身健体、延年益寿的涌泉穴，具有清热除燥作用的横骨穴以及快速止咳的俞府穴。下面我们就来重点介绍一下肾经上的这3个特效穴位。

● 脚心涌泉有特效

涌泉穴是肾经的首要穴位，据《黄帝内经》记载："肾出于涌泉，涌泉者足心也。"中国民间自古就有"寒从足入""温从足入"的说法。《内经图说》中把按摩涌泉穴称为做"足功"，可以起到强身健体、延年益寿的作用。《韩氏医通》上记载道："多病善养者，每夜令人擦足心（涌泉），至发热，甚有益。"北宋著名大文豪苏东坡也在《养生记》中，把擦涌泉穴视为养生之道。经常按摩涌泉穴还能增强人体的免疫功能，提高抵抗传染病的能力。

● 清热除燥横骨穴

《中诰孔穴图经》中称"腰俞穴"为"髓空"；《素问·水热论》张志聪注："髓空即横骨穴"，它是肾经的穴位。王冰说："按今中诰孔穴图经云，腰俞穴一名髓空，在脊中第二十一椎节下，主汗不出，足清不仁，督脉气所发也"。张志聪说："髓空即横骨穴，所谓股际骨空，属足少阴肾经。"《甲乙经》中也记载道："横骨一名下极，在大赫下一寸，冲脉、足少阴之会，刺入一寸，灸五壮"。由此可见，中国古代医家们都将此穴视为肾经主穴之一。经常按摩这个穴位，能够治疗阳痿等疾病。

● 快速止咳俞府穴

"俞"是中国古代"输""腧"二字的简写，意思是聚合。"府"是相会的意思。俞府穴是人体足肾经和手心包经的交会处，是肾气传输聚合之处。古人们很早就发现了俞府穴的妙处。据中国古代医书《针灸铜人》记载，此穴位"主治咳逆上喘、呕吐、胸满不得饮食，有特效"。如果有患者久咳不止，而且咳得非常厉害，就连吃东西也无法正常下咽，甚至吃了就想吐，感到胸满气喘时，按压此穴会获得很好的治疗效果。

足少阴肾经特效穴

强身健体涌泉穴

正坐,把一只脚跷在另一条腿的膝盖上,脚掌尽量朝上,用另一侧的手轻握住脚,四指放在脚背,大拇指弯曲并放在穴位处,用大拇指的指腹从下往上推按穴位,有痛感。左右脚心每日早晚各推按1~3分钟。

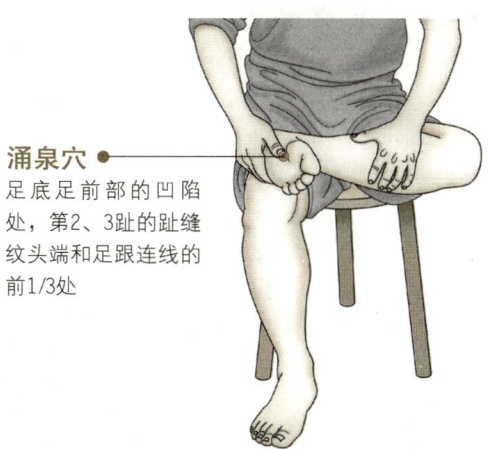

涌泉穴
足底足前部的凹陷处,第2、3趾的趾缝纹头端和足跟连线的前1/3处

清热除燥横骨穴

把一只手掌放在腹部,掌心朝内,拇指刚好位于肚脐眼上,再以小指头为起点,向下一个拇指的位置就是这个穴位,用手的四指头轻轻压揉触摸这个穴位。每天早晚各按揉1次,每次1~3分钟。

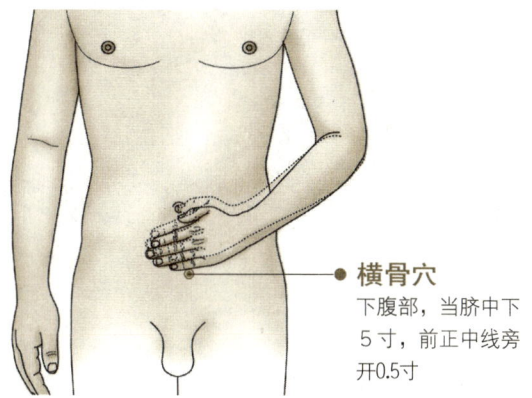

横骨穴
下腹部,当脐中下5寸,前正中线旁开0.5寸

快速止咳俞府穴

正坐或仰卧,举起双手,用大拇指的指尖垂直揉按胸前两侧、锁骨下穴位,有酸痛的感觉。每天早晚左右穴位各揉按3~5分钟,或者两侧穴位同时揉按。

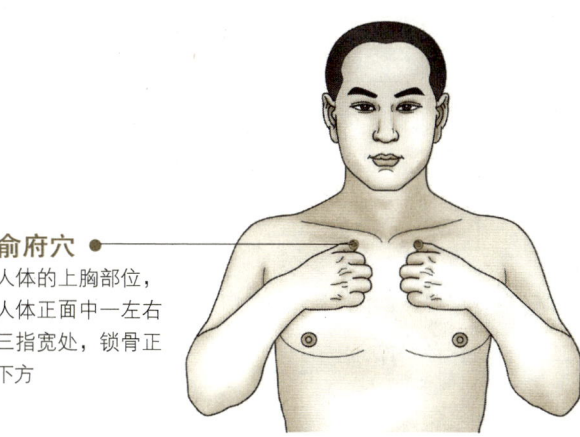

俞府穴
人体的上胸部位,人体正面中一左右三指宽处,锁骨正下方

116 戌时养生（19时～21时）

戌时心包经当令

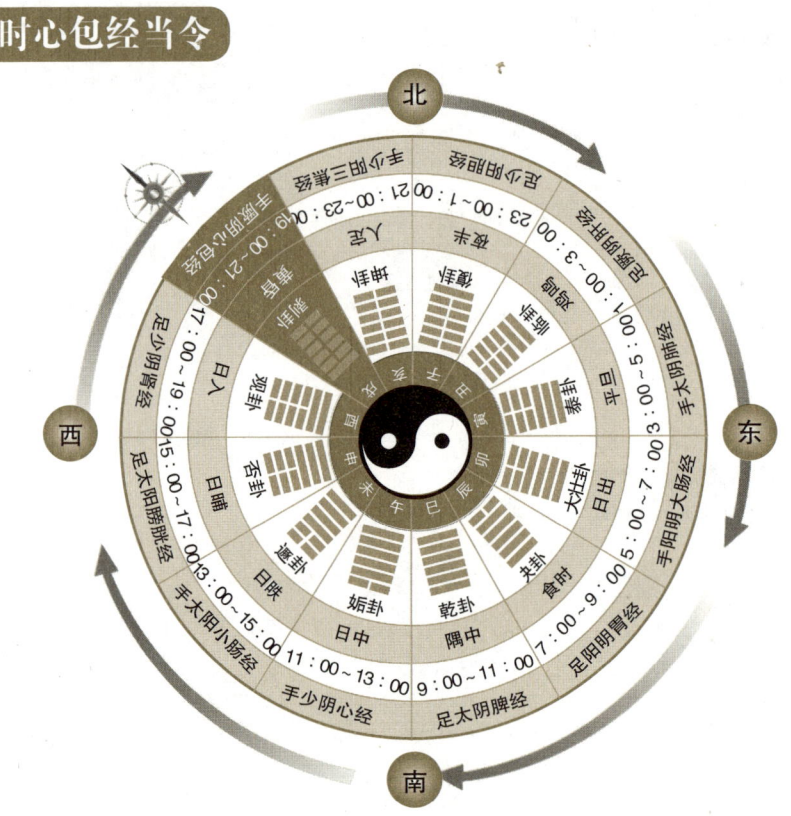

戌时（19时～21时），又叫作黄昏，《说文解字》中说："黄，地之色也；昏，日冥也。"此时，太阳已经下山，天色昏暗将要进入黑夜，万物朦朦胧胧，天地昏黄。"黄昏"一词形象地反映出了这一时段的自然特点。

戌时是手厥阴心包经当令，是心包经的排毒时间。心包是心脏的外膜组织，如同是保护君主的内臣，保护心肌正常工作。此时人体的血液循环十分旺盛，心跳加速，血压升高，不要做剧烈的运动。只要有外邪侵犯，心包如同内臣护卫一样，替心脏来受邪，所以说劳苦功高。如果你感觉心跳得厉害，或是中指指尖发麻，说明心包经太累了，这个时候要让忙了一天的心包经好好修养一下，看看电视，听听音乐，因为心包经也是一条让人快乐的经脉，养好心包经让你烦恼尽散，快乐无忧。

保护心脏的心包

《素问·灵兰秘典论》中说："膻中者，臣使之官，喜乐出焉。""膻中"指的就是心包，心包包裹并保护着心脏，就好像君主的贴身侍卫，能够传达君主的旨意。所以说，心包能代心行事，又称为"心主"，心脏产生的喜乐情绪便是从这里发出来的。

心包是包在心脏外面的一层薄膜，心包和心脏壁的中间有浆液，能润滑心肌，使心脏活动时不跟胸腔摩擦而受伤。心包分为浆膜心包和纤维心包。

浆膜心包可分为脏层和壁层。脏层覆于心肌的外面，又称为心外膜；壁层在脏层的外围。脏层与壁层在出入心的大血管根部相移行，两层之间的腔隙称为心包腔，内含有少量浆液，起润滑作用，可减少心在搏动时的摩擦。

纤维心包又称心包纤维层，是一纤维结缔组织囊，贴于浆膜心包壁层的外面，向上与出入心的大血管外膜相移行，向下与膈的中心腱紧密相连。纤维心包伸缩性小，较坚韧。

心包的构造和功能

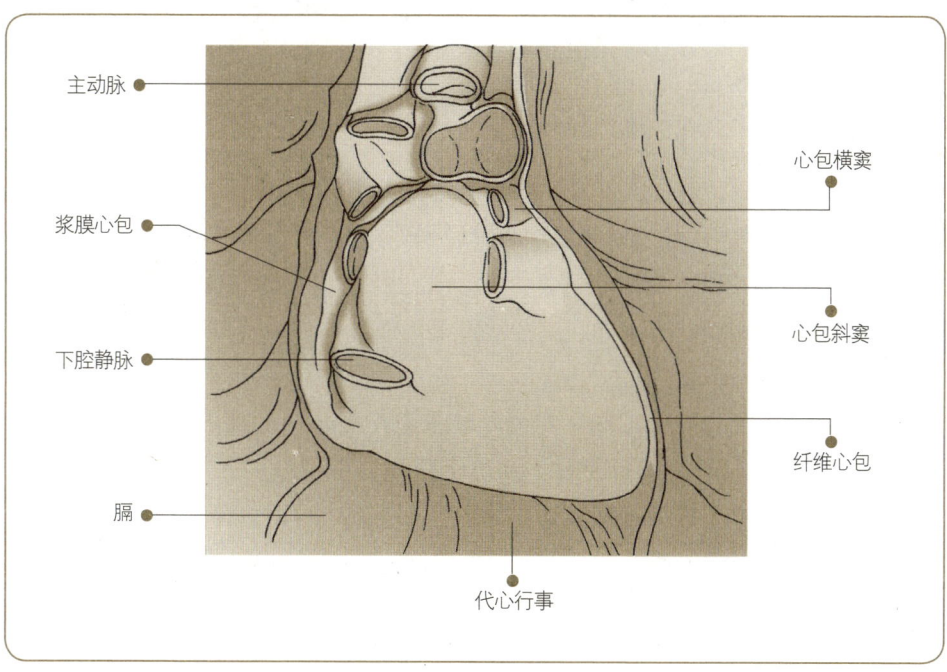

118 代心行事与受邪的心包

心包也叫作膻中,它位于两乳之间的正中位置,这里是汇聚由水谷精微和自然界的清气生化而成宗气的地方。心包因其部位最接近于心,而且又是人体宗气的汇聚地,还能协助心肺传输气血,协调阴阳,使精神愉快,因此称它为"臣使之官"。

● 宗气的重要性

宗气的强弱决定声音、言语、嗅觉的灵敏度和呼吸的强弱;宗气与脾胃消化吸收的水谷精微,上输于肺,可以推动肺的呼吸;宗气的最重要作用是协助心气推动心脉搏动、调节心律。如果宗气不足,就会出现喘促、气短、气息微弱、呼吸急促、四肢不举、心脏搏动无力或心律失常等病症。

● 代心行事的心包

心包能代心行事和代心受邪,所以心脏要是出现了问题会第一时间体现在心包上。心包可以保护心脏,使其不受外邪侵入,如有外邪侵入,心包则会冲在最前方保护心脏。另外,如果心包受风邪、湿邪干扰,可能会得风湿性心脏病;心包受水湿之邪入侵,则会诱发心包积水;心包受寒邪侵入,则会阻塞血管,引发心绞痛。

● 如何照顾好我们的心包呢?

在每天的戌时,也就是19~21时,心包经的排毒时间,此时心包经运行最为旺盛,此时养护心包经就要清除心脏周围外邪,让心脏保持健康良好的状态。心包主血脉,通神智,驱散热度,因此,通过按压中指末端的中冲穴,就可以直接化解发热和狂躁,不仅如此,经常重重地敲打心包经还可以缓解胸闷气短、乳房胀痛等问题。

此外,下一个时辰,我们就要进入梦乡了,所以一定要在这个时辰为自己营造一个安然入眠的心境。晚餐不要过于肥腻,否则易生亢热而致胸中烦闷、恶心。此时最好不要进行剧烈运动,否则容易失眠,可以选择和家人一起散步、谈心,卸下一天工作的疲惫,享受天伦之乐。这些都是对心包最好的养护。

代君受过的心包

五脏六腑之外，还有一个特殊的脏器：心包。心包在人体中的作用很大，它代心脏对全身发号施令，也代心脏承受一切入侵的外邪。如果没有心包，人的生命将是不堪一击的。

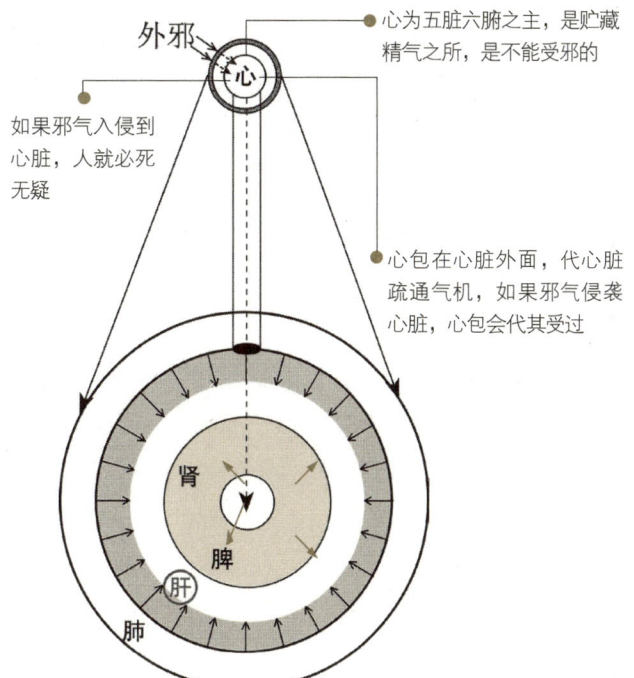

- 心为五脏六腑之主，是贮藏精气之所，是不能受邪的
- 如果邪气入侵到心脏，人就必死无疑
- 心包在心脏外面，代心脏疏通气机，如果邪气侵袭心脏，心包会代其受过

巧拨心包经可以解压

❶ 找到腋下手臂内侧的一根大筋，用手拨动它，会感到小指和环指发麻。

❷ 这个大筋底下有一个重要的穴位，叫天泉穴。用手掐住它，并且感到手指发麻，就证明拨对位置了。

❸ 每天晚上临睡觉前拨十来遍，如此可以排去自己的郁闷和心包积液，对身体非常有好处。

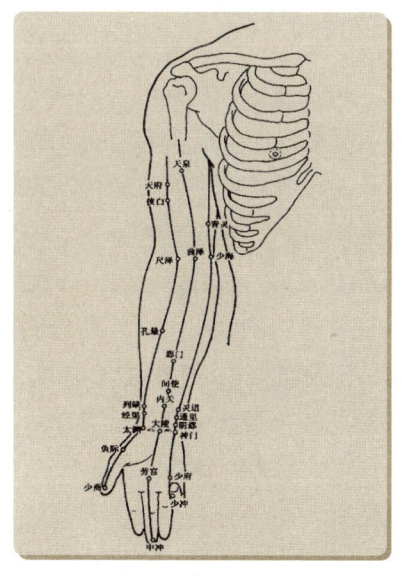

第三章 时辰养生

119 心包经的循行、病变和治疗

手厥阴心包经是心脏的保护神,能够代心受过,替心承受侵袭,它起始于胸腔,浅出属于心包,通过膈肌,经历胸部、上腹和下腹,散络上、中、下三焦。在《灵枢·经脉》有关此经的病候记载:"手心热,臂、肘挛急,腋肿;甚则胸胁支满,心中澹澹大动,面赤,目黄,喜笑不休。"此经穴可主治胸部、心血管系统、精神神经系统和本经经脉所经过部位的病症。例如:心痛、心悸、心胸烦闷、癫狂、呕吐、热病、疮病及肘臂挛痛等。

● 心包经的循行

心主的经脉叫手厥阴心包经,起于胸中,出属心包络,下膈膜,依次联络上、中、下三焦。手厥阴心包经的经筋,起始于手中指端,沿指上行,通过掌后与手太阴经筋相并行,积聚于肘的内侧,上行臂的内侧而结于腋下,从腋下前后布散挟于胁肋;其支筋,入于腋下,散布胸中,结于贲门。它的一条支脉,从胸中横出至胁部,再走行到腋下三寸处,此后再向上循行,抵达腋窝部,然后再沿着上臂的内侧,在手太阴肺经与手少阴心经这两条经脉的中间向下循行,进入肘中,再沿着前臂内侧两筋的中间下行,入于掌中,再沿着中指直达其末端。又一支脉,从掌内沿环指直达指尖,与手少阳经相接。

● 心包经的病变

手厥阴心包经的经筋发病,可见本经筋所循行和积聚的部位掣引、转筋以及胸痛,成息贲病,出现呼吸急促、上逆喘息的病状。治疗本病应采用火针疾刺疾出,针刺的次数以病愈为度,以病部的痛点为腧穴。这种病叫孟冬痹。

手厥阴心包络经的经气发生异常的变动,就会出现掌心发热,臂肘关节拘挛,腋下肿胀等症状,甚至胸胁胀满,心悸不宁,面赤,眼黄,嬉笑不止。手厥阴心包络经上的腧穴主治脉所发生的疾病,其症状是心中烦躁,心痛,掌心发热。这些病证,属实的就用泻法,属虚的就用补法;属热的就用速刺法,属寒的就用留针法;脉虚陷的就用灸法,不实不虚的从本经取治。属于本经经气亢盛的,其寸口脉的脉象要比人迎脉的脉象大一倍;而属于本经经气虚弱的,其寸口脉的脉象反而会比人迎脉的脉象小。

手厥阴心包经循行路线

手厥阴心包经的循行路线：起于胸中，出属心包络（1），下膈（2），历络三焦（3）。其支者：循胸（4）出胁，下腋三寸（5），上抵腋下（6），循臑内，行太阴、少阴之间，挟脊（7），入肘中（8），下臂，行两筋之间（9），入掌中（10），循中指，出其端（11）。其支者：别掌中，循小指次指，出其端（12）。

本经联系的脏腑：心包、三焦。

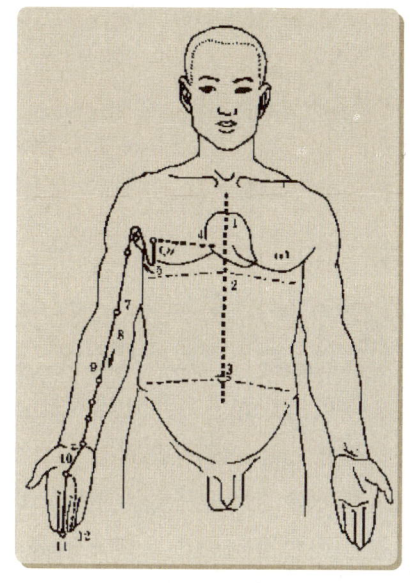

手厥阴心包经穴位图

主治疾病

心痛、心悸、心胸烦闷、癫狂、呕吐、热病、疮病及肘臂挛痛等。

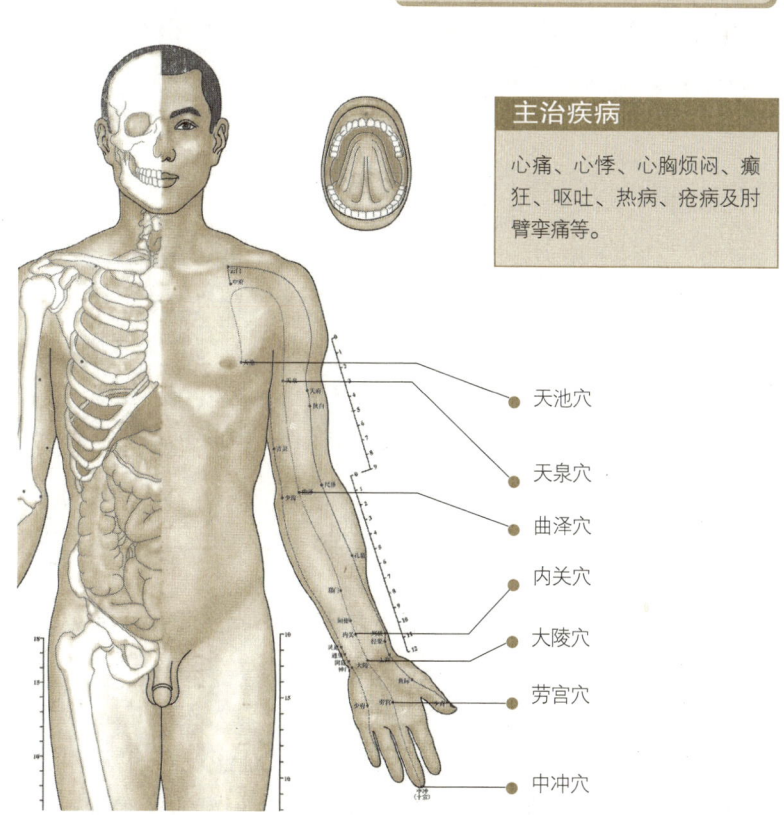

- 天池穴
- 天泉穴
- 曲泽穴
- 内关穴
- 大陵穴
- 劳宫穴
- 中冲穴

120 常敲心包经快乐自常在

手厥阴心包经是人体十二经脉中十分重要的一条经脉，本经上的常用穴位共有9个，而其中的3个特效穴是我们必须了解的，它们分别是：让你全身重新焕发活力的天池穴，具有止吐和治疗心痛的内关穴以及可以清除口臭的大陵穴。下面我们就来重点介绍一下心包经上的这3个特效穴位。

● 让你全身重新焕发活力的天池穴

如果你发现自己很容易疲倦，就要提防心脏问题，不妨试着按压天池穴，它能让你重新找到活力。天池穴是心包经上的重要穴位之一，"天池"的意思是指心包外输的高温水气在此处穴位冷凝为地部经水。这个穴位在乳头外侧，乳头为人体体表的高地势处，因此，这个穴位也位于高地势处，即天部，穴内物质又是心包经募穴膻中穴传来的高温水气，到达本穴后散热冷降为地部经水，本穴气血既处高位又为经水，据中国古典医籍《针灸铜人》中记载，此处穴位能够治疗"胸膈烦满、头痛、四肢不举、腋下肿、上气、胸中有声、喉中鸣"等疾病。

● 具有止吐和治疗心痛的内关穴

《针灸甲乙经》中说："心憺憺而善惊恐，心悲，内关主之""实则心暴痛，虚则心烦，心惕惕不能动，失智，内关主之"。《针灸大成》中也记载："主手中风热，失志，心痛，目赤，支满肘挛。实则心暴痛泻之，虚则头强补之"。内关穴对于由于饮食不洁、饮酒过度、呕吐不止、或者想吐又吐不出来等各种原因导致的身体不适，具有良好的疗效。所以，在中医古籍中，还有"吐，可不吐；不吐，可吐"的记载。

● 可以清除口臭的大陵穴

《针灸甲乙经》中记载："热病烦心而汗不止，肘挛腋肿，善笑不止，心中痛，目赤黄，小便如血，欲呕，胸中热，苦不乐，太息，喉痹嗌干，喘逆，身热如火，头痛如破，短气胸痛，大陵主之"。从古典医书对大陵穴的这些详细记述，我们可以知道这个穴位具有重要作用。这个穴位甚至还能够治疗口臭。当你被口臭烦恼时，不妨每天坚持按按大陵穴，不用多久，口臭的症状就能得到改善。

手厥阴心包经特效穴

活力四射天池穴

正坐或仰卧，举起双手，掌心朝向自己的胸前，四指相对，用大拇指的指腹向下垂直按压乳头外一寸的穴位处，有酸痛感。每天早晚左右两穴位各按压一次，每次1~3分钟，或者两侧穴位同时按压。

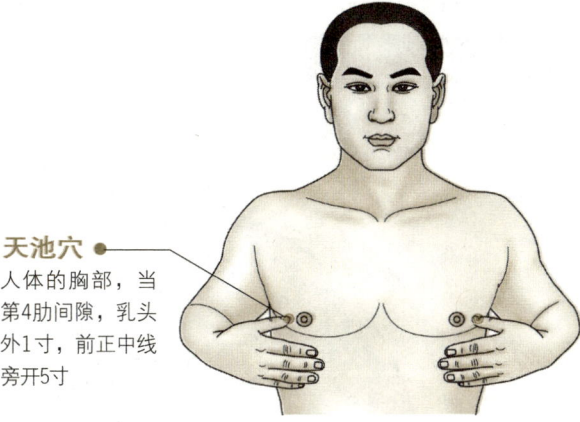

天池穴
人体的胸部，当第4肋间隙，乳头外1寸，前正中线旁开5寸

心痛呕吐按内关穴

正坐、手平伸、掌心向上，轻轻握拳，手腕后隐约可见两条筋，用另外一只手轻轻握住手腕后，大拇指弯曲，用指尖或指甲尖垂直掐按穴位，有酸、胀和微痛感。先左后右，每天早晚两侧穴位各掐按1~3分钟。

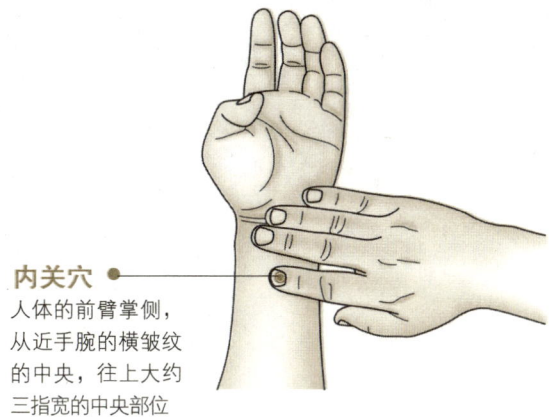

内关穴
人体的前臂掌侧，从近手腕的横皱纹的中央，往上大约三指宽的中央部位

清除口臭大陵穴

正坐，手平伸，手掌心向上，轻轻握拳，用另一只手握住手腕处，四指在外，大拇指弯曲，用指尖或者指甲尖垂直掐按穴位，有刺痛感。先左后右，每天早晚两侧穴位各掐按一次，每次掐按1~3分钟。

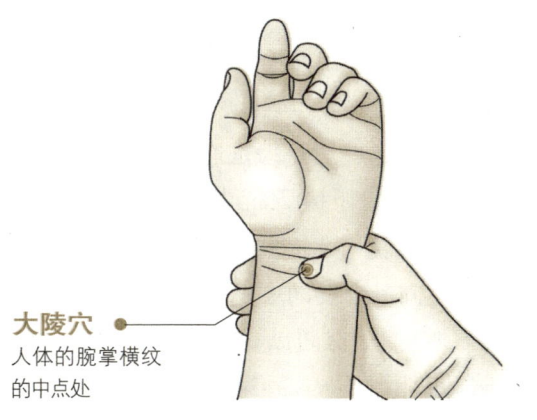

大陵穴
人体的腕掌横纹的中点处

第三章 时辰养生

121 亥时养生（21时~23时）

亥时三焦经当令

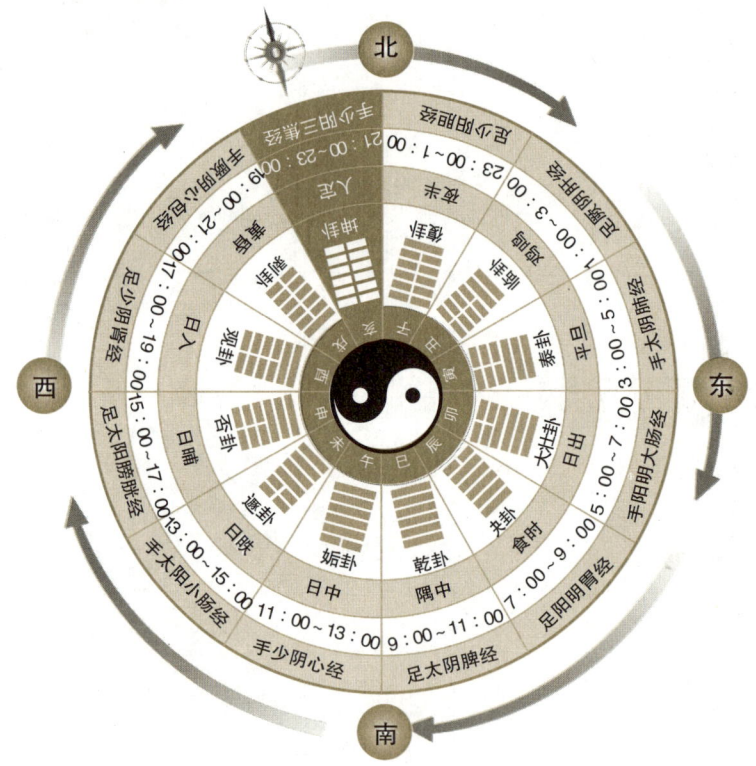

亥时（21时~23时），又叫作人定，这是十二时辰中的最后一个时辰，此时，夜已深，人们经过一天的辛勤劳作，应该停止一切的活动，适度地行房事，然后进入梦乡，开始养护此时当令的三焦经。

亥时手少阳三焦经当令，是三焦的排毒时间。三焦是六腑之一，三焦的藏相一直有所争议，一般认为是连接五脏六腑的网膜区域。上焦是指横膈以上，包括心和肺；中焦位于横膈下到脐，包括脾和胃；下焦位于脐下到二阴，包括肝、肾、大肠、小肠、膀胱和女子胞。三焦是五脏六腑的整体，不通则痛，三焦不通则生病。

这段时间最重要的便是让自己的情绪平复下来，准备上床就寝。根据个人的放松习惯而定，你可以看看书，听听曲，洗洗澡，总之，哪种方式能让你放松，你就选择哪种方式，亥时对应的属相是猪，猪都睡了，我们更要休息了。

运行元气、水谷和水液的三焦

三焦，为六腑之一，是上、中、下三焦的合称。

关于"焦"字的含义，历代医家认识不一。有认为"焦"当作"膲"者，膲为体内脏器，是有形之物；有的认为"焦"字从火，为无形之气，能腐熟水谷之变化；有的认为"焦"字当作"樵"字，樵，槌也，节也，谓人体上、中、下三节段或三个区域。《内经》首先提出三焦的名称，作为六腑之一，并叙述了三焦的部位和功能。由于《内经》对三焦的某些具体概念的论述不够明确，而且《难经》的二十五难和三十八难又提出了三焦"有名无形"之说，遂导致后世医家争论纷纭。争论的焦点是关于有无实质形态的问题。此外，近来有人根据三焦概念应用的广泛性，而提出"脏腑三焦""部位三焦""经脉三焦""辨证三焦"之说。

三焦之争

"三焦"是中医学中的一个重要概念，但是对三焦的概念至今仍有许多争论。实际上，中医学中的脏腑器官并不是现代解剖学中的脏器概念，而是指一组运动系统。所以，关于三焦概念的争论是没有意义的，关键是我们如何利用它来指导临床实践。

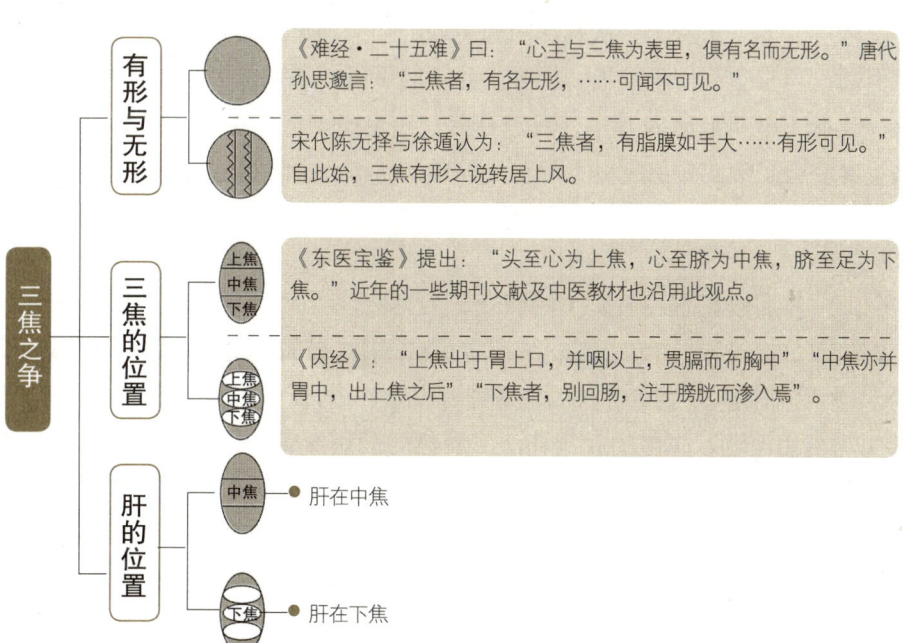

123 三焦经的循行、病变和治疗

手少阳三焦经共有23个穴位,其中有13个穴位分布在上肢背面,10个穴位分布在颈部、耳翼后缘、眉毛外端,它们分别是关冲穴、液门穴、中渚穴、阳池穴、外关穴、支沟穴、会宗穴、三阳络穴、四渎穴、天井穴、清冷渊穴、消泺穴、臑会穴、肩髎穴、天髎穴、翳风穴、瘛脉穴、颅息穴、角孙穴、耳门穴、耳和髎穴和丝竹空穴。

手少阳三焦经又可称为"耳脉",是耳朵的忠实守护者,它分布于人体体侧,就像一扇门的门轴,起始于无名指末端的关冲穴,上行小指与无名指之间,沿手背出于前臂伸侧两骨之间,向上通过肘尖,沿上臂外侧,向上通过肩部,进入缺盆穴,分布于膻中。本经穴主治"气"方面所发生病症:自汗出,眼睛外眦痛,面颊肿,耳后、肩部、上臂、肘弯、前臂外侧均可发生病痛,无名指不好使用。

● 三焦经的循行

三焦的经脉叫手少阳经,起于无名指尖端,上行小指与无名指中间,沿手背上行腕部,出前臂外侧两骨中间,穿过肘,沿上臂外侧上肩,交出足少阳经的后面,入缺盆,行于两乳之间的膻中,与心包联络,下膈膜,依次联属于上、中、下三焦。它的一条支脉,从胸部的膻中处上行,出于缺盆,并向上走行到颈项,挟耳后,再直上而出于耳上角,并由此环曲下行,绕颊部,而到达眼眶的下方。又一支脉,从耳后进入耳中,复出耳前,过足少阳经客主人穴的前方,与前一条支脉交会于颊部,由此再上行至外眼角,而与足少阳胆经相接。

● 三焦经的病变

由于外邪侵犯本经所发生的病变,为耳聋,喉咙肿,喉痹。手少阳三焦经上的腧穴主治气所发生的疾病,其症状是自汗出,外眼角疼痛,面颊疼痛,耳后、肩部、上臂、肘部、前臂等部位的外缘处都发生疼痛,无名指不能活动。这些病证,属实的就用泻法,属虚的就用补法;属热的就用速刺法,属寒的就用留针法;脉虚陷的就用灸法,不实不虚的从本经取治。属于本经经气亢盛的,其人迎脉的脉象要比寸口脉的脉象大一倍;而属于本经经气虚弱的,其人迎脉的脉象反而会比寸口脉的脉象小。

手少阳三焦经穴位图

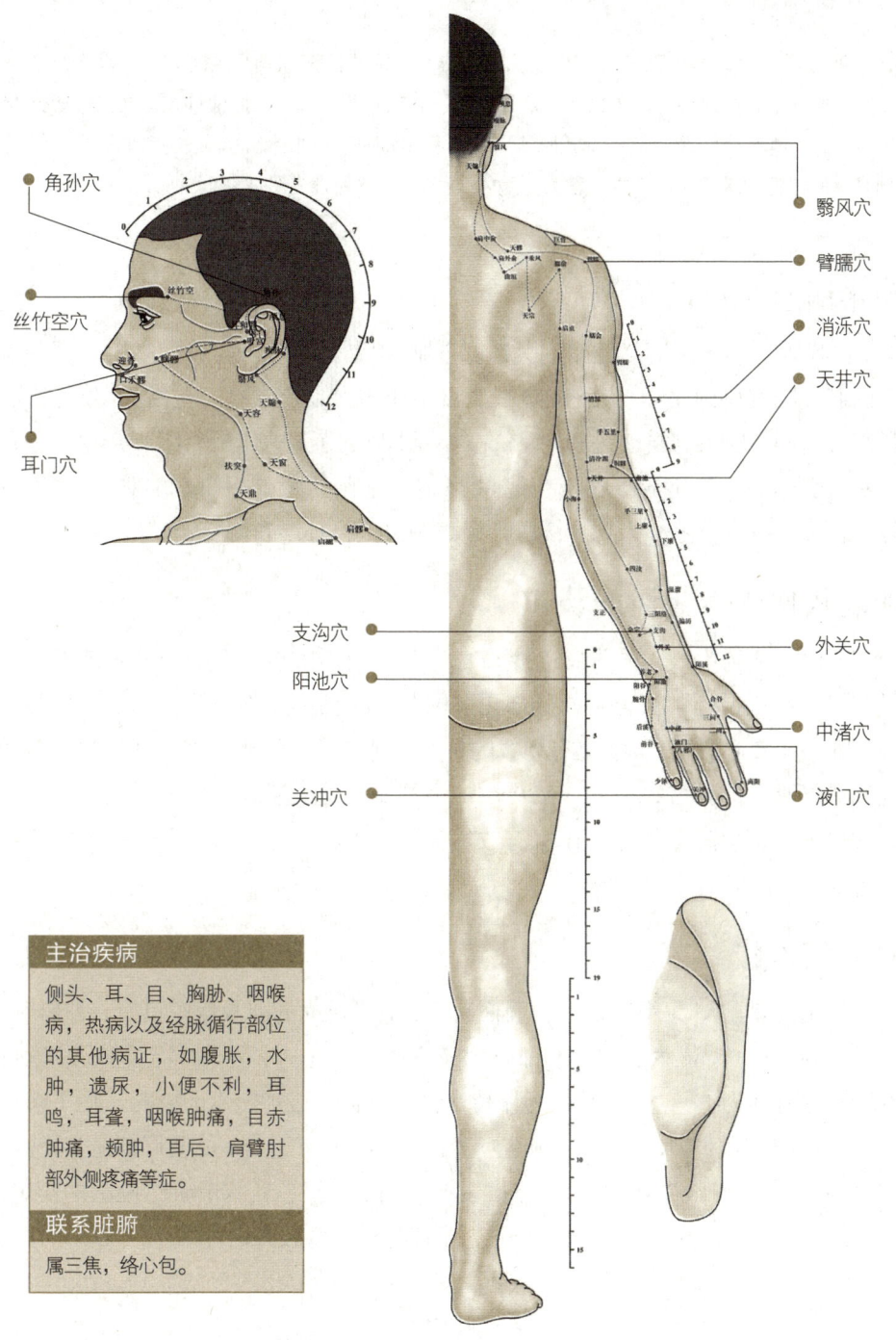

主治疾病

侧头、耳、目、胸胁、咽喉病,热病以及经脉循行部位的其他病证,如腹胀,水肿,遗尿,小便不利,耳鸣,耳聋,咽喉肿痛,目赤肿痛,颊肿,耳后、肩臂肘部外侧疼痛等症。

联系脏腑

属三焦,络心包。

第三章 时辰养生

124 睡前"足浴"睡眠好

在我国古代医学中就有"足心道、观趾法"的记载，在《黄帝内经》中，也介绍了许多脚上的穴位，如太冲穴、太白穴、涌泉穴、昆仑穴、窍阴穴、内庭穴等，这些穴位能分别通达肝经、脾经、胃经、膀胱经、胆经、肾经等人体各脏腑的经络。这说明我们祖先已认识到脚部的许多敏感反应点（古时称为"腧穴"）与人体内脏器官的关系。

● 中医对足浴的认识

古代人对热水洗脚与健康的关系和催眠作用亦早有认识。中医认为："阴气盛则寐，阳气盛则寤"。失眠或睡眠质量不佳的人睡前进行"足浴"，可促进心肾相交。心肾相交意味着水火相济，对阴阳相合有促进作用。阴阳合抱，睡眠当然就会达到最佳境界。陆游在他82岁时，还坚持睡前用热水泡脚："老人不复事农桑，点数鸡啄亦未忘，洗脚上床真一快，稚孙渐长解晓汤。"

● 现代医学对足浴的认识

现代医学认为，人的脚掌上分布着许多血管，用热水泡脚能使脚部毛细血管扩张，血液循环加快，供给脚部更多的养料，使脚腿部新陈代谢旺盛。脚是人体的"第二心脏"，脚掌上有无数的神经末梢与大脑紧密相连，通过热水温和地刺激脚掌上的神经，可对大脑皮层产生抑制，使人感到脑部舒适轻松，不仅能加快入睡，使睡眠加深，还可有效地消除一天的疲劳。持之以恒，就能起到强身健体、延年益寿的功效。

● 足浴方法

实践也证明，"足浴"是一种简便易行、效果可靠的自我保健良方。泡脚时，水温以40～50℃最为适宜，脚部感到舒适暖和即可；水量最好淹没脚踝部位；双脚浸泡时间为5～10分钟，为保持水温，可边洗边加热水。同时，用手缓慢而有节奏地按摩双脚，先脚背后脚心，直至发热为止。这样，能使局部血管扩张，末梢神经兴奋，血液循环加快，新陈代谢增强。长期坚持，不仅有促进睡眠的作用，还对由于神经衰弱引起的失眠、头晕、多梦等症状有较好的疗效。

足底反射区

脚底不同部位与脏腑有一定的对应关系（如图所示），了解这些对应关系并经常按摩脚底，对脏腑的保健有很好的效果。

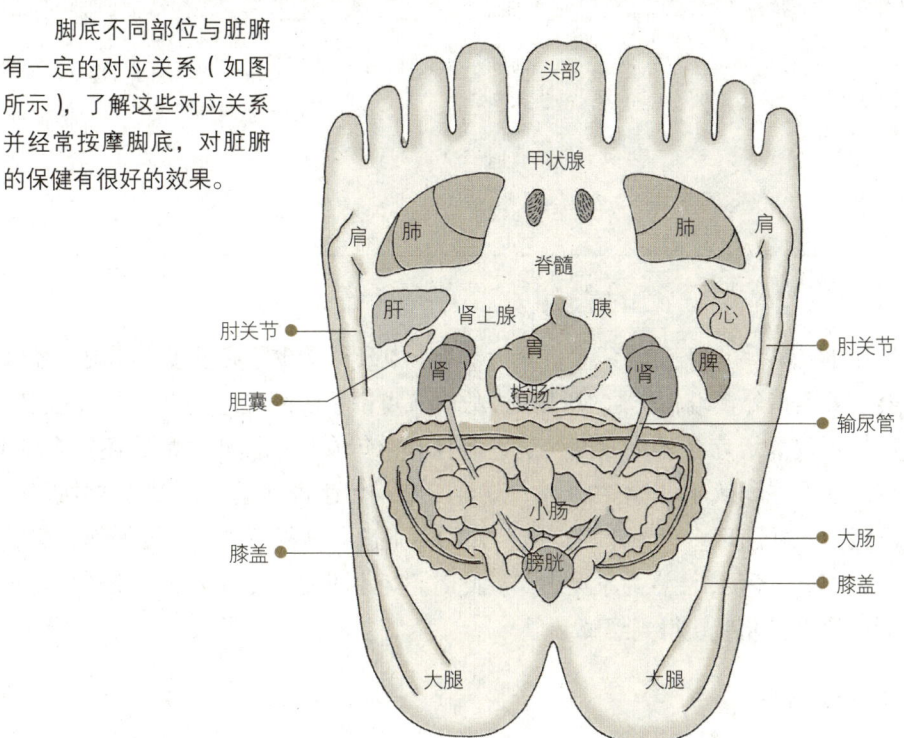

足内侧反射区

人体各器官和部位在足部都有着相对应的区域，可以反映相应脏腑器官的生理病理信息，这就是所谓的"足部反射区"。运用按摩手法刺激这些反射区，可以调节人体各部分的机能，取得防病治病、自我保健的效果。

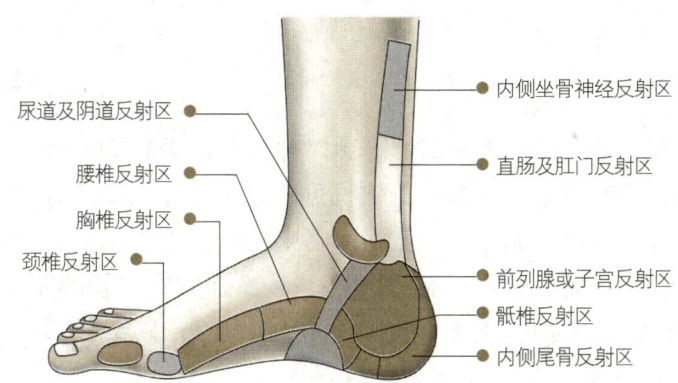

125 手少阳三焦经特效穴按摩

手少阳三焦经是人体十二经脉中重要的一条经脉，本经上的常用穴位共有 23 个，而其中的 3 个特效穴是我们必须了解的，它们分别是：对女性更年期症状具有调节作用的关冲穴，可以摆脱便秘痛苦的支沟穴以及可以治疗耳部疾病的耳门穴。下面我们就来重点介绍一下三焦经上的这 3 个特效穴位。

● 调整身体内分泌的关冲穴

关冲穴属手少阳三焦经。《针灸大辞典》中云："手少阳经承接手厥阴之经气，失会于无名指外侧端，即本穴所居处，故本穴可谓手少阳经之关界，要冲，故名"。关冲穴不仅能治疗各种头面部疾病，而且对中年女性的更年期症状还具有调节作用。女性平均从 40 岁左右开始，就会逐渐开始生理性退化，体内雌激素分泌逐渐减少，并出现多种更年期症状，如胸闷不适、烦躁不安、消沉抑郁、焦虑、恐惧、失眠、多疑、注意力不集中等。此时，女性朋友只要每天坚持按按关冲穴，就能够使更年期症状得到缓解。

● 摆脱便秘痛苦找支沟

便秘困扰着很多的人，想排便的时候排不出来，或者排完便后仍然有残余的感觉。很多人便秘的原因是因为生活习惯不好。有的人爱吃大鱼大肉，却又缺乏锻炼，于是就体态臃肿，并导致大便秘结。便秘让人烦恼，而老年人排便更加困难，拼命用力排便时还容易诱发心肌梗塞和脑卒中。要解除便秘的烦恼，除了要养成良好的生活习惯，注意调整饮食，可以经常按摩支沟穴，这样可以帮助刺激肠胃蠕动，消除便秘。

● 护耳特效穴耳门穴

俗话说："穴当耳前，犹如门户"。此穴位名出自《针灸甲乙经》。《甲乙经》中云："在耳前起肉，当耳缺者"。作为耳部要穴，这个穴位能够治疗诸多的耳部疾患。据中国古典医书记载，此穴位可以医治耳鸣、耳聋、眩晕、牙痛、口噤、唇吻强、头颌痛、腰痛。现代中医临床还利用这个穴位医治中耳炎、颞颌关节功能紊乱症、美尼尔氏症等。如果双耳因意外事故，不断流脓、流水、生疮，或者耳如蝉鸣、吱吱叫、耳鸣、重听、无所听闻等，只要按摩这个穴位，就能够使症状得到缓解。

手少阳三焦经特效穴

调整身体内分泌的关冲穴

正坐，举臂屈肘，掌心朝下，放在自己胸前，用另一手的四指轻抬四指端，大拇指弯曲，用指尖掐按无名指的指甲旁的穴位。先左后右，每天早晚两穴位各掐按一次，每次掐按1~3分钟。

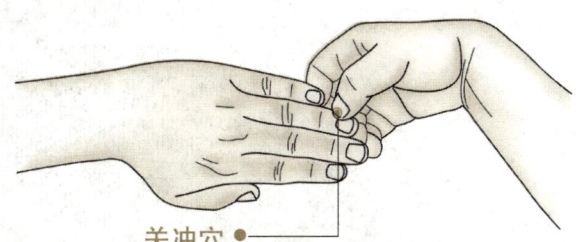

关冲穴
人体的手环指末节尺侧，距指甲角0.1寸（指寸）

摆脱便秘痛苦找支沟

正坐，手平伸，屈肘，掌心向着自己，指尖向上，肘臂大约弯曲成90度，用另外一只手轻握手腕下，大拇指在内侧，其余四指在手的外侧，四指弯曲，中指的指尖垂直下压，揉按穴位，有酸和痛的感觉。先左后右，每天早晚两穴位各揉按一次，每次揉按1~3分钟。

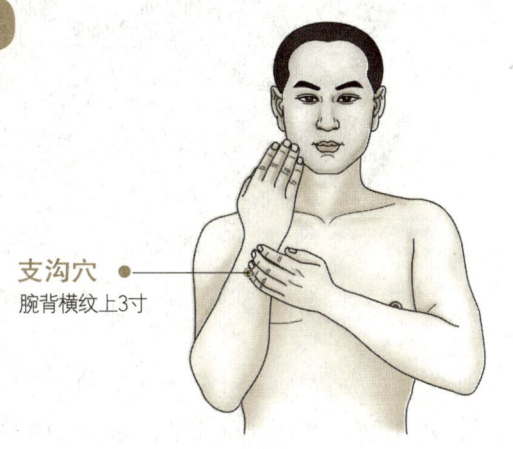

支沟穴
腕背横纹上3寸

护耳特效穴耳门穴

正坐，举起双手，指尖朝上，手掌心向内，轻轻扶住头，四指放在偏头处，大拇指的指尖摸到耳珠上缺口前，轻轻张开嘴，大拇指的指尖垂直揉按凹陷中的穴位，有胀痛的感觉。左右两穴位，每天早晚各揉按一次，每次揉按1~3分钟，也可以两侧同时揉按。

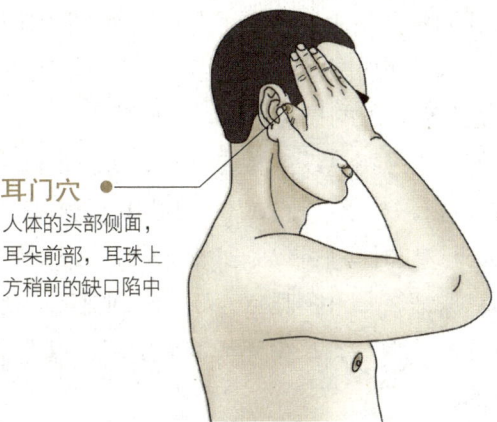

耳门穴
人体的头部侧面，耳朵前部，耳珠上方稍前的缺口陷中

第三章 时辰养生

125

126 子时养生（23时~1时）

子时胆经当令

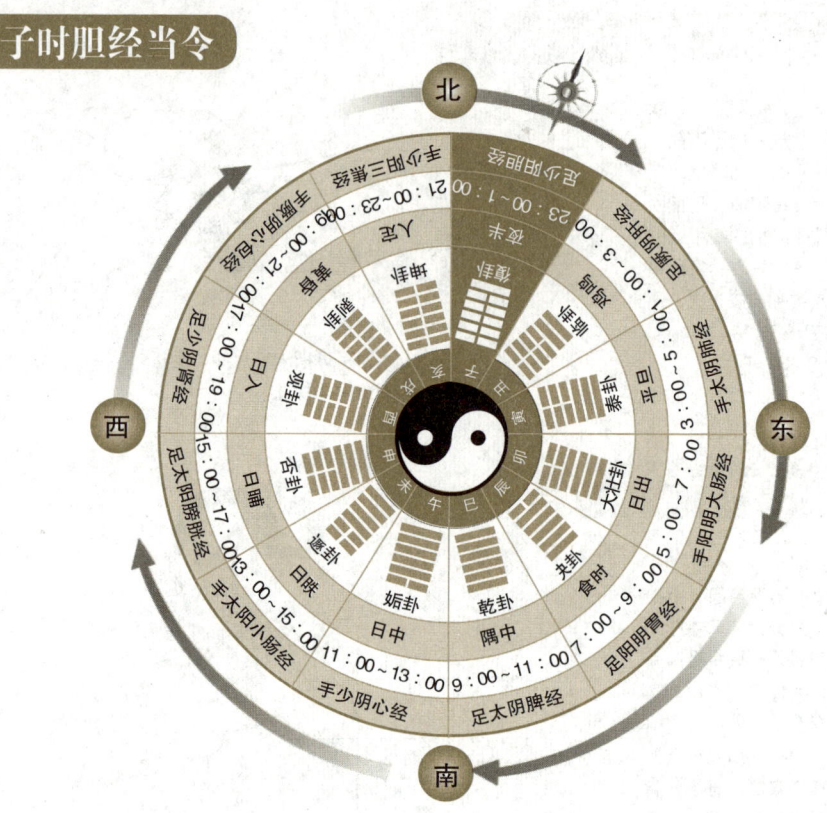

子时（23时~1时），是十二时辰的第一个时辰，又叫作夜半，是指天黑到天亮这一自然现象变化的中间时段，而这一中间时段，恰好是一天中最黑暗的时候，但同时也是一天阳气开始生发的时候。此时，身体也在经历着同样的过程，就是身体阳气开始生发，为了保持身体的阴阳平衡，我们此时要做的就是养好阳气，又因为子时是足少阳胆经当令，是胆经的排毒时间，所以我们应该从养胆经来达到养阳气的目的。

如何养胆经呢？最重要的有两点：忌夜宵，你要想一夜不舒服，就在这个时候吃夜宵；忌熬夜，晚23：00前务必入睡，养生讲求睡子午觉，此时便是"子觉"。如果这段时间不能入睡，那么第二天胆汁分泌就少，消化代谢容易出问题，就算难以保证23：00前睡觉，至少一周有三天能够做到早睡。这段时间不睡觉，皮肤就会暗沉粗糙，缺少光泽，头发沉，没有精神。时间一长，身体是肯定要出毛病的。

胆是六腑之首

　　胆位于六腑之首,又属奇恒之腑。胆与肝相连,又有经脉相互络属,互为表里。胆,原作瞻,《说文·肉部》说:"瞻,连肝之腑,从肉詹声。"胆在右胁之内,附于肝之短叶间,其形若悬瓠,呈囊状,现代称之为"胆囊"。胆内贮藏胆汁,是一种味苦而呈黄绿色的"精汁",亦称"清汁"。

　　胆的生理功能是贮藏并排泄胆汁和主决断。胆贮藏、排泄胆汁,其与小肠的消化吸收功能有关,参与六腑的"传化物",故胆为六腑之一。但胆不容纳水谷、传化浊物,与其他腑又不同;胆贮藏胆汁为精汁,故胆又属奇恒之腑。《灵枢·本输》说:"胆者,中精之府。"《难经·四十二难》说:胆内"盛精汁三合。"是言胆有贮存胆汁的功能;胆主决断,《素问·灵兰秘典论》说:"胆者,中正之官,决断出焉。"所谓中正,即处事不偏不倚,刚正果断之意。胆主决断,是指胆有判断事物、做出决定措施的功能。

胆的构造和功能

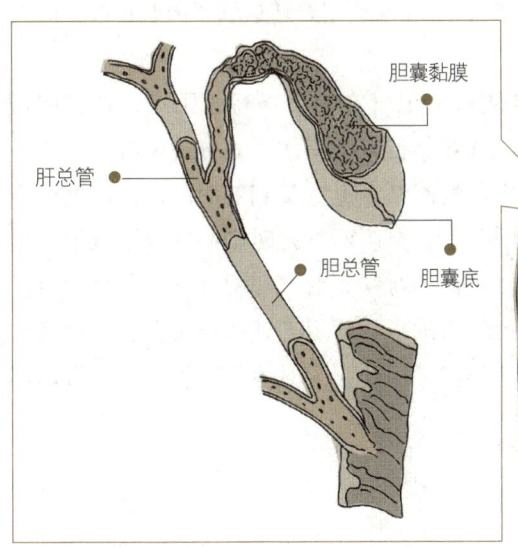
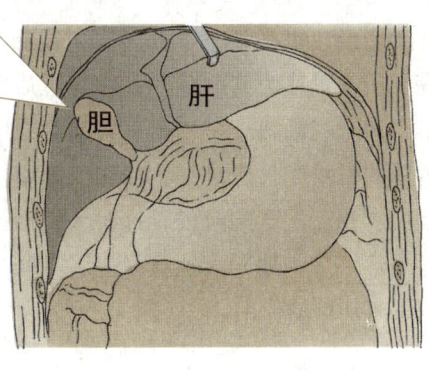

128 睡眠质量取决于营卫气血的循行

中医养生名著之一《养生三要》里说："安寝乃人生最乐。"古人有言："不觅仙方觅睡方……睡足而起，神清气爽，真不啻无际真人"。可见，睡眠对于人来说是多么的重要。

子时阳气开始生发，这种初生的阳气是维持整个人体生命活动不断进行并欣欣向荣不可缺少的力量，此时胆经当令，入睡是对胆经最好的照顾。子时是一天最黑暗的时候。《灵枢·营卫生会》中说："人体的精气是由水谷产生的，水谷进入胃中，经过脾的消化吸收，化生为水谷精气并向上传至肺，再借肺气的输布功能传送到全身百脉，从而五脏六腑都可接受水谷精气。"其水谷精气中，轻清而富于营养作用的是营气，重浊而剽悍的是卫气。

营气在经脉之中循行，卫气则在经脉之外运行，营卫二气没有休止地在全身循行运转，一昼夜在人体内各运行五十周次，然后汇合一次。由此，阴经阳经互相贯通，交替循环运转，没有终止。

卫气在夜间循行于内脏二十五周次，在白天循行于阳经也是二十五周次，以此划分出昼夜。因而气循行到阳经时，人便醒来开始活动；夜间气循行于内脏时，人体就进入睡眠状态。所以，白天的时候，卫气都从内脏运转到了阳经；到了中午，阳经的卫气最盛，称为"重阳"；夜晚时，卫气都从阳经转运到了内脏；夜半时内脏的卫气最盛，而称为"重阴"。

营气周流十二经，昼夜各二十五周次，卫气在白天循行于阳经，在夜间循行于阴经，也是各二十五周次，营卫二气各循行五十周次，划分昼夜各为一半。夜半阴气最盛为"阴陇"，夜半过后则阴气渐渐衰退，等到黎明的时候阴气已衰尽，而阳气渐盛。中午阳气最盛为"阳陇"，夕阳西下之时则阳气渐渐衰退，到黄昏的时候阳气已衰尽，而阴气渐盛。半夜的时候，营气和卫气都在阴分运行，是二者相互汇合的时候，这时人们都已经入睡了，营卫二气在汇夜会合。就是这样循环不息，如同天地日月运转一样有规律。因此，子时睡眠效果最好，可以起到事半功倍的作用。

营卫气血的循行对人睡眠质量的影响

营卫二气在体内不断循环,白天循行于阳经,夜晚循行于阴经,人才能正常作息。如果营卫二气失常,人的睡眠就会受到影响。

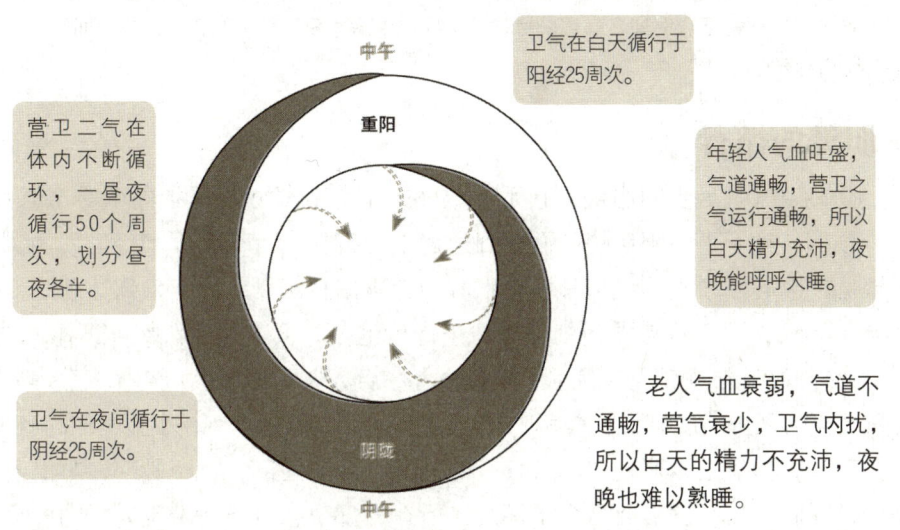

营卫二气在体内不断循环,一昼夜循行50个周次,划分昼夜各半。

卫气在白天循行于阳经25周次。

年轻人气血旺盛,气道通畅,营卫之气运行通畅,所以白天精力充沛,夜晚能呼呼大睡。

卫气在夜间循行于阴经25周次。

老人气血衰弱,气道不通畅,营气衰少,卫气内扰,所以白天的精力不充沛,夜晚也难以熟睡。

营气的循行

营卫二气在体内不断循环,白天循行于阳经,夜晚循行于阴经,人才能正常作息。如果营卫二气失常,人的睡眠就会受到影响。

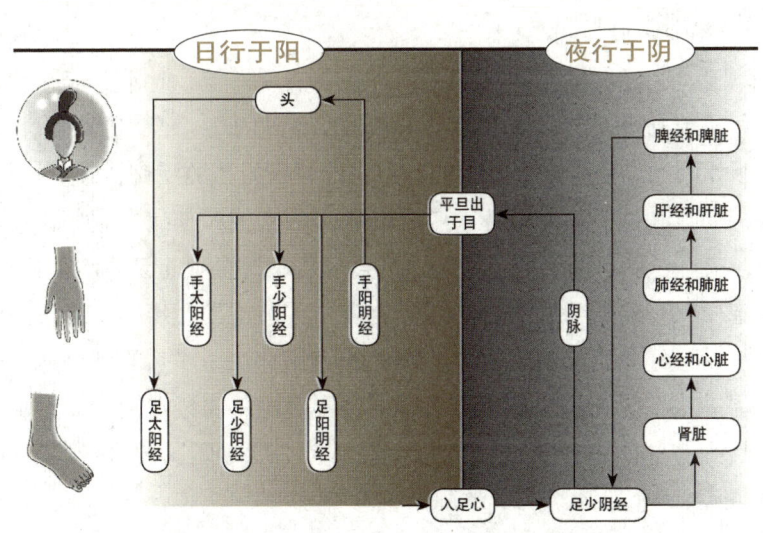

129 足少阳胆经的循行、病变和治疗

足少阳胆经共有44个穴位。15个穴位分布在下肢的外侧面，29个穴位在臀、侧胸、侧头部。首穴瞳子髎，末穴足窍阴。本经腧穴可主治头面五官病证、神志病、热病以及本经脉所经过部位的病证。例如：口苦、目眩、头痛、颔痛、腋下肿、胸胁痛、缺盆部肿痛、下肢外侧疼痛等。

● 胆经的循行

胆的经脉叫足少阳胆经，起于外眼角，上行到额角，再折向下转至耳后，沿着颈部，行于手少阳经的前面，到达肩上，再交叉行至手少阳经的后面，入于缺盆。它的一条支脉，从耳后进入耳中，再出行至耳的前方，到达外眼角的后方。又一支脉，从外眼角处分出，下走大迎穴，会合手少阳经至眼眶下方，再下行经颊车，于颈部与本经前入缺盆之脉相合，然后向下进入胸中，穿过膈膜，与本经互为表里的肝脏相联络，联属于胆腑，再沿胁内下行，经小腹两侧的气街，绕阴毛处，横行进入环跳穴。其直行的经脉，从缺盆部下行至腋部，再沿着胸部经过季胁，与前一支脉会合于环跳穴所在的部位，再向下沿着大腿的外侧到达膝外侧后，下行经腓骨前方，直至外踝上方之腓骨末端的凹陷处，再向下出于外踝的前方，沿着足背进入足第四趾的外侧端。又一支脉，从足背分出，沿第一、第二跖骨之间，行至足大趾末端，又返回穿过爪甲，出爪甲后的三毛（大敦）与足厥阴经相接。

● 胆经的病变

足少阳胆经之经气发生异常的变动，就会出现口苦，时常叹气，胸胁部作痛以致身体不能转动等症状。病重的面色灰暗无光泽，全身皮肤枯槁，足外侧发热，这叫作阳厥。足少阳胆经上的腧穴主治骨所发生的疾病，其症状是头痛，颔部疼痛，外眼角痛，缺盆肿痛，腋下肿胀，腋下或颈部病发瘰疬，自汗出而战栗怕冷，疟疾，胸、胁、肋、大腿、膝盖等部位的外侧直至小腿外侧、绝骨、外踝前等部位以及胆经经脉循行所经过的各个关节都发生疼痛，足第四趾不能活动。这些病证，属实的就用泻法，属虚的就用补法；属热的就用速刺法，属寒的就用留针法；脉虚陷的就用灸法，不实不虚的从本经取治。属于本经经气亢盛的，其人迎脉的脉象要比寸口脉的脉象大一倍；而属于本经经气虚弱的，其人迎脉的脉象反而会比寸口脉的脉象小。

足少阳胆经穴位图

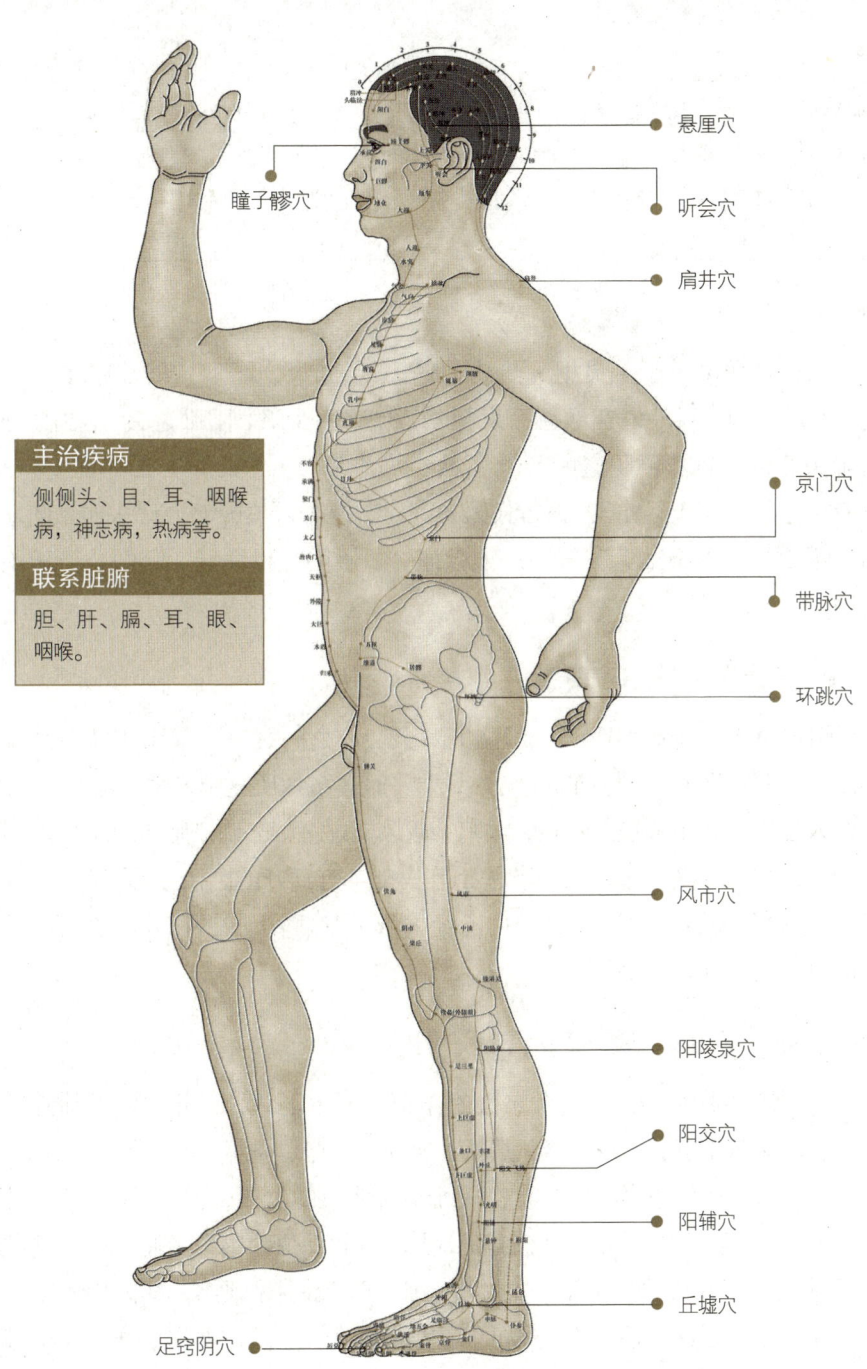

主治疾病
侧侧头、目、耳、咽喉病，神志病，热病等。

联系脏腑
胆、肝、膈、耳、眼、咽喉。

- 悬厘穴
- 听会穴
- 肩井穴
- 京门穴
- 带脉穴
- 环跳穴
- 风市穴
- 阳陵泉穴
- 阳交穴
- 阳辅穴
- 丘墟穴
- 瞳子髎穴
- 足窍阴穴

第三章 时辰养生

130 足少阳胆经常见特效穴按摩

足少阳胆经是现在很热门的一条经脉，它在人体循行的路线是最长的，沿着经络循行刺激能够改善气血的运行。本经上的常用穴位共有 44 个，而其中的 3 个特效穴是我们必须了解的，它们分别是：清热醒脑的风池穴，疏肝利胆、舒筋健膝的阳陵泉穴以及止痛、定咳、顺气的足窍阴穴。下面我们就来重点介绍一下胆经上的这 3 个特效穴位。

● 清热醒脑的风池穴

风池穴最早见于《灵枢·热病》篇，云："风为阳邪，其性轻扬，头顶之上，惟风可到，风池穴在颞颥后发际陷者中，手少阳、阳维之会，主中风偏枯，少阳头痛，乃风邪蓄积之所，故名风池"；《素问·气府论》王冰注："在耳后陷者中，按之引于耳中"。据古代医典记述，这个穴位能够治疗头痛、眩晕、热病汗不出、卒中不语、瘿气、颈项强痛、目不明、目赤痛、耳病、筋挛不收等疾病。

● 舒筋健膝的阳陵泉穴

阳陵泉穴是传统中医针灸经络的八大会穴之一，有"筋会阳陵"之说。长期筋骨僵硬、酸痛，容易抽筋的人，只要平时多多按压这个穴位，就能得到改善。这个穴位对"胁下痛胀、吐逆、喉鸣、诸风、头痛、眩晕、遗尿、筋挛急、筋疼、膝伸不得屈，半身不遂，膝肿麻木"等病都具有良好的医治效果。《灵枢·本输》云："在膝外陷者中也"；《针灸甲乙经》云："在膝下一寸，外廉陷者中。"《针灸问对》云："膝下二寸"。

● 止痛、定咳、顺气的足窍阴穴

在古代医书中，关于这个穴位的作用有不少记载，说此穴能够治疗"胁痛不得息、咳而汗出、手足厥冷、烦热、转筋、头痛、喉痹、舌卷干、耳聋、耳鸣、痈疽、梦魇、肘臂不举"等病症。关于这个穴位的位置，据《灵枢·本输》云："足小指次指之端也"。生气或疲累时，乳房下肋部位会感到疼痛，而且不断咳嗽，严重时，甚至有气都接上不来的感觉。此时，你手足烦热，却又出不了汗，并且头痛心烦。在这种情况下，你可以按摩足窍阴穴，能帮助你止痛、定咳、顺气。

足少阳胆经常见特效穴

清热醒脑风池穴

正坐，举臂抬肘，手肘大约与肩同高，屈肘向头，双手放在耳后，手掌心朝内，手指尖向上，四指轻轻扶住头（耳上）的两侧，用大拇指的指腹从下往上按揉穴位，有酸、胀、痛的感觉，重按时鼻腔还会有酸胀感。左右两穴位，每天早晚各按揉一次，每次按揉1～3分钟。

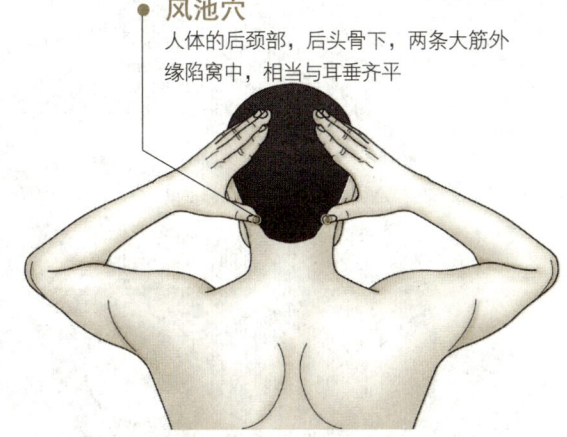

风池穴
人体的后颈部，后头骨下，两条大筋外缘陷窝中，相当与耳垂齐平

舒筋健膝阳陵泉

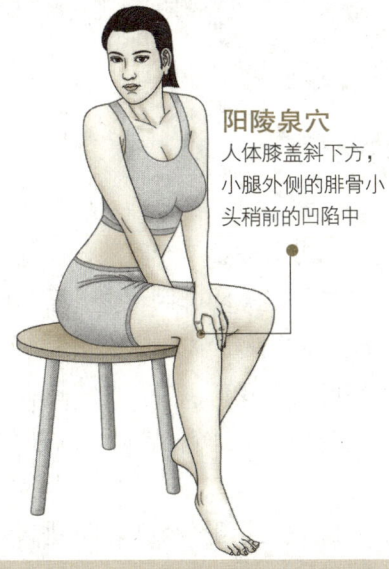

阳陵泉穴
人体膝盖斜下方，小腿外侧的腓骨小头稍前的凹陷中

正坐，垂足，大约成90度，上身稍微前俯，用右手的手掌轻握左脚膝盖的前下方，四指向内，大拇指向外，大拇指弯曲，用指腹垂直按揉穴道，有酸、胀、痛的感觉。先左后右，两侧穴位每次各揉按1～3分钟。

止痛、定咳足窍阴

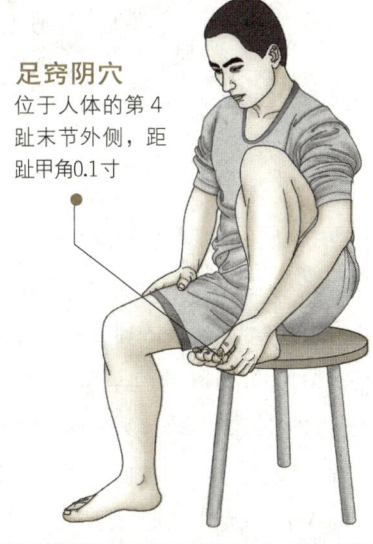

足窍阴穴
位于人体的第4趾末节外侧，距趾甲角0.1寸

正坐、垂足，抬起左脚跷放在座椅上，伸出左手，轻轻握住左脚的脚趾，四指在下，大拇指弯曲，用指甲垂直轻轻掐按穴位，用大拇指的指腹按揉穴位，会有酸、胀、痛的感觉。先左后右，两侧穴位每次各揉按1～3分钟。

第三章 时辰养生

130

131 丑时养生（1时~3时）

丑时肝经当令

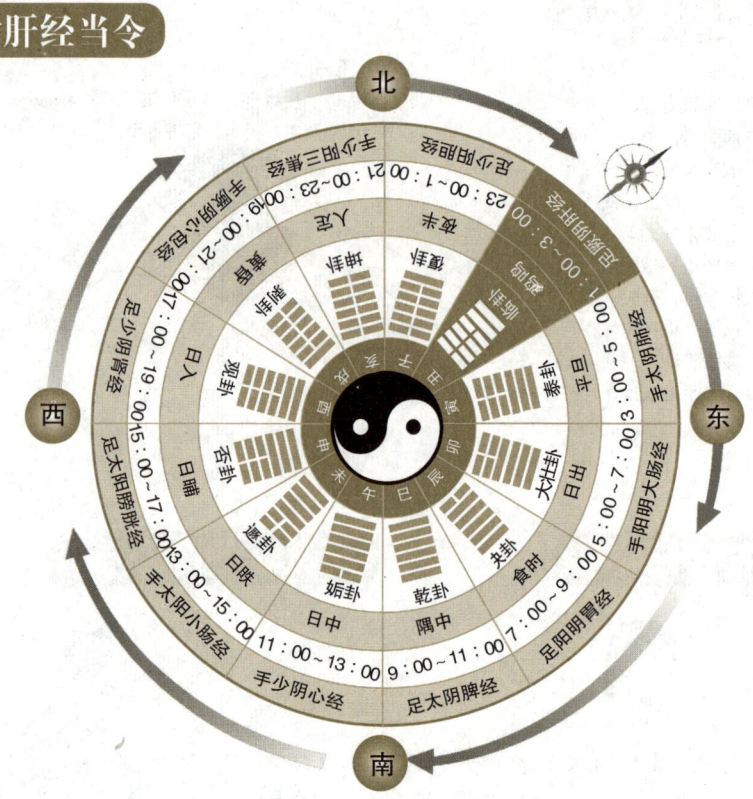

丑时（1时~3时），又叫作鸡鸣，是十二时辰的第二个时辰，以地支来命名为丑时，与四更、四鼓和丁夜相对应。丑时是足厥阴肝经当令，阳气已经生发起来，是足厥阴肝经的排毒时间，此时最重要的便是"熟睡"。肝具有排毒功能，如何给肝的排毒创造一个良好的工作环境呢？我们需要做的只有一点，那就是在丑时一定要熟睡。只要熟睡即可，不需要花费一分钱，就可以养肝护胆，健康排毒。

中医认为"人卧则血归于肝"，所以，在睡眠状态下，最利于肝进行排毒和新陈代谢的工作，而很多人属于"夜猫子"，午夜一过就开始兴奋，这种人一般免疫力差，情绪容易激动，性情抑郁沉闷，而且失眠多梦，面色青灰，脾气急躁，脸色晦暗长斑，甚至胸胁隐痛。丑时睡不好觉，错过了脊椎造血的最佳时段，容易造成贫血。

肝是调节和贮藏血液的仓库

肝位于上腹部，横膈之下。肝脏是人体内最大的腺体，有很多重要的功能。肝与胆本身直接相连，又互为表里。

● 肝主藏血

肝有贮藏血液和调节血的功能。当人体在休息或情绪稳定时，机体的需血量减少，大量血液贮藏于肝；当劳动或情绪激动时，机体的需血量增加，肝就排出其所储藏的血液，以供应机体活动的需要。如肝藏血的功能异常，则会引起血虚的病变；若肝血不足，不能濡养于目，则两目干涩昏花，或为夜盲。

● 肝主疏泄

肝主疏泄，指肝气具有升发、疏通、畅泄的功能。古人在五行中将其归属于木，故《素问·灵兰秘典论》说："肝者，将军之官，谋虑出焉"；《素问·六节脏象论》说："肝者，罢极之本，魂之居也"。气是血液运行的动力，气行则血行，气滞则血瘀。若肝失疏泄，气滞血瘀，则可见胸胁刺痛，甚至症积、肿块，女子还可出现经行不畅、痛经等。肝的疏泄功能直接影响着气机的畅通。如肝失疏泄，气机阻滞，可出现胸胁和少腹胀痛。

肝的构造和功能

肝脏是人体中最大的腺体，也是最大的实质性脏器，其左右径约 25.8cm，前后径约 15.2cm，上下径约 5.8cm。肝脏的主要功能是贮藏血液和疏泄气机。

下腔静脉　　肝主疏泄
肝右叶
肝左叶
肝主藏血

第三章　时辰养生

133 梦与身体健康的关系密切

邪气从外侵入人体,有时没有固定的侵犯部位,而淫溢于内脏,与营气、卫气一起流动运行,没有固定的处所,使人睡卧不宁而多梦。如果邪气侵犯六腑,就会使在外的阳气过盛而在内的阴气不足;如果邪气侵犯五脏,就会使在内的阴气过盛而在外的阳气不足。

如果阴气偏盛,就会梦见渡涉大水而感到恐惧不安;如果阳气偏盛,就会梦见大火而感到灼热难忍;如果阴气和阳气都亢盛,就会梦见相互杀戮;人体上部邪气偏盛,就会梦见身体向上飞腾;下部邪气偏盛,就会梦见身体向下坠堕;饥饿的时候,就会梦见向别人索取东西;饱食的时候,就会梦见给予别人东西;肝气偏盛,就会有发怒的梦境;肺气偏盛,就会有恐惧、哭泣和飞扬腾越的梦境;心气偏盛,就会有喜笑、恐惧和畏怯的梦境;脾气偏盛,就会有歌唱、娱乐或身体沉重难举的梦境;肾气偏盛,就会有腰脊分离而不相连接的梦境。以上所谈的这十二种气盛的病证,可根据梦境分别查出病邪所在,针刺相应部位时使用泻法,疾病很快就能痊愈。

由于正气虚弱而邪气侵入心脏,就会梦见山丘烟火弥漫;邪气侵入肺脏,就会梦见飞扬腾越,或看到金属类奇形怪状的东西;邪气侵入肝脏,就会梦见山林树木;邪气侵入脾脏,就会梦见连绵的丘陵和巨大的湖泽,以及风雨之中被毁坏的房屋;邪气侵入肾脏,就会梦见站在深渊的边沿或浸没在水中;邪气侵入膀胱,就会梦见到处游荡不定;邪气侵入胃中,就会梦见食物;邪气侵入大肠,就会梦见身在田间野外;邪气侵入小肠,就会梦见身在许多人聚集的交通要道;邪气侵入胆腑,就会梦见与人争斗或自杀;邪气侵入阴器,就会梦见性交;邪气侵入项部,就会梦见斩首;邪气侵入足胫,就会梦见想走路却不能向前,或梦见被困在地窖里;邪气侵入大腿和上臂,就会梦见跪拜;邪气侵入尿道直肠,就会梦见解大小便。

以上所谈这十五种正气不足而邪气侵袭的情况,可根据梦境分别查出疾病所在的脏腑或部位,针刺相应部位时使用补法,疾病很快就能痊愈。

梦与健康的关系

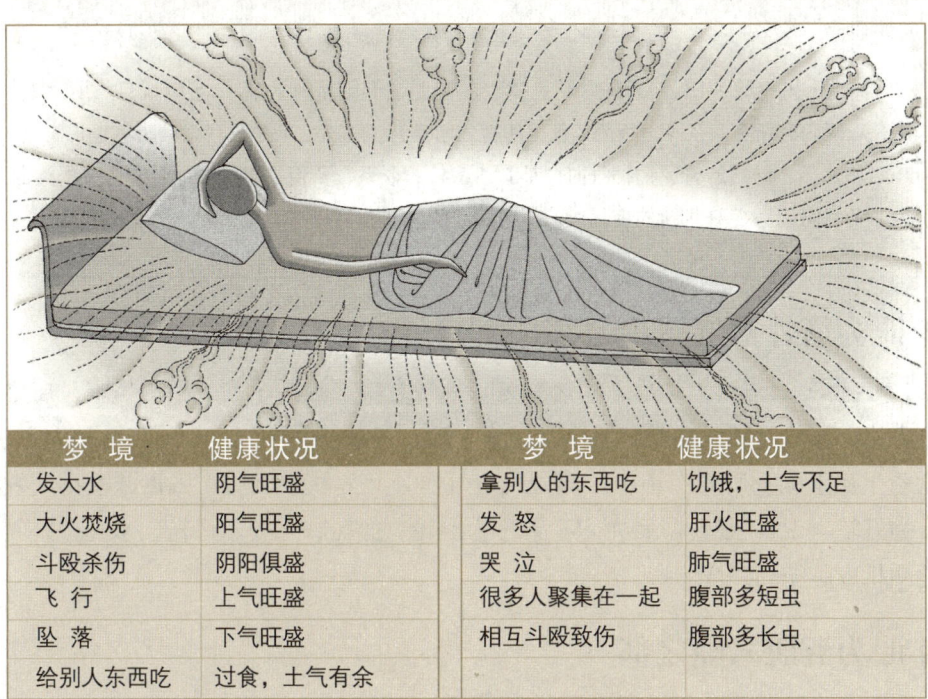

梦　境	健康状况	梦　境	健康状况
发大水	阴气旺盛	拿别人的东西吃	饥饿，土气不足
大火焚烧	阳气旺盛	发怒	肝火旺盛
斗殴杀伤	阴阳俱盛	哭泣	肺气旺盛
飞行	上气旺盛	很多人聚集在一起	腹部多短虫
坠落	下气旺盛	相互斗殴致伤	腹部多长虫
给别人东西吃	过食，土气有余		

邪气侵犯人体不同部位造成的不同梦境

人体各脏腑器官属性和特点不同，所以邪气入侵不同的部位时，所见的梦境也不同。

胆刚直，邪气侵胆，则梦见与热争斗

胃为食腑，邪气侵胃，则梦见食物

小肠狭窄，邪气侵小肠，则梦见交通拥挤

大肠宽阔，邪气侵大肠，则梦见身处野外

膀胱藏津液，邪气侵膀胱，则梦见游荡

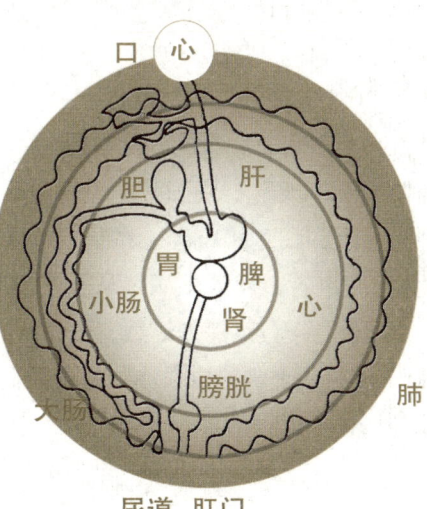

心属火，邪气侵心，则梦见烟火

肝属木，邪气侵肝，则梦见树木

脾属湿土，邪气侵脾，则梦见风雨湖泽

肺属金，邪气侵肺，则梦见金属

肾属水，邪气侵肾，则梦见身浸水中

134 目为肝之窍

《灵枢·大惑论》曰:"五脏六腑之精气,皆上注于目而为之精。"可以说目为肝之官,心之使,阴阳之所会,宗脉之所聚,营卫魂魄之所常营,神气之所生,气之清明者也。总之,目与五脏六腑、经络筋骨、精神气血,都有着密切的联系,不但在望神方面具有重要的诊断价值,而且可以察五脏六腑的变化,对某些病证的诊断,具有"见微知著"的意义。

● 眼为筋骨血气肌肉之部

《灵枢·大惑论》认为,精之窠为眼,骨之精为瞳子,筋之精为黑眼,血之精为络,窠气之精为白眼,肌肉之精为眼睑,裹撷筋骨血气之精而与脉并为系,此系上属于脑,后属于项中。筋骨肌肉气血,又分属于五脏,后世医家据此发展为五轮学说,《秘传眼科龙木论》分为肉轮、血轮、气轮、风轮、水轮,并以此测相应脏腑的病变。

● 眼为五脏六腑之部

据《黄帝内经》所述,因为肝属风主筋,所以黑睛称为"风轮",属肝与胆。因为心主血脉,所以内外眦的血络称为"血轮",属心与小肠。因为脾主肌肉,所以眼睑称为"肉轮",属脾与胃。因为肺主气其色白,所以白睛称为"气轮",属肺与大肠。因为肾属水,主骨生髓,所以瞳子称为"水轮",属肾与膀胱。另有八廓之说,以八卦方位分应脏腑。

● 眼为经络阴阳之部

据《内经》记载,直接与眼目有联系的经脉有:足太阳、阳明、少阳、手太阳、少阳,手少阴,足厥阴、任脉、督脉、阴阳脉。经筋则有:足太阳、阳明、少阳、手太阳、少阳,且太阳为上睑,阳明为下睑,少阳结于目眦为外维。据《灵枢·论疾诊尺》篇载,赤脉从上向下者,属太阳病;从下走向上者,属阳明病,从外走向内者,属少阳病。又据《灵枢·热病》篇载,目赤从内眦始者,属阴病。《灵枢·大惑论》认为,瞳子黑脉法于阴,白眼赤脉法于阳。眼睑上为阳,下为阴;左为阳,右为阴;外眦为阳,内眦为阴。

眼睛的经区划分

许多疾病的发生都会在眼睛上表现出来，这是因为眼睛与脏腑和经脉有着密切的联系，通过观察眼睛的变化了解自身健康，对身体保健很有帮助，图中所示为眼睛的经区划分。

左眼

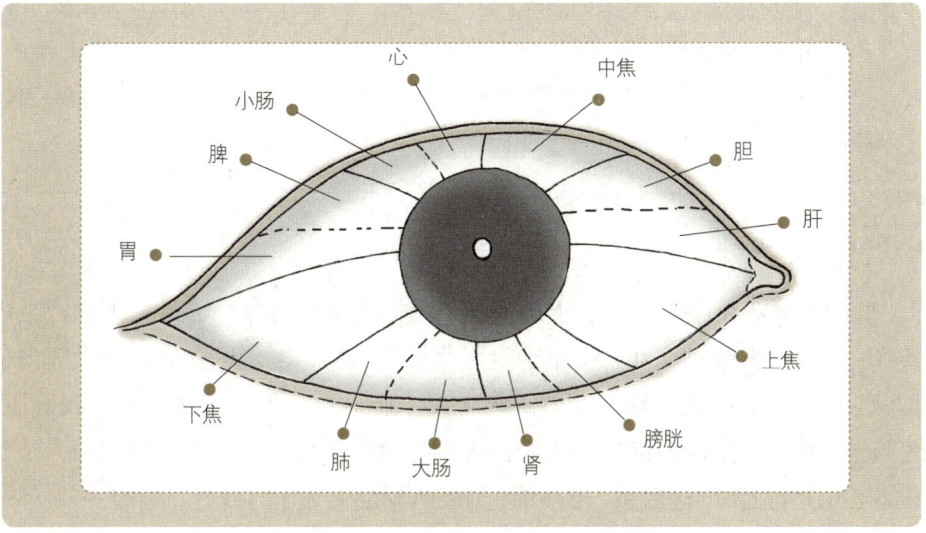

右眼

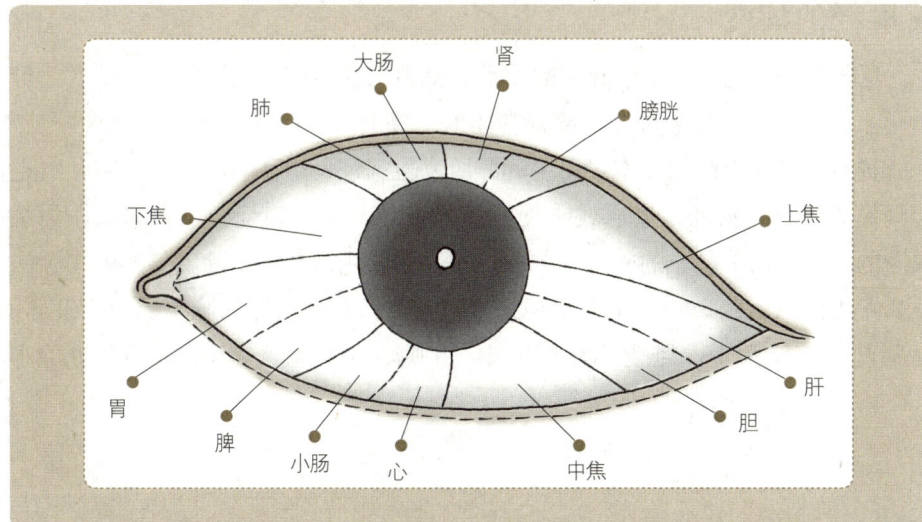

135 足厥阴肝经的循行、病变和治疗

足厥阴肝经循行路线不长，穴位不多，总共有 14 个穴位：大敦穴、行间穴、太冲穴、中封穴、蠡沟穴、中都穴、膝阳关穴、曲泉穴、阴包穴、足五里穴、阴廉穴、急脉穴、章门穴和期门穴。但是它作用一点也不小，可以说是护身卫体的大将军，它起于脚大拇趾内侧趾甲边缘上，向上到脚踝，然后沿着腿的里面向上走，在肾经和脾经的中间，最后到达肋骨边缘。在《灵枢·经脉》中有关此经的病症记载"腰痛不可以俯仰，丈夫㿗疝，妇人少腹肿，甚则嗌干，面尘脱色。"主治胸胁痛、少腹痛、疝气、遗尿、小便不利、遗精、月经不调、头痛目眩、下肢痹痛等症。

● 肝经的循行

肝的经脉叫足厥阴经，起于足大趾二节间三毛的边缘，沿足背上缘行至内踝前一寸，再至踝上八寸，交出于足太阴经的后面，上走腘内缘，沿大腿内侧入阴毛中，左右交叉，环绕阴器，向上抵小腹，挟行于胃的两旁，联属肝脏，络于与本经相表里的胆腑，向上穿过膈膜，散布于胁肋，再沿喉咙后面，绕到面部至喉咙的上窍，连目系，出额部，与督脉相会于头顶的百会。它的一条支脉，从眼球联络于脑的脉络处别行而出，向下行至颊部的里面，再环绕口唇的内侧。又一支脉，从肝别出穿膈膜，注于肺中，与手太阴经相接。

● 肝经的病变

足厥阴肝经之经气发生异常的变动，就会出现腰部作痛以致不能前后俯仰，男子患疝病，女子小腹肿胀。病情严重时，还会出现喉咙干燥，面部像蒙着灰尘一样暗无光泽等症状。本经所主的肝脏发生病证，出现胸中满闷，呕吐气逆，腹泻完谷不化，狐疝，遗尿或小便不通等症状。这些病证，属实的就用泻法，属虚的就用补法；属热的就用速刺法，属寒的就用留针法；脉虚陷的就用灸法，不实不虚的从本经取治。属于本经经气亢盛的，其寸口脉的脉象要比人迎脉的脉象大一倍；而属于本经经气虚弱的，其寸口脉的脉象反而会比人迎脉的脉象小。

足厥阴肝经的循行路线

足厥阴肝经的循行路线：起于大趾丛毛之际（1），上循足跗上廉（2），去内踝一寸（3），上踝八寸，交出太阴之后（4），上腘内廉（5），循股阴（6），入毛中（7），环阴器（8），抵小腹（9），挟胃，属肝，络胆（10），上贯膈（11），布胁肋（12），循喉咙之后（13），上入颃颡（14），连目系（15），上出额（16），与督脉会于巅（17）。其支者：从目系下颊里（18），环唇内（19）。其支者：复从肝（20）别贯膈（21）上注肺（22）。

本经联系的脏腑：肝、胆、肺、胃、肾。

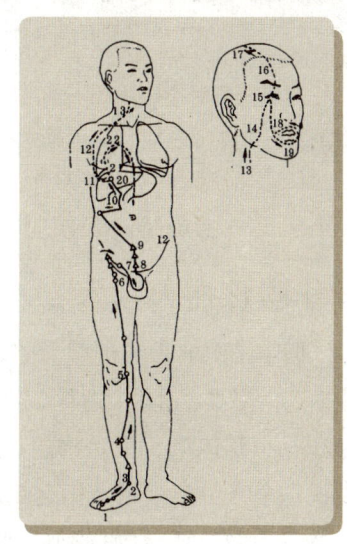

足厥阴肝经穴位图

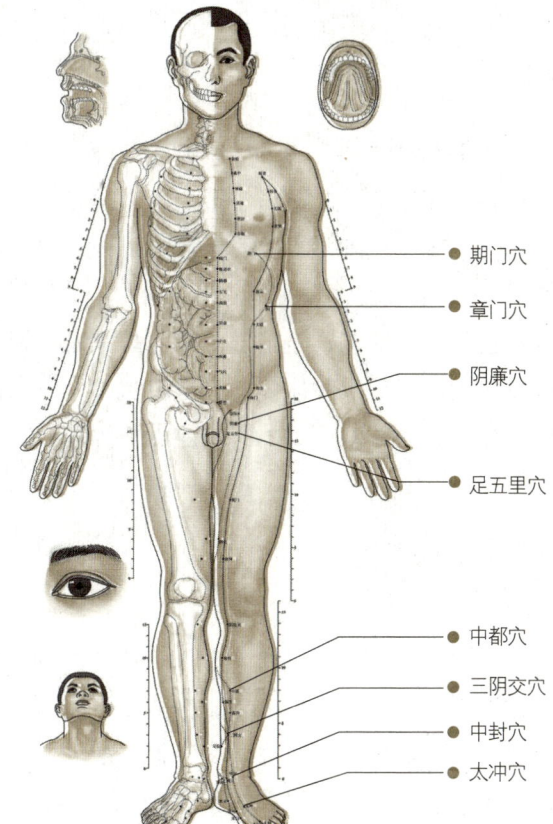

- 期门穴
- 章门穴
- 阴廉穴
- 足五里穴
- 中都穴
- 三阴交穴
- 中封穴
- 太冲穴

主治疾病

胸胁痛、少腹痛、疝气、遗尿、小便不利、遗精、月经不调、头痛目眩，下肢痹痛等症。

136 足厥阴肝经特效穴按摩

足厥阴肝经循行路线不长，但是作用一点也不小，可以说是护身卫体的大将军。本经上的常用穴位共有 14 个，而其中的 3 个特效穴是我们必须了解的，它们分别是：具有疏肝、理血和清神作用的大敦穴，具有行气提神、通利水道作用的足五里穴以及具有泻热疏肝作用的中封穴。下面我们就来重点介绍一下足厥阴肝经上的这 3 个特效穴位。

● 小腹疼痛大敦穴

据中国医典古籍记载，大敦穴对治疗"昏厥、脐腹痛、腹胀、小腹中热、石淋、尿血、小便难、遗尿、遗精、阴肿痛、囊缩、阴挺、胁下若满、目不欲视、卒心痛、癫狂、小儿惊风、手足拘急、足肿"等疾患，具有良好的效果。《灵枢·本输》中说这个穴位在"足大指之端及三毛之中也"；《针灸甲乙经》云："去爪甲如韭叶及三毛中"；《针经摘英集》云："在足大指外侧端"。如果女性遇到由于疝气引起的阴挺肿痛，男子的阴囊小腹疼痛，此时，只要按压这个穴位，就有很好的止痛、调理和医治作用。

● 通利水道足五里

此穴位名出自《针灸甲乙经》，原名"五里"，《针灸甲乙经》云："在阴廉下，去气冲三寸，阴股中动脉"；《千金翼方》云："在阴廉下二寸"；《针灸集成》云："横直髀关"。这个穴位也是人体的重要穴位，它既能够治疗像阴囊湿疹、睾丸肿痛这样的生殖系统疾病，也能够治疗像尿潴留、遗尿这样的泌尿系统疾病；还能治疗股内侧疼痛、少腹胀满疼痛、倦怠、胸闷气短等症状。所以，假如遇到了小便不通畅、阴部湿痒、浑身倦怠无力等症状，只要按摩一下这个穴位，就能够使病情得到缓解。

● 男科疾病找中封

据《甲乙经》记载："身黄时有微热，不嗜食，膝内踝前痛，少气，身体重，中封主之"；《金鉴》云："主治梦泄遗精，阴缩、五淋、不得尿、鼓胀、瘿气"。《圣济总录》中说："中封二穴，金也，在足内踝前一寸，仰足取之陷中，伸足乃得之，足厥阴脉之所行也，为经，治疟，色苍苍振寒，少腹肿，食快快绕脐痛，足逆冷不嗜食，身体不仁，寒疝引腰中痛，或身微热，针入四分，留七呼，可灸三壮。"可见，这个穴位能够有效医治各种男科疾病。

足厥阴肝经特效穴

小腹疼痛大敦穴

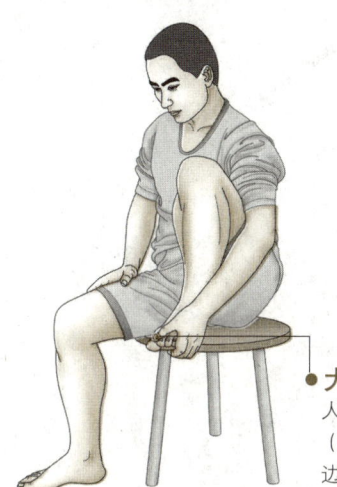

大敦穴 人体足部，大拇指（靠第2趾一侧）甲根边缘约2毫米处

正坐垂足，屈曲左膝，把左脚抬起放在座椅上，用左手轻轻握住左脚的脚趾，四指在下，大拇指在上，大拇指弯曲，用指甲尖垂直掐按穴位，有刺痛的感觉。先左后右，两侧穴位每天各掐按1～3分钟。

通利水道足五里

足五里穴 大腿根部，耻骨结节的下方，长收肌的外缘

正坐，把手平放在大腿的根部，手掌心朝着腿部，四指并拢，示指的指尖所在的部位就是该穴位，四指并拢从下往上按揉，有酸胀、疼痛的感觉。两侧穴位，先左后右，每次按揉3～5分钟，也可以两侧穴位同时按揉。

男科疾病找中封

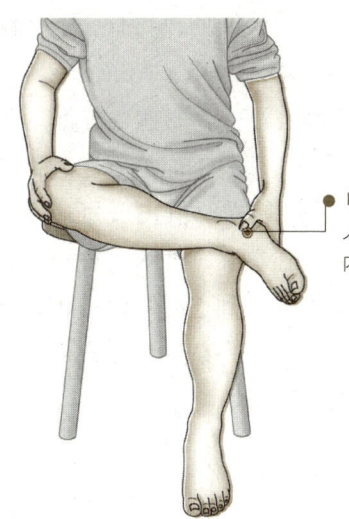

中封穴 人体足背侧，足内踝前1寸处

正坐，把右脚放在左腿上，左手掌从脚后跟处握住，四指放在脚后跟，大拇指位于脚内踝外侧，大拇指所在的位置就是这个穴位，用大拇指的指腹按揉这个穴位，有酸、胀、痛的感觉。两侧穴位，先左后右，每次按揉3～5分钟。

第三章 时辰养生

137 寅时养生（3时~5时）

寅时手太阴肺经当令

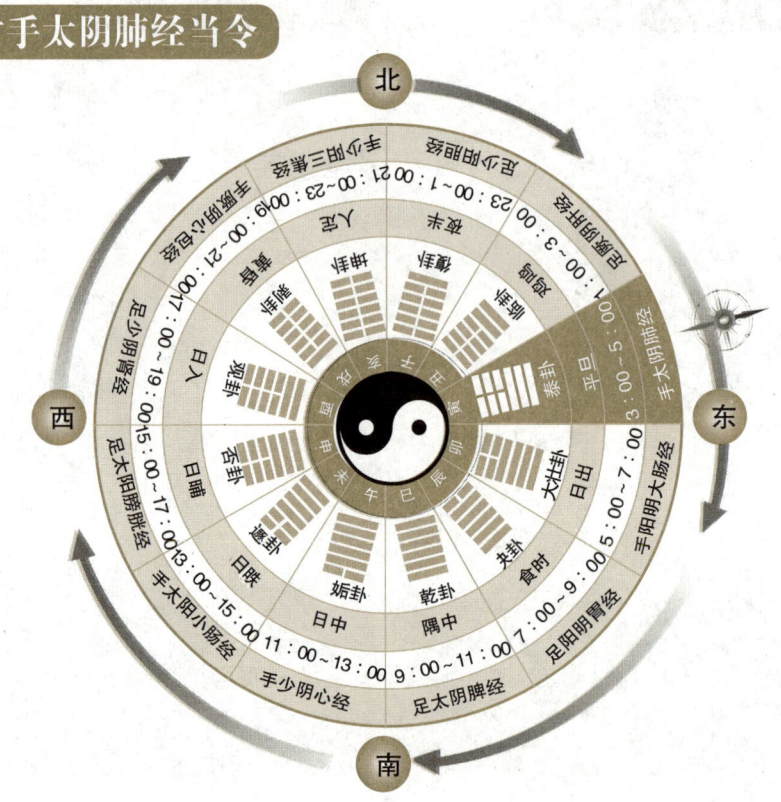

寅时（3时~5时），又叫作平旦，即太阳露出地平线之前，天刚蒙蒙亮的这段时间，即我们常说的黎明。

寅时是手太阴肺经当令，气血由静而动开始转化，是肺经的排毒时间，肺经会把经过肝脏新陈代谢后的血液，运送到全身，让人精力充沛，此时最重要的便是"睡死"，不是让你睡死过去，而是深度睡眠。此时肺经运行，所以患有哮喘、气喘等的人，在这段时间咳得最厉害，很难睡好，但这却属于肺系统的正常排毒反映。很多人一到这时咳得厉害，便赶忙服用止咳药，表面上看似乎咳嗽有所缓解，实际上肺系统的垃圾毒素已经被药物所抑制，无法排出，久而久之会导致更严重的病证。

肺是体内气血交换的门户

肺位于胸中，上通喉咙，左右各一，在人体脏腑中位置最高，故称肺为五脏之华盖。因肺叶娇嫩，不耐寒热，易被邪侵，故又称"娇脏"。

肺为魄之处，气之主，是人体气体交换的地方，在五行中属金，在五色中为白色。肺开窍于鼻，藏着精神意识中的"魄"，疾病多表现于背部。肺在五味为辛，在五畜为马，在五谷为稻，在四季与秋季相应，在天体中与太白星相应。因肺主皮毛，故病多在皮毛。再有，肺在五音为"商"，在五行生成数为"九"，在五气为"腥"。

手太阴肺经与手阳明大肠经相互络属于肺与大肠，故肺与大肠互为表里。《素问·五脏生成》："诸气者，皆属于肺。"说明肺可以辅佐心脏调节气血的运行。《素问·灵兰秘典论》："肺者，相搏之官，治节出焉。"肺主宣发肃降，通调水道，外合皮毛。《素问·经脉别论》："脾气散精，上归于肺，通调水道，下输膀胱。经气归于肺，肺朝百脉，输精于皮毛。"《灵枢·脉度》："肺气通于鼻，肺和则鼻能知臭香矣。"

肺的结构和功能

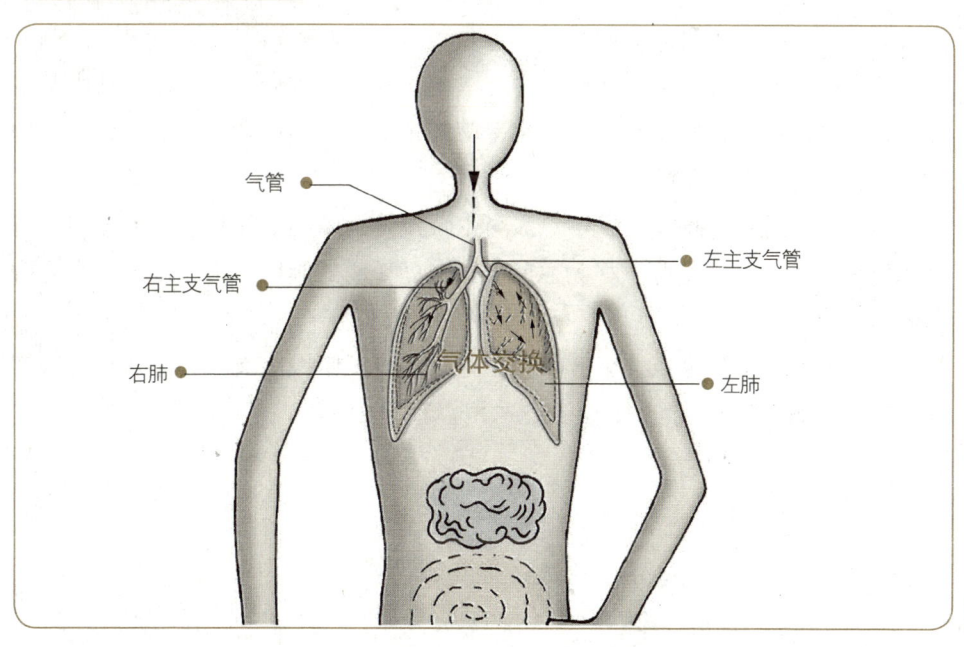

139 鼻为肺之窍

《素问·金匮真言论》中说："开窍于鼻，藏精于肺。"《灵枢·脉度篇》又指出："肺气通于鼻，肺和则鼻能知香臭矣。"可见，鼻与脏腑中的肺相对应。但从全息的角度来看，鼻与人体各脏腑器官都有联系。

中医学认为，鼻是体表的一个器官，与人体五脏六腑有着密切的生理和病理关系。主要表现在它与肺、脾、胆、肾、心等脏腑关系特别密切。所以，断疾病时，观察鼻部周围颜色的变化是其中重要一环，要想诊断准确，首先必须明确鼻部不同穴位与身体的对应关系。

肺分布于两眉内侧端连线之中点。肺主鼻，鼻为肺之窍，肺之官；肺气上接气道通于鼻，构成肺系，肺气充满则能与鼻共司呼吸，助发音，知香臭；肺系是否有病可以在鼻上反映出来，可以判断肺系是否健康。

脾分布于当鼻准头上缘正中线上，心与外生殖器连线之中点。鼻为血脉聚之处，而脾脏具有统率血、化生血的功能，脾的统血、生血功能可以影响鼻的生理功能，完成需靠脾气升清的功能协助；脾经有病，则头面诸窍，包括鼻在内，"九窍"均失去正常生理功能，脾不健康便九窍不利。

胆分布于内眦之下，肝穴外侧。胆经之气上通于脑，下通于鼻，胆热移脑则可影响鼻，发生鼻渊（鼻窦炎）。

肾分布于脾与外生殖器连线之中点。鼻司呼吸，依靠肾气协助，其中肺主呼出，而肾主纳入，肾不纳气则引发为哮喘；肾气不足或肾阳虚弱，则鼻易为风寒所袭，可表现为多嚏。

心分布于两目内眦连线之中点。鼻主嗅觉，需要心经的功能协助参与，所以也能说心主嗅；心主脉，鼻为血脉聚集之处，心的健康与否可以影响和导致鼻病。

肝分布于鼻梁最高点之下方，两颧连线与鼻正中线交叉点，心穴与脾穴连线之中点。如果肝出现问题，会在这一位置有所反映。

鼻部全息图

对鼻子进行分区，可以与人体五脏六腑及四肢相对应，我们可以以此来推断身体的健康变化。从整体来看，人体各部位在鼻子的分布就像一个坐着的人。

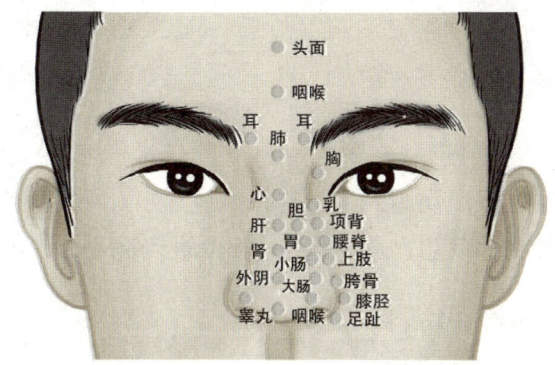

鼻子的颜色与征象

根据鼻子与脏腑的对应，当鼻子出现不同的颜色时，说明身体出现了异常。了解不同颜色的变化与所代表的征象，可以随时把握自己的健康状况。

鼻色青

①鼻部青黄：多为肝病；
②鼻头色青：主腹中痛；
③鼻尖青黄：多为淋病。

鼻色黄

①鼻部黑黄而亮：有瘀血；
②鼻部黄黑枯槁：主脾火津涸；
③鼻头色黄：内有湿热，还主胸中有寒。

鼻色赤

①鼻头色赤：主肺脾二经有热，或主风病；
②面红、鼻更红：为常饮酒者；
③妇女鼻梁暗红，两侧有黄褐斑：多为月经不调、闭经。

鼻色白

①鼻部色淡白：主肺病，如寒痰、慢性支气管炎；
②鼻部色皎白：为气虚、血虚，还主脾虚，脾胃虚寒。

鼻色黑

①鼻头色黑光浮而明：为暴食不洁食物；
②鼻头黑而枯燥：为房劳；
③鼻部色灰黑：多为血虚、血瘀之疾；
④妇女鼻头微黑：为膀胱及子宫病；
⑤男子鼻头黑色且侵入人中：乃寒伤肝肾，主阴茎睾丸痛。

140 手太阴肺经的循行、病变和治疗

手太阴肺经是一条与呼吸系统功能密切相关的经络，而且它还关系到胃和大肠的健康。此经脉始于胃部，循行经大肠、喉部及上肢内侧，止于示指末端，脉气由此与手阳明大肠经相接。

本经所属腧穴主治有关"肺"方面所发生的病证，如咳、喘、咯血、咽喉痛等肺系疾患，及经脉循行部位的其他病证。

● 肺经的循行

肺的经脉叫作手太阴肺经，起始于中焦胃脘部，向下行，联属于与本经相表里的脏腑——大肠腑，然后自大肠返回，循行环绕胃的上口，向上穿过横膈膜，联属于本经所属的脏腑——肺脏，再从气管横走并由腋窝部出于体表，沿着上臂的内侧，在手少阴心经与手厥阴心包络经的前面下行，至肘部内侧，再沿着前臂的内侧、桡骨的下缘，入寸口动脉处，前行至鱼部，沿手鱼部边缘，出拇指尖端。另有一条支脉，从手腕后方分出，沿着示指桡侧直行至示指的前端，与手阳明大肠经相接。

● 肺经的病变

由于外邪侵犯本经而发生的病变，为肺部气膨胀满、咳嗽气喘，缺盆部疼痛，在咳嗽剧烈的时候，病人常常会交叉双臂按住胸前，并感到眼花目眩、视物不清。这是臂厥病，由肺经之经气逆乱所导致的一种病证。

本经所主的肺脏发生病变，可见咳嗽，呼吸迫促，喘声粗急，心中烦乱，胸部满闷，上臂部内侧前缘疼痛厥冷，或掌心发热。本经经气有余时，就会出现肩背部遇风寒而疼痛，自汗出而易感风邪，以及小便次数增多而尿量减少等症状。本经气虚，可见肩背疼痛，气短，小便颜色不正常等症状。治疗上面这些病证时，属于经气亢盛的就要用泻法，属于经气不足的就要用补法；属于热的就要用速针法，属于寒的就要用留针法；属于阳气内衰以致脉道虚陷不起的就要用灸法；既不属于经气亢盛也不属于经气虚弱，而仅仅只是经气运行失调的，就要用本经所属的腧穴来调治。本经气盛，寸口脉比人迎脉大三倍；而属于本经经气虚弱的，其寸口脉的脉象反而会比人迎脉的脉象小。

手太阴肺经的循行

手太阴肺经的循行路线：起于中焦（1），下络大肠，还循胃口（2），上膈（3），属肺（4）。从肺系横出腋下（5），下循臑内（6）行少阴、心主之前，下肘中（7），循臂内上骨下廉（8），入寸口（9），上鱼（10），循鱼际（11），出大指之端（12）。另外，手太阴肺经还有一分支：从腕后，直出次指内廉，出其端。

此经脉联系的脏腑：肺、胃、大肠、肺。

手太阴肺经穴位图

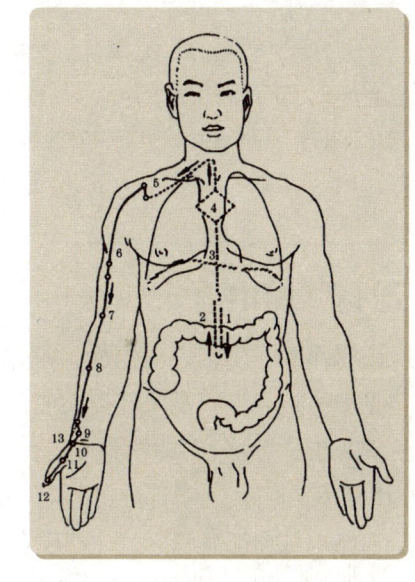

主治疾病

发热，恶寒，或汗出卒中，肩背痛寒，缺盆肿痛，肺胀，咳喘，胸部胀满，心烦，小便数而少，少气不足以息，手足心热。

- 云门穴
- 中府穴
- 天府穴
- 侠白穴
- 尺泽穴
- 孔最穴
- 列缺穴
- 经渠穴
- 太渊穴
- 少商穴
- 鱼际穴

第三章 时辰养生

141 手太阴肺经特效穴按摩

手太阴肺经是一条与呼吸系统功能密切相关的经络，而且它还关系到胃和大肠的健康。本经上共有穴位 11 个，而其中的 3 个特效穴是我们必须了解的，它们分别是：可以使淤积之气疏利升降而通畅的中府穴，具有改善人体气血运行的太渊穴以及具有良好退热效果的列缺穴。下面我们就来重点介绍一下手太阴肺经上的这 3 个特效穴位。

● 通畅肺腑中府穴

长期郁闷不乐、心情烦躁，时时感到胸闷气短的人只要按压中府穴，就有立竿见影的效果。根据《针灸大成》中记载："治少气不得卧"最有效。从中医的病理来说，"少气"即气不足的人，此类人大多喜欢静卧休养，"不得卧"是因为气淤积在身体上半部分，所以，按摩此穴位可以使淤积之气疏利升降而通畅，对于通畅内脏抑郁淤积之气，即现在说的"郁卒"最为有效。

● 气血不足太渊相助

太渊穴属于手太阴肺经上的腧穴。肺朝百脉，脉会太渊；肺主气、主呼吸，气为血之统帅，此处穴位开于寅，得气最先，所以在人体的穴位中占有非常重要的地位。太渊穴的形态犹如山涧深渊，而此处穴位的气血就犹如流淌在山涧的溪水。溪水的寒热温凉以及其溪水的多少变化，直接影响并导致穴位局部环境的改变，而这种改变是通过从深渊中散发出来的水气来实现的。局部环境的改变会进一步影响到更大的环境，这就是太渊穴的内在作用原理。

● 头疼咳嗽列缺穴

列缺穴属于手太阴肺经，出自《灵枢·经脉》，又名"童玄"。此处穴位是手太阴肺经的络穴，手太阴肺经从此穴分支走向手阳明大肠经。也是八脉交会穴之一，通于任脉，同时又是四总穴、马丹阳天星十二穴之一，古籍中有"头项寻列缺"的口诀。列缺穴是肺经与太阳经的络穴，在临床诊断上，具有可以辨证虚实的特点，脉气实的时候，此穴会显现肿块或隆起状态，脉气虚时，便会有陷下的现象。各种头痛、头晕、目眩或是兼有咳嗽、咽喉肿痛等颈项部位病证的人，按压列缺穴都有立竿见影之功效。

手太阴肺经特效穴

通畅肺腑中府穴

正坐或仰卧，以右手示指、中指、无名三指并拢，用指腹按压左胸窝上，锁骨外端下，感到有酸痛闷胀之处，向外顺时针按揉1～3分钟，再用左手以同样的方式，逆时针按揉右胸中府穴。

中府穴
胸前壁的外上方，云门穴下1寸，前正中线旁开6寸，平第1肋间隙处

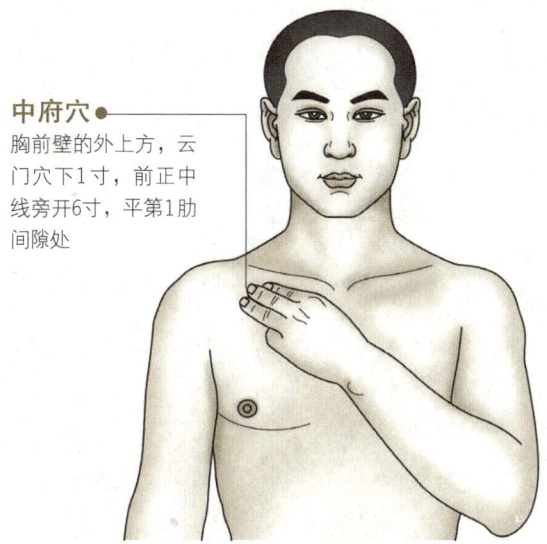

气血不足太渊相助

太渊穴
手掌心朝上，腕横纹的桡侧，大拇指立起时，有大筋竖起，筋内侧凹陷处即是

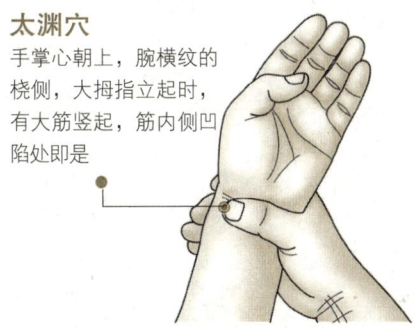

取穴的时候，应该让患者采用正坐的姿势，手臂前伸，手掌心朝上。太渊穴位于人体的手腕横纹上，拇指的根部，用一只手的手掌轻轻握住另一只手，握住手臂的那只手，大拇指弯曲，用大拇指的指腹和指甲尖垂直方向轻轻掐按，会有酸胀的感觉。分别掐按左右两手，每次掐按各1～3分钟。

头疼咳嗽列缺穴

列缺穴
在桡骨茎突的上方，腕横纹上1.5寸处

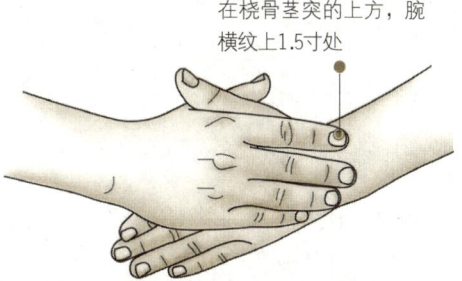

两只手的拇指张开，左右两手的虎口接合成交叉形，右手示指压在左手的桡骨茎状突起的上部，示指尖到达的地方，用示指的指腹揉按，或者用示指的指甲尖掐按，会有酸痛或酥麻的感觉。先左手后右手，每次各揉(掐)按1～3分钟。